"Amy Scher es la voz de la tranquilidad [...] te. Su propia victoria sobre la enferm[edad ...] pero lo que hace que Amy se encuentr[e ...] por sí misma es su calidez, su bondad y la manera en que su método está aterrizado y es accesible para todos… Este libro debería ser lectura obligada para todos aquellos que están atravesando por problemas de salud, pero también para todos aquellos que quieren superar viejos bloqueos y liberarse para experimentar su versión más saludable y vivir su más auténtica y plena vida."

SARA DIVELLO, autora del bestseller *Where in the OM Am I?*

"La asombrosa historia de Amy es inspiradora. Su libro *Cómo sanarte cuando nadie más puede hacerlo* está lleno de sabiduría y técnicas fáciles de implementar que tienen el poder de ayudar a cualquiera a reconectar mente, cuerpo y corazón con su alma y sanar su vida entera. Una lectura realmente bella."

LUMINITA D. SAVIUC, fundadora de PurposeFairy.com y autora de *15 Things You Should Give Up to Be Happy*

"En este sorprendentemente honesto y accesible libro, Amy Scher ofrece herramientas prácticas y una guía paso a paso para ayudarte a 'escuchar' lo que tu cuerpo está tratando de decirte, aclarar lastre emocional no procesado y mejorar tus habilidades intuitivas. Ésta es una guía paso a paso para cualquiera que esté buscando una conexión más profunda y serena con su cuerpo, mente y espíritu, así como una vida más feliz."

JORDAN BACH, entrenador de vida y fundador de TheBachBook.com

"Una historia inspiradora sobre una mujer que investiga cómo superar una enfermedad que amenaza su vida. Amy demuestra una vez más que el autoconocimiento y el coraje de ser uno mismo son la base de la sanación y la buena salud. Éste es un libro que debe leer toda persona que esté lista y desee sanarse por sí misma a nivel de cuerpo, alma y espíritu."

KEITH SHERWOOD, autor de *Energy Healing for Women*

BESTSELLER

Amy B. Scher es una voz líder en el campo de la curación mente-cuerpo-espíritu. Como terapeuta de energía, utiliza técnicas de terapia de energía para ayudar a aquellos que experimentan alguna enfermedad física o emocional. Ha aparecido en diversos blogs de salud, en CNN, la revista *Curve*, *Elephant Journal* y el *San Francisco Book Review*. Fue nombrada por la revista *Advocate* como una de las personas más influyentes del 2013. Vive en California.

www.AmyBScher.com

AMY B. SCHER

CÓMO SANARTE CUANDO NADIE MÁS PUEDE HACERLO

Descubre cómo usar la curación intuitiva para eliminar los bloqueos, cambiar tu relación con el estrés y alinearte con quien realmente eres

DEBOLS!LLO

Papel certificado por el Forest Stewardship Council®

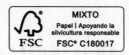

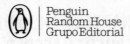

Cómo sanarte cuando nadie más puede hacerlo
Descubre cómo usar la curación intuitiva para eliminar los bloqueos, cambiar tu relación con el estrés y alinearte con quien realmente eres

Título original: *How to Heal Yourself When No One Else Can*
Publicado por acuerdo con Llewellyn Publications

Primera edición en Debolsillo: marzo, 2025

D. R. © 2016, Amy B. Scher

D. R. © 2025, derechos de edición mundiales en lengua castellana:
Penguin Random House Grupo Editorial, S. A. de C. V.
Blvd. Miguel de Cervantes Saavedra núm. 301, 1er piso,
colonia Granada, alcaldía Miguel Hidalgo, C. P. 11520,
Ciudad de México

penguinlibros.com

Diseño de portada: Penguin Random House / Amalia Ángeles
Ilustración de portada: © Istock
Ilustraciones de interiores: © Mary Ann Zapalac
Ilustración del árbol de sanación: © Llewellyn Art Department
Fotografía de la autora: © Craig Vershaw
D. R. © Lorena Pontones, por la traducción

Penguin Random House Grupo Editorial apoya la protección del *copyright*.
El *copyright* estimula la creatividad, defiende la diversidad en el ámbito de las ideas y el conocimiento, promueve la libre expresión y favorece una cultura viva. Gracias por comprar una edición autorizada de este libro y por respetar las leyes del Derecho de Autor y *copyright*. Al hacerlo está respaldando a los autores y permitiendo que PRHGE continúe publicando libros para todos los lectores.

Queda prohibido bajo las sanciones establecidas por las leyes escanear, reproducir total o parcialmente esta obra por cualquier medio o procedimiento, incluyendo utilizarla para efectos de entrenar inteligencia artificial generativa o de otro tipo, así como la distribución de ejemplares mediante alquiler o préstamo público sin previa autorización.
Si necesita fotocopiar o escanear algún fragmento de esta obra diríjase a CeMPro
(Centro Mexicano de Protección y Fomento de los Derechos de Autor, https://cempro.org.mx).

ISBN: 978-607-385-503-7

Impreso en México – *Printed in Mexico*

*Para mis clientes, los más valientes que conozco.
Estas líneas son, todas, para ustedes*

Índice

* * * * * * * * * * * * * * *

Agradecimientos.................................... 11
Lista de ejercicios y técnicas........................ 15
Lista de imágenes.................................. 17
Introducción: Cómo tener éxito en esta travesía........ 19

Sección I: Una introducción al cuerpo de energía y a la autosanación

Capítulo 1: Mi historia de éxito...................... 33
Capítulo 2: Mi método de sanación de mente,
    cuerpo y espíritu.............................. 49

Sección II: Un proceso de sanación probado y comprobado

Parte uno: Ríndete, acepta y fluye.................. 67
Capítulo 3: Es hora de dejar de luchar................ 69
Capítulo 4: Crea una base sólida para sanar........... 83

Parte dos: Identifica bloqueos..................... 99
Capítulo 5: Consigue respuestas de la mente subconsciente.... 101
Capítulo 6: Aprende el lenguaje de tu cuerpo.......... 117

Parte tres: Cambia tu relación con el estrés......... 145
Capítulo 7: Aclara experiencias no procesadas......... 147

Capítulo 8: Libera creencias dañinas 191
Capítulo 9: Transforma los patrones emocionales nocivos...... 221
Capítulo 10: Enfrenta el miedo 243

Sección III: Consideraciones finales y motivación

Capítulo 11: Crea tu propio mapa de sanación................ 269
Capítulo 12: Sigue avanzando 281

Preguntas para círculo de lectura 299
Fuentes adicionales 301
Sobre la autora 303

Agradecimientos

* * * * * * * * * * * * * * *

A Charlotte Phillips, mi esposa, mi mejor amiga y mi persona favorita. Eres la más grande e increíble sorpresa de mi vida y prueba de que el universo sabe exactamente lo que hace. Gracias por siempre ser "el viento que me impulsa en mi espalda" y jamás "la tormenta en mi cara". Me amas gentilmente en todos mis momentos y no hay nadie a quien prefiera ofrecer mi amor de vuelta. Tú y yo contra el mundo, amor.

Gracias a mi familia desde lo más profundo de mi rebosante corazón: los Fockers (en ambas costas de los Estados Unidos y en el Reino Unido). No hay suficientes palabras que puedan describir nuestro clan, nuestra locura, nuestro amor. Aún no puedo entender lo afortunada que soy de contar con su apoyo y alegría. Son una tribu de la que jamás quiero separarme.

A mi MB (mamá oso [*mama bear*]), Ellen Scher: gracias por editar hasta que tus propios ojos te boicoteaban, y luego seguir editando. Pero, sobre todo, gracias por tu incondicionalidad. Nuestras llamadas llenas de histeria por las noches sobre algunos errores muy cuestionables en ciertos momentos sólo pueden existir en ese torbellino que se genera en el amor entre madre e hija. Eres mi heroína.

No hay una manera adecuada para agradecer a Steve Harris, mi agente literario, mi amigo, y a la mitad del codiciado Team 22. Recuerdo haberte enviado un correo electrónico una vez para preguntarte si seguirías siendo mi agente aun si nuestro proyecto no se vendía. No tuve que esperar ni cinco minutos para recibir tu respuesta: "Eres mi autora hasta que la muerte nos separe (o hasta que tú ya no me quieras como agente)". Esperé por ti casi toda mi vida y no me defraudaste. Gracias por ser todo lo que siempre soñé de un agente. Gracias por ser honesto cuando mi escritura era "muy aburrida" para mostrarla a los editores. ¡Ja! Tenías toda la razón. Siempre la tienes. Y gracias también por ser la más divertida compañía para comer.

Ofrezco mi más grande gratitud al equipo en Llewellyn, en especial a Angela Wix, mi editora, que vio algo especial en mí entre una multitud de autores. No puedo agradecerte suficientemente tu amabilidad y paciencia, así como por ayudarme a llegar al objetivo un poquito más rápido. Y para ti, Andrea Neff, un enorme agradecimiento por tu talento, enfoque, brillante aportación y atención a los detalles. Me ayudaste a que este libro sea aún mejor de lo que imaginaba.

Toda mi gratitud a las siguientes personas que, gracias a su contribución, hicieron posible este libro. Melissa Gentzle: siempre creíste en mí más que yo misma, y siempre fue evidente. Eres la mejor porrista que puede haber y serás una estupenda madre. Julia Montijo: quien editó capítulos muestra a altas horas de la madrugada a pesar de tener tu propio "trabajo de mujer adulta" y también por enseñarme que cuando creces, tú tienes que poner las reglas. ¡Salud, querida! Amanda McAulay, quien me recordaba que era hora de comer y me dio pláticas de aliento incondicionalmente. Gracias por apoyar mi locura y ser tan magnífica amiga. Nadine Nettman Semerau: somos las únicas dos que quedamos de nuestro club de escritura, pero hemos probado que bien ha valido la pena aguantar. Aún no puedo creer la increíble genialidad que esto nos ha deparado y no puedo esperar para ir por más. El equipo del vecindario de la calle 84: editaron, organizaron cenas y mantuvieron mi vida real cuando estaba atada a mi escritorio. Son las mejores dos chicas vecinas que podría haber pedido. TMW: gracias por ser las mejores escuchas que conozco y por ser mi cerebro gemelo para que nunca tuviera que explicar nada y aun así saber lo que quería decir. Dale Paula Teplitz: gracias por transformar todo lo que creía de los profesores. Eres absolutamente excepcional. Kate Kerr Clemenson: gracias por viajar al otro lado del mundo para salvarme el día que más lo necesitaba y por mantenerte cerca cuando te diste cuenta para qué te necesitaba. Verificación de la realidad cumplida. Sara DiVello:

mi "cómplice de escritura". No puedo agradecerte suficiente por las llamadas (ay, Dios mío, las llamadas) y por la infinidad de veces que tuviste que decir: "En serio, ya lo tienes". Y también por las veces que dijiste repetidamente: "Sí, de verdad. Ya lo tienes". Me hiciste creer en la amistad instantánea. Espero que escribamos juntas muchos libros más y siempre cuidarnos literalmente nuestras espaldas.

No puedo irme sin compartir mi más infinita gratitud para la insaciable Shannon Sheridan. ¿Cómo puedo agradecerte el hecho de que hayas plantado esas semillas tantas lunas atrás, mucho antes de que estuviera lista para regarlas? Este libro brotó sólo gracias a ti.

Y finalmente, gracias a mi círculo de ángeles del otro lado. Ustedes saben lo que han hecho.

Lista de ejercicios y técnicas

* * * * * * * * * * * * * *

Éstos son ejercicios y técnicas que aprenderás a lo largo del libro. Las cinco técnicas principales están indicadas con un asterisco.*

Capítulo 3
Para dejar ir gentilmente:

Canto. 73

Ruego con elegancia. 78

Capítulo 4
Para organizar tu sistema de energía:

Conexión con la tierra al aire libre. 85

Conexión con la tierra en interiores. 86

Traza el contorno de tus ojos. 87

Golpeteo del timo. 89

Busca tener mejores pensamientos y sentimientos. 89

Capítulo 5
Para obtener respuestas de tu mente subconsciente:

Test de pie (test muscular). 105

Test de brazo (test muscular). 109

Capítulo 6
Para conectar con tu cuerpo:

Una oración de agradecimiento. 119

Háblale a tu cuerpo con amor. 119

Usa notas adhesivas 120
Mueve y dirige energía 120

Capítulo 7
Para despejar experiencias no procesadas:
Test y golpeteo del timo* 158
Técnica de Liberación Emocional (TLE)* 169

Capítulo 8
Para liberar creencias:
El barrido* 209
Golpeteo de chakras* 212

Capítulo 9
Para transformar patrones nocivos:
Acepta tu humanidad 226
Dilo en voz alta 227
Visualización de un incendio forestal 233
Lanzamiento de piedras 236
Método de 3 corazones* 237

Capítulo 10
Para reprogramar la respuesta de miedo:
Golpeteo del timo al ritmo del corazón 263
Usa el punto de pánico 263
Respiración por la nariz 263
Pose de pánico 264
TLE o golpeteo de chakras 264
Línea del meridiano de triple calentador 264
Crea un lugar seguro 265

Capítulo 11
Para tener una guía en tu camino hacia la sanación:
Uso de la ilustración del árbol de sanación 269

Lista de imágenes

* * * * * * * * * * * * * * *

Capítulo 2
Meridiano de triple calentador 55

Capítulo 4
Trazo del contorno de los ojos 87
Glándula timo 88

Capítulo 6
Los siete chakras 125

Capítulo 7
Puntos de golpeteo de la TLE 172
Dorso de la mano (punto Gamut) y yema de los dedos 173

Capítulo 9
Método de 3 corazones 238

Capítulo 11
El árbol de sanación 270

Introducción

* * * * * * * * * * * * * * *

Cómo tener éxito en esta travesía

Imagina que eres un árbol hermoso y frondoso. Tienes un tronco ancho y fuerte, raíces que se extienden hasta lo más profundo de la tierra y ramas que se alzan en dirección al cielo. Un día, te das cuenta de que algo no está bien. Tus hojas están secas y llenas de hoyos, y tus ramas decaen y se sienten pesadas. Al analizarte, no encuentras una razón obvia para que se haya dado este cambio en tu estado general. Empiezas a entrar en pánico de inmediato y a cuidar mejor tus hojas y ramas. Las riegas y medicas más, pero nada cambia. Las hojas en que te estás enfocando son simplemente el resultado visual del problema que afecta a tu árbol.

La tierra de este árbol representa tus bases. La tierra es el elemento del que todo proviene. Es quien realmente eres en lo más profundo. Es la suma de todas las cosas que te han influido. Todas las rocas y la basura que se ha mezclado en ella afectarán cada parte del árbol. Todo lo que hay en esa tierra se convierte en parte de tu ser.

Las raíces de tu árbol representan el sistema de energía y las vías por las que transita. Si tu tierra está repleta de desequilibrios —como lo estaría la tierra de un árbol llena de contaminantes— las raíces entrarán en desequilibrio como consecuencia del estado de esa tierra, y afectarán todo tu hermoso árbol. Puede pasar cierto tiempo antes de que este efecto llegue a hojas y ramas, quizá incluso pasen años. Pero pasará.

Las hojas de tu árbol representan tus órganos, glándulas, músculos, sistemas corporales, químicos y hormonas. Para cuando llegue el momento en que detectes esos hoyitos en tus hojas quebradizas, no podrás conseguir que el árbol recupere su salud si solamente das tratamiento a las hojas. Simplemente no puedes regarlo para solucionar el problema. Sanar de verdad no provendrá de cuidar de tus hojas en retrospectiva. Vendrá de penetrar la tierra y corregir la base en la que crece el árbol. Has de volver a quien realmente eres liberándote de esas viejas energías que están contaminando tu base. Simplemente tienes que limpiar la tierra.

Cómo te ayudará este libro

El obstáculo más difícil de sortear al querer conquistar nuestro propio poder de autosanación es descubrir qué hay que trabajar; en otras palabras, saber cómo sanar. Esto es cierto, sea que te sientas emocionalmente desequilibrado o que esos desequilibrios hayan afectado también tu cuerpo físico.

El proceso por el que te voy a guiar en este libro te enseñará *cómo* sanar. Aprenderás a limpiar tu tierra siguiendo un modelo que me ha resultado exitoso a mí y a cientos de otras personas, a lo largo de las sesiones realizadas con mis clientes. No necesitas estar enfermo para usar este libro. De hecho, este libro no trata sobre enfermedades; trata sobre emociones y energía. Ésas son dos cosas de las que todas las personas pueden beneficiarse al equilibrarlas para tener un sentido más amplio de bienestar. Recuerda, limpiar tu tierra es la meta, tu único objetivo. Y limpiar esa tierra puede cambiar tu vida.

Aunque hoy en día existen incontables técnicas de terapia de energía, muchas requieren que otra persona actúe como asistente en tu proceso de sanación. En este libro aprenderás algunas de las técnicas de autoaplicación que utilicé en mi propio proceso de sanación. Algunas serán las que aprendí a lo largo de mi travesía, mientras otras serán unas que creé. Todas estas técnicas te darán poder total sobre tu travesía. No necesitarás depender de otra persona para que te ayude a realizarlas o ponerlas en práctica. ¡Todo está en tus manos!

Aprenderás varias técnicas indispensables para cambiar tu relación con el estrés:

- Test y golpeteo del timo
- Técnica de libertad emocional (TLE)

- El barrido
- Golpeteo de chakras
- Método de 3 corazones

Más allá de las técnicas básicas, también aprenderás otras que te ayudarán a sobrellevar tu travesía. Encontrarás una lista completa de todos los ejercicios y técnicas al inicio de este libro. Cuando te enseñe las técnicas, siempre recibirás instrucciones detalladas. Ésa es la única manera en la que podré comunicarte las ideas. No obstante, si tomas las instrucciones como simples sugerencias, las aprovecharás mucho más. Si sientes una inclinación de hacer algo ligeramente distinto, hazlo. Es posible que así te funcione mejor. Personalmente, yo cambié y añadí el "toque Amy" a todas las técnicas que aprendí. Si tú también quieres hacerlo, tienes mi permiso de hacer algo novedoso. El tipo de cambios que yo hice a las técnicas en mi proceso de sanación incluían cosas como usar mi mano derecha, en lugar de la izquierda, mantener una pose o técnica por más o menos tiempo que el indicado, no hacer alguna parte de un ejercicio, y más. Todas estas alteraciones están bien. No hay una sola técnica que use con mis clientes o conmigo y que la aplique exactamente tal como me la enseñaron.

No importa qué técnicas uses para despejar los bloqueos de energía, siempre recuerda que encontrar *qué* desobstruir es más importante que la técnica de energía usada para despejarla. Eso será lo que descubriremos juntos de diversas maneras a lo largo de este libro. Éste será el método más efectivo y te dará la libertad para no preocuparte por hacer cada técnica de forma perfecta. Una vez que sepas qué despejar, serás libre de integrar cualquier técnica de sanación de energía que actualmente uses en los diversos aspectos de la sanación.

Cómo usar este libro

Este libro fue escrito, por una parte, como un proceso de explicación; por otra, como un instructivo; y el resto, a manera de historias, anécdotas y ejemplos para mantener tu alma plena mientras se da la sanación. Los ejemplos que te comparto provienen de sesiones reales en las que mis clientes se ofrecieron como voluntarios y/o me dieron permiso de contar sus historias. Aun así, cambié el nombre y los detalles que pudieran identificar a cada cliente para proteger completamente su privacidad.

Muchas de las historias que leerás relatan el tiempo que pasé en India, donde aprendí muchas lecciones de vida, y es mi intención compartirlas contigo para que las apliques en tu propia travesía. Destaqué muchas cosas distintas que puedes explorar para ayudarte a llevar una vida más feliz, satisfecha y en paz, en un cuerpo conforme. Quizá sientas que tienes que trabajar en muchos aspectos, y quizá así sea. Pero *puedes* hacerlo, y no hay un límite de tiempo. Llévalo con calma. Sé comprensivo contigo.

La manera más efectiva de entender mi método es leer, aprender y practicar lo que te comparto en el orden en que lo presento, de principio a fin. Es la mejor manera de absorber el panorama, los conceptos y las técnicas. Para cuando acabes de leer todo el libro, conocerás a profundidad mi método, y quizá continúes tu trabajo, regresando a partes del libro en cualquier orden que desees. Además de leer y practicar a tu propio ritmo, te invito a encontrar otras personas interesadas en hacer este trabajo para que puedan brindarse apoyo mutuo a lo largo de todo el camino. Cuando yo estaba sanando, lo hice completamente sola y frecuentemente me encontré deseando contar con un grupo de personas con las cuales pudiera compartir y hablar de mis descubrimientos recientes. Por eso, en la parte final del libro incluí una lista de preguntas que se pueden hacer en un círculo de lectura. Te invito a encontrar un grupo, hablar de lo que están aprendiendo, apoyarse y hacer de la sanación una tarea en equipo. Sea que hagas esto solo o en grupo, acoge la guía que resuena en ti y aplícala en todos los sentidos de tu vida. Conviértela en parte de quien eres y úsala para enriquecer lo que ya tienes. Este libro no debe tomarse como una lista de quehaceres. Deja que tu cerebro se ajuste a los conceptos y mantén tu corazón abierto mientras procesas las cosas. Probablemente surgirán cosas que no están incluidas aquí. Cuando surja ese tipo de curiosidad, será porque tu intuición y el universo te murmuran: "sígueme". Sabrás que te diriges a un lugar seguro.

Los principales conceptos del libro se distribuyen en partes:

- *Parte 1: Ríndete, acéptalo y fluye.* Esta parte cubre la importancia de aprender a estar bien en el punto en que te encuentres de tu travesía. Aprenderás por qué es importante rendirse, cómo hacerlo y cómo esto puede catapultarte para sanar más adelante. A partir de la rendición, tienes la oportunidad de abrirte a un hermoso campo para sanar. Esto incluirá hacer pequeños cambios en tus patrones de energía y pensamiento que fortalecerán tu base para soportar lo que está por venir.
- *Parte 2: Identifica bloqueos.* Esta parte hablará exactamente de cómo identificar bloqueos a través de test musculares y de aprender el lenguaje de tu cuerpo. Te guiaré para que aprendas específicamente qué necesitas para despejarte y sanar por completo.
- *Parte 3: Cambia tu relación con el estrés.* Esta parte explicará qué es el estrés, cómo tus reacciones internas al estrés pueden transformarse para ayudarte a sanar. Ofrece instrucciones detalladas sobre cómo hacerlo. En cada una de las técnicas que te enseñe, te brindaré sugerencias para ayudarte a aplicarlas en tu situación específica.

Una vez que hayas cubierto cada uno de los capítulos de este libro, llevarás a cabo todas estas partes de manera simultánea a lo largo de tu sanación. No es un proceso paso a paso en el que tienes que ir en orden estricto y cumplir con cada requisito antes de pasar al siguiente. Más bien, este proceso de sanación se parece a cocinar una cena de cuatro tiempos. No necesariamente preparas una parte a la vez hasta acabar y luego la siguiente. La meta es que todos los pasos se manifiesten como un platillo que te encanta (¡tú!), pero para que esto suceda, tienes que revolver, voltear y cuidar varios puntos a la vez de forma continua.

No hay prisa ni tiempo límite. Más bien, pon atención para crear algo hermoso y el universo expandirá el contenedor en el que tendrás que explorar y crecer.

En el capítulo 11 te presentaré una ilustración detallada del árbol de sanación: un resumen de todo el proceso que aprendiste. La ilustración del árbol de sanación es un mapa virtual de *ti*, el hermoso árbol del que hablamos antes. Es como una fotografía que resume las cuatro áreas principales de desequilibrio sobre las que aprenderás en este libro, así como las técnicas para trabajarlas. Coloqué la ilustración al final del libro porque será tu mejor compañera, pero hasta que hayas aprendido todas las piezas que la conforman. Entonces podrás comprender su utilidad como tu mapa personal.

¿Por dónde empezar?

Al principio, en mi propia travesía, estaba decidida a liberar todos mis "problemas" de manera sistemática y pragmática. Intenté crear una fórmula fiable para organizar la manera en que se desarrollaría este proceso de sanación. La buena noticia es que no funciona así. La mejor noticia es que definitivamente no tienes que lograr un equilibrio perfecto, ni liberarte de *todos* tus conflictos para estar bien. ¡Qué alivio! El cuerpo no requiere estar libre de estrés —o problemas— para conseguir un bienestar profundo y total.

Si sientes que nunca mejorarás a menos que hagas todo y llegues a un estado de perfección en el que cada pequeño detalle esté en orden, aquí tienes la respuesta a tus preocupaciones: NO TIENES QUE SOLUCIONARLO TODO. NO TIENES QUE SOLUCIONARLO TODO. NO TIENES QUE SOLUCIONARLO TODO. Incluso ahora tengo colapsos emocionales, mi cuerpo duele temporalmente y encuentro desequilibrios y bloqueos en mi sistema de energía… pero me encuentro bien y feliz. Puedes sanar sin hacerlo todo. Puedes sanar incluso haciendo un pequeño cambio. NO TIENES QUE SOLUCIONARLO TODO.

Los clientes suelen decirme: "Tengo demasiados problemas. ¿Dónde empiezo?" Y les respondo: "No te preocupes, realmente no tienes más de tres a cinco problemas centrales y todo lo demás está conectado con ellos". Todo está tan interrelacionado, que mientras nos concentramos en un desequilibrio, quizá también estemos corrigiendo los otros.

Por ejemplo, una vez estaba ayudando a una cliente que tenía problemas digestivos constantes. Tenía reflujo, náuseas e inflamación provocada por prácticamente todo lo que comía. Mientras nos concentramos principalmente en la meta de reparar su sistema digestivo, ella recibió una sorpresa agradable. Después de unas cuantas sesiones, notó que además de mejorar sus síntomas digestivos, su fobia de hablar por teléfono (algo que no me había mencionado) también disminuyó. Debido a que un problema puede estar conectado con muchos otros, solemos desbloquear más de lo que pensamos.

Esa experiencia es un ejemplo perfecto de por qué no debemos obsesionarnos con hacer las cosas de manera demasiado metódica. Solamente necesitamos recordar que la finalidad de convertirnos en quien realmente somos es la meta final. No se trata de lograr la perfección, el equilibrio o incluso la sanación física. Se trata de liberar todo aquello que nos impide vivir libremente. No importa cómo llegues; simplemente importa que lo hagas.

Sanar es cuestión de práctica. Cada día de tu vida tienes la oportunidad de dejar ir aquello que evita que avances y te acerques más a ti mismo. Cuando parezca que está funcionando, sigue practicando. Cuando parezca que no está funcionando, sigue practicando.

Qué esperar

Mientras usas las técnicas contenidas en este libro, quizá sientas un alivio inmediato o tal vez requieras de una gran persistencia. Ambos casos están bien. No influye en tu sanación final.

Cuando la energía se mueve, siempre ocurre cierto "procesamiento", lo cual quiere decir que tu cuerpo está liberando esa energía por completo desde tu campo, el cual se extiende más allá de tu cuerpo físico. A lo largo de este proceso, que puede durar de unos días a alrededor de una semana, quizá sientas más incomodidad, fatiga o un poco de malestar. Varios de mis clientes también afirman sentirse más ligeros y mejor después de unas sesiones, así que eso también es posible. Conforme muevas y despejes energía de manera más consistente, entrarás en sintonía con el proceso de liberación de tu cuerpo. Si sientes que te cuesta trabajo procesarlo, he incluido unas herramientas en el capítulo 12 que te ayudarán con ello.

Mientras utilizas estas técnicas, quizá te encuentres distraído. Eso es natural y no es nada de qué preocuparse. Muchas veces la mente piensa en cosas que de alguna manera se relacionan con aquello que estás despejando. E incluso si no es así, no pasará nada malo. Conforme desarrolles las técnicas, quizá quieras bostezar, eructar, te den escalofríos, te escurra la nariz, te lloren los ojos, tosas, estés sensible, te ruja el estómago, sudes o tengas diversas sensaciones distintas. Todas estas reacciones son buenos indicadores de que tu cuerpo se libera. Esto quiere decir que está saliendo del modo estrés y pasando al modo relajación y sanación. Específicamente, bostezar señala que tu sistema nervioso se está relajando. Tengo varios clientes que no presentan señales de liberación de energía durante el proceso, pero de todas formas consiguen beneficios. Cuando muevo energía, sea para mí o con un cliente, bostezo mucho. Si es algo realmente grande, suelo estornudar. ¡Siempre bromeo diciendo que un estornudo vale diez bostezos para mí! Estornudar y bostezar son las respuestas de mi cuerpo por mover mucha energía, pero cada persona es distinta y tú mismo descubrirás tus señales.

También es importante recordar que todos liberamos energía a diferentes velocidades. He hecho muchas sesiones en las que un cliente se siente bien inmediatamente después de hacer el trabajo. Los llamo "maravillas de una sesión". Casi de manera instantánea sus síntomas cambian o sienten una gran liberación emocional. Si por alguna razón no sientes nada al principio, quizá no sea el ritmo de tu cuerpo, o tal vez haya más capas en las que debas trabajar.

Si has enfrentado un reto por un largo periodo, quizá te tome tiempo trabajarlo desde diferentes ángulos para sentir un cambio. Tus retos no aparecieron de la noche a la mañana, aunque así lo sientas. Estaban formándose en tu sistema de energía mucho antes de manifestarse como síntomas, a los que sí les prestaste atención. La buena noticia es que sanar normalmente también funciona así. Nada sucede, nada sucede, nada sucede (eso crees)… y de repente, todo lo que estaba sucediendo adentro se manifiesta. Es posible que estés a un paso de sanar. Ver la travesía como un tejido integrativo que fluye en tu vida es la manera más satisfactoria y efectiva de manejarla. Si quieres una sanación profunda y permanente, no existe una solución rápida. Tienes que rendirte y dejar que todo se desarrolle. El universo no te dará un "no", pero a veces responde con un "aún no". Simplemente sigue intentándolo y haciendo lo que necesitas hacer. Sanar nunca se da lo suficientemente rápido, pero eso no quiere decir que no esté sucediendo.

En mi propia sanación no mantuve un registro meticuloso de lo que estaba trabajando o cómo estaba evolucionando; simplemente me aseguré de *seguir*. La mayor parte del tiempo no tenía idea de lo que hacía, pero me comprometí y usé de manera constante lo que aprendí. Fue un método que me resultó bien. Si usas las técnicas de manera consistente, tú también saldrás triunfante.

Te sugiero que hagas anotaciones en un cuaderno y escribas de vez en cuando lo que piensas a lo largo de tu travesía. Mientras que llevar un registro de tus síntomas, dolencias y emociones pasadas no te ayudará en este caso, sí puede hacerlo tener un espacio en el que puedas escribir tus ideas, cambios en tus síntomas y otras observaciones de las que te percates a lo largo del camino.

¿Cuánto tiempo debo dedicar al proceso?

Imagina una cacerola con agua hirviendo y tapada. Tarde o temprano el agua genera tanto vapor que éste empuja la tapa y el agua se derrama. Corres al rescate, levantas la tapa y parte de la presión se libera. Pero luego no te vas y regresas una semana después. Te quedas cuidando el agua. Sigues dejando que salga un poco de vapor mientras haces otras cosas en la cocina. Aunque tú también puedes liberar "vapor" (energía) de tu cuerpo al hacer un trabajo profundo, ahora y más tarde con las técnicas que aprenderás en este libro, será mucho más efectivo si liberas presión constantemente y poco a poco. No lo abandones. Dedícale tiempo todos los días. No necesitan ser horas. A veces trabajar en algunas cosas te tomará más tiempo. Aun así, detenerte y no hacer nada porque "no tienes tiempo" o estás agobiado es, quizá, el peor error que he notado.

A veces los clientes me dicen al inicio de una sesión que les ha costado mucho trabajo algo que han hecho a lo largo del tiempo en que hemos trabajado juntos. "¿Qué técnica usaste para superarlo?", pregunto con emoción. A veces responden: "No hice nada". ¡Me dan ganas de llorar cuando escucho eso! Sentirse mal es una gran oportunidad para despejar algo que se está presentando y que está rogando lo liberes.

Si sientes una emoción fuerte incluso fuera del tiempo que dedicas a tu sanación, usa una técnica para liberar ese "vapor" en el momento, con el fin de que no se sume a la cacerola que tendrás que cuidar después. Si te sientes triste o celoso, tienes estómago indispuesto o lo que sea, aprovecha el momento para descubrir lo que te espera (daré muchas ideas para esto en el capítulo 6), y aplica una técnica que hayas aprendido. ¿Tuviste una pesadilla? Úsala como oportunidad para encontrar algo que debas despejar. ¿Sigues pensando en algo que pasó en el trabajo hace una semana? Enfréntalo. Todo esto reaparece porque tiene raíces más profundas que se pueden despejar tranquilamente.

Cinco minutos, diez minutos, o el número de minutos que tengas disponibles son los que pueden cambiar tu vida. Con este libro tendrás las herramientas que necesitas para lograrlo. Las técnicas son nobles y efectivas. Funcionan. Como siempre, todo se desarrolla y sucede en tiempo divino. No necesita presión, ni apuro. Todo está bien. *Estás* sanando.

Capítulos importantes a considerar

Aunque cada capítulo de este libro es importante, hay algunos en particular a los que querrás remitirte con frecuencia. Me gustaría subrayar cuáles son para que puedas moverte entre ellos con facilidad.

- *Lista de ejercicios y técnicas posterior al índice.* Aquí encontrarás una lista de todas las técnicas y ejercicios contenidos en este libro. Esto te permitirá buscar rápidamente el contenido que necesites.
- *Capítulo 6: Aprende el lenguaje de tu cuerpo.* Este capítulo se puede usar como una guía de referencia y te dará un mayor entendimiento de lo que dice tu cuerpo a través de sus síntomas. Cada vez que tu cuerpo aparente funcionar mal, es una oportunidad

para verlo bajo una luz distinta. Tu cuerpo será una gran guía en tu sanación.
- *Capítulo 7: Desbloquea experiencias no procesadas; y capítulo 8: Libérate de creencias dañinas.* Estos dos capítulos presentan cuatro de las principales técnicas que usarás. Para cada una aprenderás cómo usarla, cómo aplicarla a tu reto y verás ejemplos de cómo hacerlo. Nota: la quinta técnica básica se enseña en el capítulo 9.
- *Capítulo 11: Crea un mapa único de sanación.* Este capítulo ofrece una visión general de todo lo que aprendiste a lo largo del libro. Incluye una ilustración del árbol de sanación para ayudarte a visualizar el proceso, además de instrucciones para usar la ilustración y racionalizar tu sanación.

Estás listo para empezar. Mis palabras de despedida son pocas, pero importantes: la persistencia y la paciencia no siempre son virtudes naturales. No obstante, los milagros que aportan funcionan y definitivamente lo valen. Tanto como tú.

Sección I

Una introducción al cuerpo de energía y a la autosanación

Capítulo 1

* * * * * * * * * * * * *

Mi historia de éxito

Sólo cuando la etapa de la oruga llega a su fin uno se convierte en mariposa… no puedes evitar el proceso de la oruga. El proceso del viaje se desarrolla poco a poco sin que tengamos control sobre él.
—RAM DASS, *BE HERE NOW*

A los 25 años no estaba haciendo nada noble como cambiar el mundo, pero sí me hacía feliz hacer a la gente sonreír con mi parafernalia de artículos de Harley-Davidson, meditando al ritmo de los motores de motocicletas en mi hora de comida. En julio de 2005 no tenía idea de que mi vida de ensueño como directora de marketing de Harley-Davidson estaba a punto de acabar, aunque ahora veo que ignoré muchas advertencias de una salud que se deterioraba y que aparecieron desde años antes. Al principio me empezó a costar trabajo subir una rampa que había en mi oficina en Harley y llevaba a la cafetería del sitio. Sentía dolor y cosquilleo en las piernas. Poco a poco empecé a perder la funcionalidad de mis brazos. Perdí habilidades, no podía levantarlos sobre mi cabeza para lavarme el cabello, me tropezaba y caía más veces de las que podía contar. Los doctores estaban confundidos, yo estaba aterrada y mi neurólogo me ordenó no volver a trabajar.

Sentía dolor veinticuatro horas al día, y solamente sentía alivio cuando dormía profundamente después de tomar un somnífero. Un dolor intenso invadía todo mi ser. Ni un centímetro de mí se salvaba; todo desde mis pies hasta la punta de la cabeza gritaba en agonía. Debido a que no obtuve un buen diagnóstico y no recibí el tratamiento adecuado por mucho tiempo, el daño a mi cuerpo fue terrible. Los nervios expuestos en todas mis extremidades generaban un dolor sin patrón alguno que pudiera advertirme cuándo lo peor estaba por venir. Una artritis en estado avanzado en las articulaciones principales me dejó sin poder levantar la pierna lo suficiente para meterme a la tina y ducharme. Con frecuencia no conseguía sentarme en el inodoro sin ayuda porque mis caderas no aguantaban la presión de bajar mi peso corporal al asiento. No podía usar mis hombros para empujarme y levantarme de la cama cuando quería. Las paredes de mi corazón se inflamaron, con lo cual se aceleraba constantemente como si acabara de correr un maratón. Me sentía tan fatigada que a veces no podía mover los labios para hablar, y tenía un impedimento cognitivo tan grave que ni siquiera podía formular palabras. Mi sistema inmune, que estaba severamente debilitado, me hizo padecer un herpes zóster tan severo que me quedaron cicatrices y padecí dolor por años. Mis conteos de glóbulos blancos se desplomaron tanto que no podía salir de casa por orden del inmunólogo. Ningún órgano o sistema de mi cuerpo se salvaba. Mi vida, como la había conocido, desapareció y fue remplazada por una monstruosa enfermedad que ningún doctor había logrado comprender. Me aterraba más vivir que morir.

Intentando sanar

Varios años después de una serie de diagnósticos errados y tratamientos que casi me mataron, recibí el adecuado. Éste es el momento en que una persona que está crónicamente enferma se gana la lotería. Aparentemente, me mordió una garrapata pequeñita, según explicaron los doctores —una garrapata de la que nunca había escuchado hablar—. Me transfirió una bacteria llamada *borrelia burgdorferi,* el agente causante de la enfermedad de Lyme. La enfermedad de Lyme es una infección bacteriana que se transmite por una mordida de garrapata y provoca graves problemas de salud si no se trata. Y así fue. El diagnóstico de enfermedad de Lyme llevó consigo una serie de otros subsecuentes, incluyendo enfermedad tiroidea autoinmune, disfunción renal, enfermedad de tejido conectivo, fibromialgia, neuropatía y más. Nunca tuve una mordida visible, prurito ni nada similar.

Ya me habían hecho una prueba de enfermedad de Lyme, pero ésta tiene tantos defectos que no dio positivo sino hasta muchos años después, cuando se mandó una muestra de mi sangre a un laboratorio de especialidades. Tomé el diagnóstico de enfermedad de Lyme en estado avanzado como una gran bolsa de dulces; la abracé como mejor pude y empecé a buscar cura.

Los Centros para el Control y Prevención de las Enfermedades (CDC, por sus siglas en inglés) calculan que en los Estados Unidos se presentan aproximadamente 300 mil casos de enfermedad de Lyme cada año, pero apenas 10 por ciento de ellos se diagnostica adecuadamente.[1] Ese cálculo significa que la enfermedad de Lyme es dos veces más común que el cáncer de mama y seis veces más común que el VIH/SIDA. Algunos casos nunca se reportan. Esto deja muchos diagnósticos equívocos de fibromialgia, lupus, síndrome de fatiga crónica, esclerosis múltiple, artritis, migrañas, discapacidad de aprendizaje, desorden bipolar, enfermedad de Parkinson, arritmia cardiaca y más.

A pesar de hacer una terapia de antibióticos intensiva para intentar erradicar la bacteria de Lyme, así como otras coinfecciones que me transmitió la garrapata, seguía sufriendo constantemente. Aunado a mi intensivo protocolo diario de cuarenta y cuatro pastillas e inyecciones intramusculares de antibióticos, agoté toda la variedad existente de posibilidades alternativas. Aunque para el momento en que conocí a la doctora Geeta Shroff, fundadora de una clínica de células madre en Delhi, India, yo ya era lo suficientemente funcional como para no requerir cuidado constante, aún padecía de una versión ligeramente menos severa de todos mis síntomas. Mis búsquedas en internet sobre la doctora Shroff revelaban opiniones diversas en torno a ella. Iban desde "heroína" hasta "estafadora". Pero después de hablar por teléfono con ella y leer las historias de otros pacientes de células madre embrionarias, supe que estas células no sólo tenían el potencial de fortalecer mi sistema inmune sino también regenerar órganos

---

1. Centros de Prevención y Control de Enfermedades. *CDC Provides Estimate of Americans Diagnosed with Lyme Disease Each Year*, 19 de agosto de 2013, <www.cdc.gov/media/releases/2013/p0819-lyme-disease.html>.

dañados, nervios y células de mi cuerpo. Sentía que era justamente el tipo de dosis que necesitaba para salvar mi vida.

El 9 de diciembre de 2007, tan sólo nueve meses después de ser diagnosticada con enfermedad de Lyme, abordé un avión a Nueva Delhi, sin saber si el tratamiento salvaría mi vida o me mataría. Me lancé a un país del que me enamoré inmediatamente, mientras que a la vez puso a prueba mi cordura, y supe que mi corazón necesitaba de esos dos elementos por igual. Con tanta gracia como pude, intenté aprehenderlo todo, incluyendo la parte de ingerir enormes cantidades de curry, encontrar changos revoltosos por todas partes y sentir un miedo que me inundaba por completo.

Aunque mi invencible optimismo siempre me había ayudado, pronto resultó evidente que no satisfaría los requerimientos de una cultura que promueve "la mente sobre la materia", "pensar positivo" y otros conceptos que me hicieron culparme por mi enfermedad. "Las células madre pueden hacer una parte, pero tú tienes el poder de sanarte", me repetía la doctora Shroff casi todos los días, como un disco rayado, al que intentaba desesperadamente detener.

Después de nueve semanas de recibir inyecciones diarias de células madre y tener oportunidades de crecimiento para una vida entera, salí de la clínica por mi propio pie. El éxito no llegó con facilidad, pero llegó. Tras una lucha que sólo podría comparar con derribar un elefante al piso, estaba curada. O al menos eso parecía.

El regreso de los síntomas

Un par de años después sentí el inicio de un terremoto sobre un terreno que, por un tiempo, me había parecido estable. Durante un viaje de dos meses a Londres, sentí un dolor preocupante y un cosquilleo en los pies que pareció salir de la nada. Pasaron las semanas y no se me quitaron las molestias. Para cuando busqué ayuda médica, las cosas ya estaban tan mal que me internaron en el hospital por dos días para que me hicieran pruebas. Las resonancias magnéticas y otros diagnósticos resultaron negativos y me dieron de alta. Pero lo familiar que me resultaban los síntomas me aterraba: eran exactamente los mismos que había tenido en 2005, al inicio de mi carrera como una persona enferma de tiempo completo. Aunque sí salí positiva para virus de Epstein-Barr, alergias alimenticias y un montón de otras afecciones que apuntaban a que tenía disfunción inmune (otra vez), no hubo indicadores positivos de que tuviera enfermedad de Lyme.

Parecía que de repente unas fuerzas rebeldes dentro de mí estaban luchando, culminando en una tormenta que anunciaba "aquí vamos de nuevo". Pero tan de repente y misteriosamente como aparecieron los síntomas, desaparecieron rápidamente, sin necesidad de tratamiento. No obstante, mi lucha eterna contra la endometriosis, fibromas, pólipos y cólicos intensos, empeoró bastante. Cada mes pasaba días tirada en un sillón tomando sedantes recetados, con el fin de adormecer el dolor. Aun así, muchas veces los medicamentos ni siquiera reducían un poco el dolor y yo acababa en el hospital. Ninguna de las cuatro cirugías previas a mi tratamiento de células madre, ni la que le siguió, me dieron alivio por más de unos cuantos meses.

Agobiada por estar en Londres e intentar encontrar un doctor que estuviera familiarizado con la enfermedad de Lyme, problemas menstruales y un coctel de otros diagnósticos de mi pasado, decidí seguir una nueva pista. En una de mis búsquedas maratónicas en internet, me topé con una doctora en medicina china tradicional que, leí, había atendido a la princesa Diana. En mi primera cita con esta doctora de actitud dulce, pero no muy platicadora, vi la foto de Lady D en su librero. "Cualquiera que haya podido ayudar a la princesa, seguramente puede ayudarme", concluí, sintiendo inmediatamente después una sensación de seguridad.

La medicina china tradicional es un sistema médico con miles de años de antigüedad. Se construye sobre la base de que los síntomas surgen a partir de energía bloqueada en el sistema de energía sutil del cuerpo. Cuando esos desequilibrios se corrigen utilizando diferentes modalidades, se restaura un flujo saludable de la energía en el cuerpo.

Cada par de semanas iba a terapia de acupuntura y luego regresaba a casa para beber un té terriblemente amargo que hacía que mi cocina en Londres apestara a árbol podrido. Con el tiempo, noté una gran disminución en mi dolor y, particularmente, en mis síntomas premenstruales, así como mejora en mis niveles de energía.

Lamentablemente, cuando me fastidió mi ritual de hervir, colar y atragantarme el té sin ganas, mi mejora disminuyó de manera drástica. Sospeché que necesitaba más tiempo para ver un beneficio a largo plazo, pero el plan de tratamiento costoso y físicamente desagradable pronto se convirtió en algo demasiado difícil de mantener.

Hacia finales de año, estaba de vuelta en California, sintiendo que todas mis opciones habían desaparecido lentamente, como agua que se vacía de una cubeta agrietada. De nuevo comencé el proceso de contactar especialistas y perderme en el caos de la toma de decisiones médicas. Luego, de alguna parte del cerebro (probablemente almacenada en un archivo llamado "Regresa a un día específico"), las palabras de la doctora Shroff vinieron a mi consciente: "Tienes el poder de sanarte a ti misma". Y así como así, decidí intentarlo.

¿Cómo era que un tratamiento radical como la terapia de células madre embrionarias podía salvar mi vida, pero no mi útero? ¿Por qué empeoraban mis ciclos menstruales? ¿Por qué reaparecían ciertas alergias alimenticias y otros padecimientos que tenía antes de la terapia de células madre? ¿Qué demonios causaba ese dolor ocasional y el hormigueo en mis piernas que regresaba?

No estaba segura de por qué estaba sucediendo todo eso, pero sabía que me estaba acercando a algo, así que puse mi fe en la idea de que lo que necesitaba estaba justo a la vuelta de la esquina.

Descubriendo el trabajo de energía

Quizá iba en la dirección correcta pensando en trabajar en el sistema de energía de mi cuerpo, pero aún no había llegado a una solución. Quería encontrar un proceso que no implicara una dependencia de citas a largo plazo o hervir, colar, escurrir y taparme la nariz como parte del protocolo del tratamiento. Comencé a buscar otros tipos de terapia que se enfocaran en el sistema de energía sutil del cuerpo.

Cuando encontré la *medicina energética*, me atrajo de inmediato. La medicina energética es un proceso de equilibrio y fortalecimiento de las energías de tu cuerpo para lograr el bienestar. Leí todo lo que pude sobre ello, y en particular me atrajeron los trabajos de Donna Eden, pionera en el campo. Compré todos sus libros, empezando con *Medicina energética*, y comencé a practicar varias técnicas de medicina energética cada día. Con el tiempo empecé a ver cierta mejora. Noté que los analgésicos que había tomado a lo largo de 15 años cada vez que menstruaba por fin me ayudaban. Antes casi no me hacían efecto. También percibía algo intangible. Me sentía más fuerte, y quizá un poco más feliz. Sentía que definitivamente estaba en el camino adecuado.

Pensé que ésa era la solución —lo que había estado esperando— hasta que me di cuenta de que mi periodo de atención limitado no ayudaba a "mimar" mi flujo de energía. Entre ciclos menstruales, pasaba una hora o más al día asegurándome de que mi energía no se estancara. Cuando menstruaba, tenía que prestarle atención todo el tiempo, haciendo ejercicio tras ejercicio para reducir mi dolor. Mi nuevo trabajo de monitoreo constante de este proceso femenino natural (que yo odiaba tanto) resultaba contraintuitivo.

Aunque sentía que no lo había comprendido del todo, continué aplicando algunos de los protocolos de medicina energética de Donna, pero tomé la decisión de profundizar en mi método de sanación. Quería aprender por qué o cómo mi energía se estaba quedando estancada.

¿Por qué algunas personas sanan permanentemente y completamente, mientras otras no? Había conocido a varias personas a lo largo de mi travesía, quienes se habían curado de sus padecimientos mediante lo que me parecía una puñalada de simplicidad: inyecciones de vitamina B, suplementos de quinina, eliminar el gluten o remedios similares. ¿Por qué yo no?

Rápidamente tuve una epifanía: *si tratar el cuerpo no resuelve el problema, entonces quizá el cuerpo no lo haya provocado por sí solo.*

Las piezas faltantes del pensamiento positivo

Aunque siempre me había considerado una persona eternamente optimista, había comenzado a pensar que era un fracaso en la escuela del pensamiento positivo. O quizá era un poco más complicado y aún yo no había llegado lo suficientemente lejos. ¿Y si el efecto profundo de los pensamientos y emociones era tan grande que era la base general de mi mala salud?

Fue entonces que empecé a analizar mi vida, no con coraje o culpa, sino a través de una sensación de vacío en forma de corazón que había en mí y que parecía estar esperando justo que llegara ese momento; era la sensación de que tenía que llenar algo en mí. Me abrí a la posibilidad de que mi vida y yo misma habíamos contribuido a que estuviera en esta situación, incluso si aún no tenía tanto sentido que así fuera. Después de todo, yo era el común denominador en un patrón que parecía manifestarse a través de diferentes enfermedades a lo largo de diversas etapas de mi vida.

Con mayor claridad que nunca, comprendí mi deficiencia en el arte de dejar ir, en ser vulnerable y en confiar en la vida. Siempre había intentado controlar todo en mi vida, pues estaba convencida de que mi mundo sería más seguro si lo conseguía. Siempre había tenido que recordarme que debía respirar en tiempos de estrés; de otra forma, por naturaleza contenía la respiración. Con frecuencia me aguantaba las ganas de llorar, deseando ser el tipo de persona a la que no la afectaba nada. Me parecía que mis emociones estaban más seguras en los confines de mi cuerpo, y nunca consideré el costo que esto tendría.

Mi mente es lógica, calmada y controlada, así que muchas veces trataba a mi corazón como si pudiera hacer lo mismo. Siempre he sido "la roca", como muchos de mis amigos me dicen. Instintivamente sentía que adjudicarme los problemas de los demás era mi misión en la vida, y aceptaba esa misión sin pensarlo.

Pensaba que mi intuición no funcionaba bien, pero comencé a darme cuenta de que la ignoraba cuando me susurraba. Me sentía incómoda al tomar decisiones basándome en algo que no fuera información justificable —soy Virgo hasta el tuétano—. Necesitaba de la lógica y de razones legítimas para librarme de relaciones que no eran buenas para mí, caminos profesionales que no me convenían, y más. Y me dominaba el miedo; no el miedo que se siente con las fobias, sino un tipo de miedo que me hacía sentir insegura todos los días, en todo sentido.

Leí. Investigué. Reflexioné. Absorbí todos los trabajos del doctor Bernie Siegel, Luise Hay, del doctor Bruce Lipton, Caroline Myss, Wayne Dyer, Gary E. Schwartz, Candace Pert, Masaru Emoto y de otros expertos. Me volví consciente de las posibles implicaciones que tenía lo que estaba descubriendo: esa energía emocional no procesada, las experiencias sin resolver, las creencias limitantes sobre cómo debe funcionar el mundo, el miedo, la negatividad y, en general, alejarte de aquello que concuerda con tu corazón… podría hacerte infeliz y también enfermarte. Era la pieza faltante de mi rompecabezas de pensamiento positivo. Mientras que "¡piensa positivo!" me había permitido llegar hasta cierto punto, con ello no lograba cambiar el rumbo de mi vida para sanarme por completo.

Todas estas piezas recién descubiertas contribuyeron a intensificar el estrés que ahora considero que me pesaba demasiado, incluso para un cuerpo que había vuelto a nacer después de la terapia con células madre. Pensando en ello, estoy absolutamente segura de que el miedo de una recaída en la enfermedad de Lyme era algo tan presente que en sí misma contribuía a la degradación de mi salud. Creo que el hecho de que mis médicos en Londres me dieran de alta, me bastó para despertar a mi cuerpo del modo de pánico interno en el que estaba y hacerlo regresar al modo de sanación. Pero sabía que estar consciente de este modo de miedo no bastaba. Necesitaba encontrar la manera de transformar el patrón, si es que quería estar y mantenerme sana.

Tienes el poder de sanarte a ti mismo

Creo que a la doctora Shroff le resultó evidente que yo no habría tenido la capacidad de creer en lo que me decía en su momento, pero ella sabía que yo estaba cerca de lograrlo.

Finalmente me detuve. Simplemente me detuve. Dejé de señalar mis síntomas y síndromes, así como sus supuestas causas externas. Miré hacia dentro. Hay un dicho que afirma que cuando un alumno está listo, el profesor aparece. Es muy cierto. La información que descubrí no era nueva, al igual que muchas cosas de las que "nos damos cuenta" o sobre las que tenemos una "epifanía" no suelen salir de información con la que nunca nos hayamos topado o que no esté ya en nuestro interior. La clave radica en estar listo. Puedes ver o escuchar lo mismo cien veces, pero hasta que estés listo, tu ser no lo recibirá. Necesitaba llegar al punto de estar tan harta de la enfermedad, la carga y la lucha, que simplemente me rehusé a seguir participando en ella; no en el sentido de luchar contra ella o enfadarme con ella, sino de que mi espíritu estaba realmente harto. Estaba lista para respirar profundamente, rendirme para volver a empezar y completar la experiencia por la que había estado atravesando.

De repente, pude reconocer las veces que había sido condescendiente con el hecho de estar enferma, quizá pensando a nivel subconsciente que era mi manera de llevar el peso de los demás. Darme permiso de cuidarme a mí primero antes que a nadie me era algo desconocido, pero era una habilidad que resultaba fácil de adquirir con la enfermedad. Quizá incluso creía hasta cierto punto que estar enferma me daba cierto nivel de seguridad que no podía concebir de otra manera. Me protegía de un mundo en el que me resultaba demasiado difícil sentirme cómoda. Con todo esto, me separé de mi ser interior y me perdí, me alejé tanto que mi cuerpo me estaba hablando en la única manera en que sabía hacerlo: a través de síntomas.

El proceso de autodescubrimiento y liberación de todo ya no se acoplaba con la vida que desesperadamente deseaba, no fue tan dramática ni trascendental, pero fue una cuestión de vida o muerte. A través del método de tres partes que compartiré contigo en este libro, hice lo que los doctores no pudieron hacer por mí, lo que las células madre no pudieron hacer por mí y lo que muchos dijeron que no lograría: sané por completo y de manera permanente. Hay algo de lo que me sentí completamente segura a lo largo del proceso. La bacteria sola no había causado mi enfermedad de Lyme y el desequilibrio hormonal que provocó mis problemas menstruales no actuó por sí mismo. Creo que la terapia de células madre fue el inicio de la reparación física de mi cuerpo. Sin duda, a ésta le ayudó mi crecimiento personal durante mi tiempo en India. Pero al final, el impacto de regresar a mi vida cotidiana provocó una sutil erosión en mi salud una vez más. Cambié mi cuerpo físico, pero no cambié mi vida y mi relación con ella. No sólo sé que mi desequilibrio emocional afectó de manera dramática mi sistema inmune, sino que creo que mi cuerpo estaba intentando desesperadamente llamar mi atención. Estaba intentando decirme que la manera en que estaba viviendo mi vida no era acorde con el *yo* que estaba destinada a ser. Aprendí sobre la posibilidad de volver a manifestar una enfermedad si uno no ataca el origen de la misma.

La dramaturga Katori Hall lo describió mejor cuando dijo: "Era como si dios estuviera sosteniendo una bolsa de bendiciones y yo estuviera sosteniendo una bolsa de mierda, y cuando solté mi bolsa, dios dijo: 'aquí tienes'".

Estaba lista y era el momento adecuado. No me importaban las excusas o los detalles de cómo había llegado a ese punto. No estaba atada a mi historia ni culpaba a las bacterias, los virus o las hormonas que me estaban atacando. Simplemente estaba dispuesta a ver que si yo era parte del reto, yo, también, era parte de la solución.

Hasta ahora, la gente aún me pregunta: "¿Cómo supiste cómo sanar?" Y la verdad es que no lo sabía. Pero estaba lista para hacer la parte que me tocaba e intentarlo. Estar enferma no era mi culpa, pero si quería aliviarme, tenía que ser mi responsabilidad.

Cerré los ojos con fuerza y dejé que las cosas se dieran, en lugar de forzarme a vivirlas. Tuve que ser sumamente valiente para girar en esa dirección, pero es posible que cualquier persona lo logre. Decidí que no tenía alternativa más allá de confiar profundamente en el camino por el que estaba avanzando y si fracasaba, al menos podía estar orgullosa de mí misma. Me abracé a la travesía, a la vez que la solté; un equilibrio que quizá sea el mayor de mis logros. Participé en mi camino de vida, pero también lo dejé desenvolverse a su manera y en su tiempo. Cuando hice este cambio mental, todo se volvió más fácil. Poco a poco me abrí exactamente a lo que necesitaba hacer, en el momento adecuado en que necesitaba hacerlo. Permití que algo me atravesara y confié en un proceso que era más grande que yo misma.

Tu camino también se desenvolverá en sus tiempos perfectos, revelando las piezas del rompecabezas conforme estén listas para ser sanadas. No siempre será en el tiempo en que *tú* lo deseas, pero *será*. El reto está en hacer el trabajo, sabiendo que lo que quieres ya está en camino.

En cada momento en que me rebasaba el miedo y la duda, me concentraba en esas sencillas palabras de Ram Dass: *Be Here Now*.

Y cuando superaba el momento, volvía a intentarlo. A veces tropezaba en el proceso, pero seguí aprendiendo nuevas maneras de ingresar a mi sistema de energía, y si alguna me parecía coherente, la aplicaba.

Lo que no me parecía coherente, lo dejaba de lado. Fui más allá de *pensar* positivo y encontré algo superior: *sentir* positivo. Lo logré penetrando en lo más profundo de mi ser y destapando cosas que ya no me funcionaban: creencias, energías, emociones y patrones. Y después de muchas veces de prueba y error, lágrimas y triunfos, me curé hasta lo más profundo únicamente con ayuda de mi guía interior. No fui perfecta, por supuesto que no, pero hice lo que pude, lo más seguido que pude. Y con eso bastó. Poco a poco solté mi bolsa de mierda y, conforme lo hice, llegaron las bendiciones. Las alergias desaparecieron, el virus de Epstein-Barr cedió y mi sistema inmune se volvió a fortalecer, como una fuerza abundante que no se puede derrumbar con facilidad.

Convertirte en el verdadero tú

Todo lo relacionado con el bienestar se apoya en esta sencilla regla que he aprendido: debes convertirte en quien verdaderamente eres. Debes ser el verdadero tú. Eso quiere decir que debes amarte, aceptarte y ser tú sin importar nada más. No puedes adoptar energía de otros, ni miedo, ni ninguna otra cosa. No está permitido vivir a medias o aspirar a poco. Esta travesía de sanación consiste en ser tú. De hecho, la verdadera sanación no se mide por llegar a un lugar en el que estés libre de emociones negativas o conseguir sanar físicamente. Realmente creo que alejarte o separarte de tu ser interior, o de quien realmente eres, es la raíz del descontento en la mente y el cuerpo. No estás roto, ni necesitas arreglo. No estás equivocado, ni necesitas corregirte. No necesitas autoayuda; necesitas amor a ti mismo. Sólo necesitas encontrarte, y quedarte ahí.

Hay muchas maneras en las que reducimos nuestro verdadero yo. Para mí es fácil decir: "sé el verdadero tú" o "conviértete en quien realmente eres", pero puede resultar difícil reconocer la manera en que *no* estamos haciendo o siendo eso. Conforme nos hacemos adultos, podemos separarnos tanto de nuestra verdadera naturaleza, que perdemos nuestro punto de referencia: quién es la persona que llevamos dentro. En un intento de conceptualizar esta idea para que la entiendas mejor, te presento mi lista personal como ejemplo. Éstas son las cosas que ahora veo que provocaron que reprimiera mi luz más auténtica y profunda, y que, en consecuencia, contribuyeron con mi enfermedad. Te sugiero que hagas una lista similar de las maneras en que crees que estás haciendo lo mismo. Quizá te asuste tanto hacer tu lista como a mí me asusta compartir la mía, pero todos nacemos siendo valientes.

- **Miedo.** Yo lo llamaba "ansiedad" y nunca me pareció que equivaliera a sentir "miedo" pero, en el fondo, era temerosa. Éstas son *algunas* de las cosas que me asustaban: miedo a compartir y expresar emoción, miedo a fracasar en alguna cosa, miedo a que la gente se enojara conmigo, miedo a confiar en mí misma, miedo de que mis padres murieran, miedo de tener un accidente o lastimarme, miedo a lesionarme en los deportes, miedo a cometer un error, miedo a viajar y a los lugares pequeños, miedo a las multitudes, miedo a los gérmenes, miedo a no tener el control de todo, miedo a no tener dinero, miedo a no agradarle a la gente, y la lista sigue. Definitivamente no estamos hechos para vivir dominados por el miedo.
- **Relaciones.** Descubrí que estaba en relaciones que sabía que no eran buenas para mí. Las relaciones en sí mismas creaban situaciones en las que yo evitaba decir lo que opinaba y vivía preocupada de hacer enojar a mi pareja, de que sintiera que yo no era suficientemente interesante o divertida, y me sentía responsable de dar solución a las inseguridades de mi pareja. Quizá lo que más me hacía daño era que no era honesta conmigo sobre estas relaciones. Me convencía de no escuchar lo que mi intuición decía: que esa relación no era sana para mí. Convencernos de algo que no sentimos cierto causa conflicto en nuestro interior y es dañino para nuestro ser. Todos estos ajustes y filtros que hacía de mí evitaban que fuera yo.
- **Retarme.** Aunque en algunos aspectos me hacía demasiado responsable de las cosas, en otros, me acobardaba. Desde que empecé a trabajar, rara vez tuve trabajos con los que me sentí bien.

Nunca me gustó la escuela, ni sentí que fuera buena estudiante, así que me cerré la oportunidad de tener la educación que me hubiera permitido encontrar algo que disfrutara. Me sentía tan insegura en la escuela que ni siquiera intenté hacer una carrera universitaria de cuatro años porque me aterraba hacer los exámenes de ingreso. En pocas palabras limité las opciones que tenía para mi vida porque *me daba miedo hacer un examen*. Es el tipo de cosas tontas que hacemos. En ningún sentido creo que una persona deba tener educación universitaria para ser exitosa (aún no tengo un título, pero me siento completamente tranquila al respecto), pero sí creo que debemos apelar a nuestra grandeza. Necesitamos hacernos responsables para lograr metas difíciles. No podemos acobardarnos cuando algo nos asusta si eso puede ayudarnos a avanzar.

- **Autocrítica.** Era terriblemente dura conmigo misma. De hecho, si hubiera sido alguien más, seguramente mi trato hubiera sido considerado como abuso. Me reprochaba por cada pequeño error e imperfección y siempre esperaba más de mí que lo humanamente posible. Me costaba simplemente dejar ir y divertirme sin monitorear constantemente mi comportamiento. La alegría es parte de nuestra verdadera naturaleza, y suprimirla es extremadamente contraproducente para nuestro bienestar. Aprender a ser menos dura conmigo no sólo me fue benéfico, sino que también era necesario.
- **Autosacrificio.** Me resistía intensamente a herir los sentimientos de la gente, incluso si lo hacía de manera no intencional. Debido a ello, lo evitaba a toda costa y pagaba el precio, emocional y físicamente. Hacía cosas que no quería, me ponía en último lugar, nunca decía que no a los demás y sí a mí, me aseguraba de sufrir por alguien si eso podía librar a esa persona del sufrimiento, y era demasiado comprensiva con la gente que me hería. El autosacrificio aparece de muchas maneras y siempre es dañino.

Espero que esta lista te dé ejemplos claros sobre cómo bloqueamos nuestro verdadero yo evitando que salga. Cuando comparto esto con mis clientes suelen decir cosas como: "¡Vaya, no puedo imaginar cómo podías estar tan mal!" Me río porque sé que aún faltan cosas en esa lista. Pero definitivamente soy prueba de que uno puede salir de todo esto sintiéndose más feliz y sano.

Lo más importante es superarlo todo y encontrar la manera de ser tú sin disculparte por ello. Entre más puedas hacerlo, mejor se sentirá tu vida. Se le llama "estar alineado" (con la persona que eres, no con los demás), y es más increíble de lo que puedes imaginar. Tu energía fluirá, tu cuerpo estará en modo de sanación total y estarás en la ruta adecuada para vivir milagros. Como bono, la vida también será súper divertida y millones de veces más fácil que lo que es ahora.

El mayor trabajo en nuestras vidas consiste en liberar todo aquello que no está comprendido por ese paradigma. No siempre pasa de la noche a la mañana, pero mientras estés dispuesto a estar "en el aquí y en el ahora" una y otra vez, te puedo decir con toda honestidad que esto te funcionará.

De hecho, vivo mi vida como un ejemplo de lo que es sanar: una combinación entre vivir una vida espiritual en un cuerpo que se siente bien mientras que, a veces también como mucha pizza, pierdo por completo mi perspectiva Zen y practico ser un hermoso desastre humano. Esta travesía hacia una verdadera y duradera sanación no es una que te separe del mundo y de la realidad. Es una que integra lo mejor de ti en todo lo que te rodea. "La gran pregunta", como dice Joseph Campbell en *The Power of Myth*: "Es si vas a poder dar un sí sincero a tu aventura".

Ahora, ¿estás listo para soltar tu bolsa de mierda y hacer el mejor viaje de tu vida?

Capítulo 2

* * * * * * * * * * * * * *

Mi método de sanación de mente, cuerpo y espíritu

Ser tú es difícil. Vivir con el arrepentimiento de haber vivido tu vida de acuerdo con las expectativas de otras personas es difícil. Elige tu difícil.

—JORDAN BACH

Cuando me diagnosticaron la enfermedad de Lyme avanzada en 2007, entré a otro mundo. Parecía que la conclusión general de los pacientes era que ni los médicos podían curar *esto*. De niña, solamente pensaba en los doctores como héroes y como mi red de seguridad personal. Cuando estábamos enfermos, los visitábamos y ellos nos curaban. Por eso, en esta ocasión yo estaba segura de que podían resolver mi problema. Pero después de años tortuosos de tratamientos médicos, finalmente me enfrenté a la verdad: a veces incluso un héroe te desilusiona.

Fue entonces, y sólo entonces, que concebí la posibilidad de que hubiera otra forma en la que todo esto funcionara más allá de una simple ecuación de *mal físico equivale a solución física*. Resulta que hay mucho más allá relacionado que eso.

En este capítulo descubrirás las bases de la energía del cuerpo, cómo ciertos tipos de estrés afectan la energía del cuerpo, la importancia de la autosanación y mi método de tres partes para sanar. Esto te dará una base sólida para entender lo que experimentarás con este libro.

El sistema de energía del cuerpo

Nuestros cuerpos son mucho más allá de lo que vemos. De hecho, todo es mucho más de lo que vemos. Todo es realmente energía.

Hagamos un viaje a través de los recuerdos y pensemos en la época en que estudiamos ciencias en la primaria, cuando aprendimos, y olvidamos, que todo lo que hay en el universo vibra. Cada átomo tiene un movimiento vibratorio específico. Cada movimiento tiene una frecuencia (el número de oscilaciones por segundo) que se puede medir en hertz. La frecuencia, explicada de manera sencilla, es la tasa de flujo de energía eléctrica que se mantiene constante entre dos puntos.

Así como el universo opera con energía, nosotros como seres humanos también operamos con un complejo sistema de energía, uno que afecta todos nuestros órganos, músculos, glándulas y más. Se alimenta de impulsos eléctricos que corren a través de nosotros.

Este sistema de energía está en el núcleo del funcionamiento de nuestros cerebros, en cómo nuestros músculos y nervios reciben mensajes del cerebro y cómo nuestros estados de ánimo y pensamientos influyen en nuestras vidas. Quizá estés familiarizado con el concepto de energía en el cuerpo gracias al uso de electroencefalogramas para medir ondas cerebrales, electrocardiogramas para medir la actividad eléctrica del corazón y otras herramientas médicas de diagnóstico. Gran parte de la energía del cuerpo puede medirse con facilidad con herramientas como éstas, mientras que cierta parte de la energía, normalmente definida como "sutil", aún no se puede detectar con estas herramientas. Algunos tipos de energías sutiles incluyen energía electromagnética, vibraciones magnéticas y campos biomagnéticos. La energía sutil es algo que curanderos y personas sensibles a la energía han observado y sentido por miles de años.

Muchos sistemas médicos antiguos, incluyendo la medicina china tradicional y el ayurveda, se basan en el sistema de energía del cuerpo. Dentro del sistema de energía del cuerpo hay varios tipos de patrones de energía, como los chakras, los meridianos, el aura, las capas y más. Los dos patrones con los que trabajaremos directamente con las técnicas contenidas en este libro son los meridianos y los chakras. Los meridianos son vías de energía en el cuerpo. Cada meridiano fluye a través del cuerpo, llevando energía a los órganos y tejidos por una vía específica. Aprenderás más sobre los meridianos en el capítulo 7 cuando aprendas la Técnica de Liberación Emocional (TLE). Los chakras son centros de energía giratoria en el cuerpo que guardan viejas historias. Cada chakra gobierna una parte específica del cuerpo y afecta los órganos y tejidos en esa área. Aprenderás más sobre los chakras en el capítulo 8 cuando aprendas la Técnica de golpeteo de chakras.

Cuando nuestros campos de energía se interrumpen, fluyen de manera irregular o se vuelven lentos y se bloquean, con lo que podemos empezar a tener síntomas. Las afecciones de energía pueden sentirse en el cuerpo. Pueden sentirse como cuando tenemos un nudo en la boca del estómago al sentir miedo, un ardor en el pecho cuando nos lastiman emocionalmente o dolor de espalda o cuello cuando estás en estado de conflicto interior. Lo experimentas cuando tu energía no está fluyendo adecuadamente hacia tus órganos, glándulas y músculos con la energía que necesitan para estar bien.

La energía fluye a través de diferentes áreas del cuerpo. Si hay un bloqueo en una parte del sistema de energía, probablemente afectará otros órganos, músculos y glándulas conectadas por el mismo flujo de energía. Por ejemplo, el meridiano del estómago (la vía de energía relacionada con el campo de energía del estómago) recorre la parte frontal del cuerpo y envuelve los ojos. Si hay un desequilibrio en esta "ruta" o vía, una persona puede presentar síntomas en el estómago, pero también en el nodo sinusal, porque ambas áreas comparten el mismo flujo de energía. Otro ejemplo es el meridiano de la vesícula biliar, que recorre las rodillas. No es extraño padecer dolor de rodilla si hay un bloqueo de energía en la vesícula.

La enfermedad puede manifestarse como un desequilibrio químico o físico, pero se origina como un "obstáculo" en el sistema de energía. De hecho, los desequilibrios en el campo de energía sutil se pueden detectar antes de que surjan los síntomas en el cuerpo físico. Todos los órganos, células y tejidos en el cuerpo tienen una frecuencia energética. Nuestros pensamientos tienen una frecuencia. El sistema de energía de tu cuerpo funciona en patrones que se pueden manipular y cambiar. Esto quiere decir que al entender y practicar algunos principios, verás cómo puedes tener acceso, mejorar y optimizar estas energías para sanar.

Mientras que se ha demostrado que diversos factores como la alimentación y la contaminación afectan la frecuencia de las vibraciones del cuerpo, mi propia investigación me llevó al trabajo del doctor Bruce Lipton. Es un biólogo celular y autor del bestseller del *New York Times*, *La biología de la creencia: la liberación del poder de la conciencia, la materia y los milagros*. Él es líder en el campo de la epigenética, el estudio de cómo nuestra biología, incluyendo los factores genéticos, se adapta al ambiente. Su trabajo se basa en gran parte en los efectos del estrés en el cuerpo humano y su relación con las enfermedades. El doctor Lipton comparte un mensaje crítico a través de su trabajo: la fisiología del cuerpo tiene la habilidad de responder y adaptarse a los pensamientos y las emociones. No te controla tu constitución genética. Más bien, los genes que se "encienden" y los que se "apagan" dependen de un proceso que está en gran parte determinado por tus pensamientos, emociones y percepciones.

Esto brinda una gran esperanza para todos, pues quiere decir que tenemos más poder que el que jamás imaginamos para incidir en nuestras vidas. Ahora es evidente que no somos rehenes de nuestros genes, nuestra mala suerte, malas experiencias o nuestro destino. Nuestro bienestar está relacionado con nuestras actitudes y percepciones.

Estos descubrimientos me llevaron a la conclusión de que el estrés puede ser el factor con mayor influencia sobre muchos procesos de enfermedad y retos psicológicos con los que nos enfrentamos. Con la intención de sanar por completo, había probado todo tipo de desintoxicación, dieta y tratamiento médico, pero más tarde que temprano me di cuenta de que no quedaba nada por corregir excepto a mí. Como no me resultaba efectivo atacar bacterias, virus, hongos, parásitos y células rebeldes, integré lo que aprendí del doctor Lipton y me concentré en mi salud energética y emocional. Sabía que muchas personas que habían sido mordidas por garrapatas o expuestas a cosas similares no padecían el mismo nivel de gravedad de la enfermedad. Sabía, en el fondo, que más allá de todos los factores, si podía hacer que mi mente, mi cuerpo y mi espíritu fueran lo suficientemente fuertes, tendría la mejor defensa contra todo lo demás.

El problema del estrés

El estrés es algo que yo consideraba algo común al cumplir con mis pendientes, trabajar mucho y lidiar con las cosas buenas y malas de la vida. Pero aprendí que esa perspectiva es errónea. Los tipos de estrés que generan más impacto en nuestros cuerpos no vienen de salir corriendo a trabajar, tener mucha ropa que lavar u otras cosas. Vienen del estrés fisiológico. El estrés fisiológico se genera cuando el cuerpo está en un estado elevado de pánico o miedo, usualmente llamado el patrón de pelear, huir o quedarse helado.

A veces, mis clientes nuevos vienen y me dicen que tienen ataques de pánico, enfermedades u otros problemas causados por "hacer demasiado", trabajar demasiado y llevar mucho tiempo esforzándose sin tener combustible para hacerlo. Y mientras que este patrón de llevarnos más allá de nuestros límites sí drena nuestra energía, el problema no es lo que "hacemos". La *razón* por la que lo hacemos es el problema. Obligarnos a llevar un ritmo que choca con nuestro espíritu, o con quien realmente somos, es el verdadero problema. Las razones por las que estamos viviendo de esta manera son las que tenemos que trabajar.

Me pondré como ejemplo para demostrar este punto. Me encanta hacer cosas sin parar. Parte de ello es por mi tipo de personalidad, y está bien. Me encanta tener varios proyectos en marcha, leer dos libros a la vez y a veces me pierdo por completo haciendo algo. Pero este aspecto de mi personalidad no es lo que creó el malestar y las enfermedades en mi cuerpo. Las *razones* por las que me obligaba a hacer tanto fueron la causa. Antes, me obligaba porque quería ser exitosa, perfecta y tener el control de todo en mi vida. Las razones son las que me hicieron tener una respuesta de pelear, huir o quedarme helada. Esas razones causaron la enfermedad.

Los humanos somos bastante resistentes. Podemos hacer mucho antes de quebrarnos. Pero no podemos chocar contra nuestro espíritu o contra la verdadera naturaleza de quienes somos. Simplemente no lo soportamos por mucho tiempo.

El estrés, o la respuesta de pelear, huir o quedarse helado, está gobernado por una fuerza de energía específica en el cuerpo llamada el meridiano de triple calentador. Me gusta pensar que el meridiano de triple calentador es como un guardián interior. Cuando guardamos en nuestro cuerpo experiencias emocionales sin resolver, podemos quedar suspendidos en un espacio en el que el meridiano de triple calentador está en estado de pánico o sobreuso. No es el estrés en sí mismo el que representa necesariamente un peligro, sino las reacciones que tiene nuestro cuerpo ante ese estrés. En este estado de pelear, huir o quedarse helado, el meridiano de triple calentador hace todo lo que puede para protegernos (como lo hace un oso por su osezno), pero eso drena toda la energía del apéndice, la cual mantiene al sistema inmune. El meridiano de triple calentador también gobierna nuestros hábitos. Cuando el meridiano de triple calentador está en alerta, se opone al cambio, en un intento por mantenernos seguros. Ésta es una de las razones por las que cuando estamos en estado de estrés puede resultar muy difícil cambiar nuestros hábitos. Muchas veces nos resistimos a recibir ayuda, nos rebelamos contra cosas que sabemos que serían buenas para nosotros y dejamos de cuidarnos. Esto se debe a que la resistencia del meridiano de triple calentador a cambiar está haciendo una labor de autosabotaje, pues percibe cualquier cosa nueva o diferente como más estrés.

Cuando se presenta esta dinámica de energía, también suceden estas reacciones fisiológicas al estrés:

- La sangre deja de fluir al tracto gastrointestinal, el apéndice y a otros órganos no vitales.
- El cuerpo produce glucosa excedente.
- El sistema inmune se suprime, en parte a través de la producción de altos niveles de cortisol provocados por la liberación de adrenalina.
- Las áreas del cerebro relacionadas con la memoria a corto y largo plazo también se ven afectadas.
- Se incrementa el ritmo cardiaco y la presión arterial.

Se ha descubierto que las hormonas de estrés incrementan la producción de citosinas pro-inflamatorias. Las citocinas son proteínas específicas responsables de enviar señales entre las células para que disparen el proceso de inflamación como respuesta al peligro y disminuyan el proceso una vez que pase el estrés.

Mientras que el estrés suele verse como algo negativo, es importante resaltar que puede ser benéfico si necesitamos que fluyan los químicos que nos ayudan a luchar (defendernos), huir (escapar de una situación) o quedarnos helados (agacharnos o escondernos) para evitar un peligro. Un buen ejemplo de la manera en que debe funcionar la respuesta al estrés es lo que sucede en la vida salvaje. Los animales presentan este comportamiento (los tigres "pelean", los conejos "se congelan" y los antílopes "huyen"), pero luego tiemblan o dejan ir de alguna manera ese estado para seguir en su ambiente. Este patrón suele ayudarles a mantenerse con vida. Sin embargo, muchos de nosotros quedamos atrapados en este estado perpetuo, sin liberarlo de nuestro sistema, ni regresar a un estado neutral.

Un gran reto está en que nuestros sistemas no pueden determinar la diferencia entre los tipos de estrés provocados por una amenaza de verdad y los que surgen de un conflicto emocional sin resolver, un trauma no procesado (experiencias) o un patrón emocional poco sano, como cuando nos decimos cosas negativas a nosotros mismos.

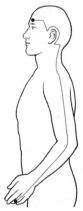

Meridiano de triple calentador

Si no resolvemos estos tipos de patrones emocionales, nuestros cuerpos pueden reaccionar de manera dañina. En mi experiencia, el estrés fisiológico puede ser provocado por cualquier cosa que evite que nos relajemos o nos sintamos seguros en este mundo, emocional o físicamente. Esto incluye, sobre todo, no sentirnos seguros de ser quienes verdaderamente somos. Éstas son cosas que quizá no notemos que nos afectan, y muy probablemente no notemos que nos afectan hasta el punto en que lo hacen. De hecho, es absolutamente posible *estar* estresado a nivel profundo sin sentirse estresado, pues acaba uno identificándose con ello.

Hay incontables estudios que citan al estrés como el factor predominante en muchos padecimientos psicológicos y en enfermedades. No obstante, el estrés en sí mismo no es el problema. Es cómo *reaccionamos* a esas influencias estresantes lo que provoca el estrés interno, el cual nos cierra el camino para un estado de bienestar. En otras palabras, el problema es nuestra *relación* con el estrés.

La pregunta: "¿por qué yo?"

Cuando descubrí toda esta información que estás aprendiendo, me culpaba a mí misma. Me preguntaba cómo era posible que algunas personas, que habían sufrido traumas impensables como la guerra, podían llevar vidas felices y sanas a sus noventa y tantos años. Y cómo alguien como yo, que creció con grandes cantidades de amor y no vivió nada que se pueda considerar tan traumático como la guerra, podía acabar donde estaba. Con el tiempo me di cuenta de que estos problemas no se debían a defectos o fallas por parte de quien me había educado, ni algo que estuviera mal en mí de forma inherente. Simplemente así *era*. Quizá simplemente había nacido con un alma sensible. Tal vez simplemente estaba destinado a ser mi camino por un tiempo. Sin conocer los detalles, ni las respuestas, dejé de cuestionarme. Era momento de seguir adelante.

Ahora mis clientes suelen preguntarme "¿por qué yo?" *¿Por qué no puedo lidiar con las cosas cuando sé que otras personas han vivido cosas peores? ¿Por qué no puedo superarlo? ¿Qué está mal en mí?* Quiero explicar esto un poco más porque es muy importante.

Primero, hay fuerzas emocionales —creencias, experiencias pasadas, percepciones, descontento con quienes somos, y más— en todos nosotros. Estas creencias reaccionan con nuestro sistema de energía y esto determina cómo reaccionamos a las influencias externas. La mayoría de nosotros hemos intentado cambiar nuestra vida externa, pero resulta que seguimos desequilibrados, infelices y enfermos. Y mientras que es esencial escuchar al corazón en términos de dejar relaciones tóxicas y hacer otros cambios que sean buenos para el alma, puede no ser un buen plan depender de ello por completo. Cuando analizas el esfuerzo y la energía que conlleva intentar constantemente controlar o adaptar las situaciones que te rodean —sea desde atacar un virus o cambiar una circunstancia estresante en tu vida—, descubrirás que esto en sí mismo es estresante. Y aprenderás que es mucho más fácil hacer cualquier cambio necesario que desee tu alma cuando te sientas mejor contigo.

Segundo, hay dos tipos de energía con los que es posible que hayas nacido. Son energías de vidas pasadas y generacionales. Permíteme explicarlo.

Energías de vidas pasadas

El concepto de vidas pasadas se basa en la idea o creencia de que antes de llegar aquí, a la Tierra, viviste muchas vidas anteriores. Tuviste experiencias, conexiones y relaciones que aún llevas contigo de esas vidas pasadas que pueden afectar de manera negativa tu experiencia en esta vida. Por ejemplo, quizá en una vida pasada fuiste una madre que perdió a su hijo en un accidente de auto. Es posible que en esta vida aún conserves algunos de los miedos o recuerdos en tu campo de energía, y que éstos estén afectando tu experiencia de ahora. Esto no fue algo que exploré en mi proceso de sanación, sino algo que he visto como benéfico en el trabajo con mis clientes. Aunque hay muchos profesionales que se especializan en regresiones a vidas pasadas (un proceso que te lleva a una vida pasada para sanar ahí), te enseñaré cómo desobstruir energías que vienen de experiencias de vidas pasadas.

Energías generacionales

Las energías generacionales son las que heredaste de tus ancestros. Quizá hayas escuchado varios nombres relacionados con estas energías, incluyendo energías heredadas o energías ancestrales. De la misma manera en que podemos heredar genes o rasgos de personalidad de nuestros padres y ancestros, a veces también heredamos sus energías. Estas energías pueden presentarse en forma de emociones no resueltas de experiencias en sus vidas, creencias o miedos. Muchas personas que arrastran energías generacionales pesadas pueden sentir que siempre han tenido una nube sobre su cabeza. Puede ser que les cueste trabajo determinar cuándo comenzó o de dónde proviene. Pueden describirlo como sentir algo que no les es propio, y esto es acertado pues su cuerpo no encuentra un punto de origen para ello. Lo suelo ver en familias con linajes de energías pesadas, como los sobrevivientes del Holocausto. Si sospechas que esto es relevante para ti (e incluso si no), es buena idea explorarlo.

Cuando trabajas con energías generacionales es importante saber que todos las tienen. No hay motivo para enojarte con tus padres o ancestros. Podemos transmitir muchas cosas a nuestros hijos y nadie es inmune. Es parte de la vida el descubrirlo. Mientras que estas energías quizá no sean "nuestras", es nuestra responsabilidad despejarlas por nosotros mismos. Creo que estas energías se siguen transmitiendo hasta que quizá llegan a una persona que ha evolucionado y es lo suficientemente consciente como para despejarlas. Es una gran oportunidad para romper con un patrón familiar que se ha mantenido por mucho tiempo.

Mientras que las energías de vidas pasadas o generacionales pueden ser importantes, es esencial que no lleguemos al punto de enfocarnos principalmente en ellas. Nunca he visto que estas energías sean tan importantes en el proceso de sanación como lo son las propias experiencias, creencias y otros patrones. Definitivamente vale la pena explorarlas, pero no te permitas usarlas como distracción de tus propios "asuntos".

Tal vez sea tu propia experiencia de vida la que te trajo a este punto, o quizá tengas algunas energías "con las que naciste" y que te están afectando. Lo más probable es que sea una mezcla de ambas. Si no sanas o encuentras la felicidad como creías que sucedería, o como pensabas que tendría que ser, no significa que estés roto. De hecho, quiere decir que eres excepcional. Estás atravesando, liberándote y abriéndote en maneras que solamente podrían suceder retando tu paciencia y persistencia. Ni la vitamina B, ni las desintoxicaciones, ni el tratamiento más fuerte de la Tierra podrían hacer por ti lo que este proceso está haciendo.

Pero la verdadera respuesta a "¿por qué yo?" es que la respuesta no importa. Estás donde estás por una razón que quizá no entiendas del todo. Pero de esto sí estoy segura: el universo y tu cuerpo no te dejarán seguir haciendo lo que has estado haciendo: vivir reducido o lo que sea que hayas hecho. Ésta es la carga y a la vez el don humano. Este camino está destinado a ser tuyo. Pero no para siempre. A partir de aquí, te toca seguir adelante.

Cambia tu relación con el estrés

El cuerpo tiene una gran capacidad de protegerse y defenderse (a través de la respuesta de pelear, huir o quedarse helado) y de sanar y repararse. La única condición es que estos procesos no pueden darse de manera simultánea. El cuerpo solamente puede ponerse en modo de sanación una vez que lo sacas del modo de crisis o de un estado de estrés continuo. Esto no quiere decir que tengas que estar libre de estrés para sanar. Simplemente quiere decir que tu responsabilidad es hacer todo lo que puedas para que tu cuerpo se sienta suficientemente seguro de lograrlo.

La mejor manera de lograr que el cuerpo se relaje lo suficiente para sanar es apagando el patrón de pelear, huir o quedarse helado. En otras palabras, necesitamos convencer al meridiano de triple calentador de que está bien que salga de su modo protector. Un método comprobado para hacerlo es activando la *respuesta de relajación*, un término acuñado por el doctor Herbert Benson, profesor asociado en la Facultad de Medicina de Harvard.[1] La respuesta de relajación es un estado físico de relajación que se puede lograr al participar en actividades

---

1. Doctor en Medicina, Herbert Benson, *RelaxationResponse.org*, <www.relaxationresponse.org>.

como yoga, sanación de la energía, acupuntura, oración, meditación, qi gong y muchas otras modalidades; todas las cuales crean el efecto opuesto a la respuesta de pelear, huir o quedarse helado. De hecho, la respuesta de relajación es tan poderosa que puedes ver su potencial en fenómenos comunes en los que la gente tiene alergias alimenticias y éstas disminuyen drásticamente o desaparecen cuando están de vacaciones. Esto se debe a que su cuerpo no está creando una respuesta al estrés como la que tiene normalmente cuando está en casa. Quizá sientes menos miedo de ser quien eres en un lugar en el que nadie te conoce, o tu jefe no está causando la sensación de "no ser suficientemente bueno" que provoca el estrés, entre otras cosas.

Mi propio proceso, el cual practicarás a lo largo de todo este libro, es efectivo porque siempre estamos trabajando directamente con la liberación de la raíz del desequilibrio emocional y su relación con el estrés en el sistema de energía. Utilizar el método llamado *psicología de la energía*, que es la base de este libro, ayuda a conseguirlo. La psicología de la energía simplemente se refiere a técnicas que trabajan específicamente la relación entre nuestro sistema de energía y nuestras emociones, pensamientos y comportamiento. Tener acceso y trabajar con nuestro sistema de energía de esta forma nos da la oportunidad de cambiar nuestra relación con el estrés, lo cual nos ayuda a convertirnos en la versión más integrada y feliz de nosotros mismos.

El trabajo con energía nos da una herramienta para hacer que nuestro meridiano de triple calentador (el meridiano protector) se aleje del precipicio y se asiente en terreno más estable. Sólo entonces es cuando el cuerpo puede pasar de un estado de defensa y protección a uno de instigación de su poderosa capacidad de autosanación.

Para sanar total y completamente, necesitamos cambiar nuestra respuesta fisiológica al estrés. Al hacerlo, no serás un prisionero de la preocupación, temiendo que el estrés te derrote. Recuerdo que los médicos me decían, incluso conforme sanaba, que siempre estaría en riesgo de recaer si me estresaba. Decían que si me daba un resfriado o gripe, si hacía demasiado o comía azúcar, acabaría enferma de nuevo. Esta experiencia es común para muchos, y me informaron de ella con buena intención; sin embargo, esto no sólo se volvió una creencia para mí, sino que también se convirtió en un estrés en sí mismo porque acabé sintiéndome fuera de control e impotente. *No puedo lidiar con el estrés. Volveré a enfermar si me da un resfriado. La recaída es inevitable.*

Me torturaba, pero no tenía por qué hacerlo, porque finalmente aprendí que una vez que haces el trabajo interno y fortaleces tu ser desde dentro, lo cual incluye cambiar tu relación con el estrés, ya no eres la persona frágil que pudiste ser antes. Es esencial actualizar tu manera de pensar al respecto. Puedes hacerte más fuerte. Puedes aliviarte y mantenerte sano, incluso si tienes mucho que hacer, comes algo de azúcar o te da un resfriado.

Para realmente empoderarte (¡y tener éxito!) es mucho más inteligente cambiar las relaciones y reacciones a las influencias externas para que podamos mantenernos estables, incluso si el terreno se tambalea.

El beneficio de sanarte a ti mismo

No temas si estás pasmado preguntándote cómo harás para salir de donde estás ahora y llegar a un lugar en el que puedas expresarte y vivir desde tu verdadero ser sintiéndote calmado y en equilibrio.

Probablemente sucederá paso a pasito o a grandes saltos. Como verás posteriormente, sentirte fuera de control es una de las principales causas por las que nos sentimos inseguros en el mundo. La autosanación funciona inmediatamente al contrarrestar esa arraigada sensación en cada práctica. En esencia, revierte la impotencia. Al abrazar la autosanación aprenderás a sentirte seguro en tus propias manos, reafirmando el mensaje de "puedo estar bien", sin importar qué pase y "¡puedo ayudarme!" En otras palabras, el simple hecho de tomar tu sanación en tus manos envía un fuerte mensaje de seguridad y poder al cuerpo, revirtiendo la repuesta de luchar, huir o quedarse helado. La práctica de la autosanación actúa como su propia modalidad de sanación. Pronto te darás cuenta de que eres la clave de un proceso del cual te sentías fuera de control.

El único requisito para tener éxito es que necesitamos hacer nuestro propio trabajo. Incluso mientras usamos el apoyo de la medicina o de otras opciones, no podemos excusarnos de la parte más importante del proceso. La gente suele sentir presión por elegir un camino u otro: medicina occidental o tradicional. Pero la verdad es que no hay un camino correcto o equívoco. Simplemente tenemos que encontrarnos con la corriente elegida en mitad del camino. Incluso quienes preferimos usar medicina natural, la intervención médica no debiera representar un fracaso. Un tratamiento a veces nos da tiempo para sanar heridas verdaderas. Cualquier enfoque de sanación puede ser benéfico para nosotros si encontramos la manera de sentirnos bien al respecto. La conclusión es que necesitamos convertirnos en un medio en el que la sanación tenga lugar. Necesitamos limpiar nuestra tierra. Y la mejor manera de hacerlo es trabajando todo nuestro ser: mente (patrones mentales), cuerpo (la parte física, incluyendo patrones de energía en el cuerpo) y espíritu (la energía de quien realmente eres en el fondo).

Una introducción a mi Método de sanación de tres partes

Quizá recuerdes la analogía del árbol que presenté antes. La sanación profunda y permanente se da al limpiar la tierra de tu vida para que puedas ser quien realmente eres. Todo lo que te ayudará a sanar se resume en ese único enfoque, y es en eso en lo que se basa mi trabajo. Aquí voy a presentar brevemente mi Método de sanación que estudiaremos juntos en la sección dos.

Parte 1: Ríndete, acepta y fluye

Antes de empezar a sanar, debes rendirte en el punto en el que estás y verlo como tu punto de partida. Tienes que verte como un árbol con hojas secas y tierra que debe atenderse, y aceptar el lugar en el que estás actualmente. Estar en esa posición y estar en paz con ello es un requisito indispensable del proceso de sanación. De hecho, es una parte indispensable en la vida. Sé que no es agradable y que estás intentando desesperadamente mejorar, pero aprender a aceptar exactamente el lugar en que estás ahora, con todo y lo malo que sea, es muy importante. Aprender a perdonarte, reírte de ti mismo y dejar de angustiarte por cada pequeño detalle, irónicamente, es parte de la razón por la que estás aquí. Debes aprender a ser menos duro contigo mismo. Debes dejar de desperdiciar tu energía peleando tanto. Quizá tu meta sea arreglar las cosas, pero aprender a sentirte mejor con las cosas que quieres arreglar es una parte esencial de la travesía.

Aprender el arte de rendirse es esencial, porque en ese punto existe una gran oportunidad de crear una base para la sanación. Esto incluye empezar a trabajar con la energía y los patrones de pensamiento. A través de ello puedes practicar ser amable contigo mismo. Necesitarás esta habilidad, porque un ser regañado no sana con facilidad. ¿Sabes cómo se siente cuando otras personas hacen esto contigo? ¿Todos esos años de intentar descubrir los mensajes que recibías de tus padres, tus maestros y de otras personas? "Deberías hacer más". "Deberías ser más". "Apúrate y ten éxito". Necesitas empezar a hacer justamente lo opuesto. Necesitas aprender a ser menos duro contigo mismo. Es un requisito para el bienestar. En lugar de eso, di cosas como "Está bien, tengo tiempo". "Puedo relajarme". "Estoy haciéndolo bien". Te aseguro que hará una gran diferencia en tu vida.

Parte 2: Identifica los bloqueos

Hay varias cosas que bloquean tu proceso de sanación. Para poder sanar, cada parte de nuestro ser debe estar alineada con estar bien. Aunque parece obvio, la mayoría de mis clientes tienen una gran resistencia a estar bien. En otras palabras, muchas veces en un nivel subconsciente que ellos desconocen, no están completamente alineados con su propia sanación. Estar alineado quiere decir *querer* sanar, sentirte *merecedor* de sanar, saber que *puedes* sanar, *estar listo* para sanar, y más. Si en uno de esos niveles, de forma consciente o inconsciente, parte de ti se resiste a superar tu reto, será como escalar el Everest contra el viento. Quizá ya haya sido así de difícil, y ahora sabes por qué.

Permíteme mostrarte este concepto en acción. Digamos que empezaste a tener ataques de pánico justo antes del concurso de ortografía en la secundaria, un ejercicio en el que estabas convencido de que fracasarías. Y debido a ese ataque de pánico, tu maestra te dijo que no participaras y simplemente vieras a tus compañeros. ¿Puedes ver ahora, muchos años después, que parte de ti quizá no quiere superar esos ataques de pánico porque aprendiste que te protegen? Tal vez parte de ti, quizá incluso de forma subconsciente, aún siente que necesitas los ataques de pánico para librarte de cosas que te asustan: como ser humillado o avergonzado por tus compañeros. Este tipo de escenario puede evitar que estés alineado con tu sanación. Alinearnos con nuestra meta es algo a lo que debemos prestar bastante atención. Los bloqueos que causan la resistencia a sanar aparecen normalmente en personas que experimentan situaciones en las que "nada funciona" o cada tratamiento los hace sentir incluso peor.

El lenguaje del cuerpo también es un gran indicador de la energía emocional del pasado o los patrones actuales que deben trabajarse y despejarse para lograr una sanación total y completa. Los síntomas del cuerpo están llenos de claves, mensajes y metáforas que pueden ayudarnos a identificar exactamente qué necesitamos sanar por dentro. Una gran clave para sanar es, como aprenderás, descubrir qué se interpone en tu camino. Una vez que lo hagas, podrás avanzar.

Parte 3: Cambia tu relación con el estrés

Estrés es una palabra que escuchamos con frecuencia. Pero recuerda, el estrés en sí mismo no es el problema gigante que creemos que es. Tu relación con el estrés es el problema. Es importante identificar y transformar tu relación con el estrés, en lugar de intentar eliminarlo. Si presentas síntomas físicos, podemos asumir con seguridad que tu sistema inmune está suprimido, y tu relación con el estrés es una importante razón para que así sea. Y si estás sufriendo retos emocionales, bueno, eso hace incluso más evidente que lo que tienes que trabajar es el estrés.

Las reacciones estresantes de tu cuerpo vienen de cosas como éstas:

- Experiencias no procesadas
- Creencias dañinas
- Patrones emocionales que no son sanos
- Miedo

Todos estos aspectos afectan la manera en que te relacionas y respondes en tu vida. Cambiar tu relación con el estrés trabajando con estas áreas principales tendrá un impacto enorme en tu vida. Enorme.

Ahora que describimos el proceso de manera general, es hora de avanzar y ponerlo en práctica. A continuación, en la sección dos, eso será lo que haremos.

Sección II

Un proceso de sanación probado y comprobado

Parte Uno

* * * * * * * * * * * * * *

Ríndete, acepta y fluye

Imagina que estás nadando en el océano, a tres kilómetros de la costa. El cielo está azul y el mundo parece hermoso. Pero un minuto después, todo cambia. "¿De dónde salieron esas nubes?", piensas. "¿Por qué el agua está tan agitada?" Empiezas a temer por tu seguridad y a luchar. Pataleas y das brazadas y usas cada gramo de energía que tienes para mantenerte a flote. Después de los primeros cinco minutos, estás agotado y apenas logras sacar la cabeza del agua.

¿Qué pasaría si cambiaras tu enfoque? ¿Qué pasaría si te rindieras y aceptaras tu realidad presente? "Estoy en un océano temible. Las olas son grandes. No puedo nadar contra ellas por ahora. Estoy haciendo lo mejor que puedo. Quiero solucionarlo, pero justo ahora, no puedo". ¿Qué pasaría si te pusieras boca arriba, miraras el gran y enfurecido cielo y simplemente te dejaras ir?

¿Sabes qué pasaría?

Yo sí. Flotarías. Y luego fluirías con mayor facilidad en cualquier dirección.

Hay algo que *siempre* pasa cuando te rindes y aceptas exactamente el lugar en que estás: encuentras la manera de aceptarlo (y aceptarte) y dejas de luchar. Te liberas de al menos la mitad del esfuerzo que habías estado haciendo. Tienes la energía de estar contigo mismo a través del proceso. Tienes la oportunidad de aligerarte y relajarte. Dejas de "luchar" y, gracias a ello, empiezas a liberarte con mucho menos esfuerzo que antes.

En la parte uno, exploraremos la importancia de rendirte en el lugar en que estás, incluso si no quieres estar ahí. Aprenderás por qué es esencial hacerlo, además de técnicas que realmente pueden ayudarte a lograrlo. Podrás usar este espacio que crees para trabajar tranquilamente contigo mismo, y construir una base sólida para sanar. No puedes odiarte en el camino a algo, en especial a la sanación. Simplemente no puedes. Una vez que dejes de gastar tu energía en luchar, tendrás un punto de partida nuevo y más sólido para empezar. También descubrirás cómo dar pequeños pasos para *pensar en* el lugar en que estás, lo cual te ayudará a lograr que todo se sienta más cómodo hasta llegar al punto en que quieres estar.

Capítulo 3

* * * * * * * * * * * * * *

Es hora de dejar de luchar

Es sano tirar la toalla cuando estás a punto de perder.
—JONATHAN FRANZEN, *HOW TO BE ALONE*

Rendirse es algo que interpretamos como darse por vencido. Pero rendirte al lugar en que estás es muy distinto a darte por vencido. Es lo opuesto. Es reconocer el "aquí" como punto de partida. En este capítulo comprenderás lo que implica rendirse, leerás ejemplos de lo que quiere decir y aprenderás técnicas importantes para ayudarte a rendirte. Utilizando la técnica de canto y la de ruego con elegancia (mi versión de oración), estarás en camino no sólo de entender lo que es rendirse, sino lograrlo.

Aunque encontrar inmediatamente la manera de escapar de los retos o superarlos rápidamente es una reacción muy humana cuando nos enfrentamos a ellos, es muy importante estar en el lugar del que quieres huir. Rendirse no significa darse por vencido; simplemente es liberar la energía de la lucha y decidir sanar, en lugar de pelear. Estar donde estás es increíblemente vital porque es parte de la sanación. No estás aquí, en este lugar, para encontrar al médico perfecto que reconstruirá tu cuerpo y extraerá todos los malos sentimientos que tienes. Estás aquí para hablarle a tu alma. Estás ahí para practicar ser amable contigo mismo, sin importar dónde estés. Estás aquí para transformar tu vida en la experiencia agradable que debe ser.

Rendirte es el acto de simplemente dejar que lo que sea, *sea* por ahora. Llegar al punto de no sentirte mal por sentirte mal es un gran primer paso. Cuando nos rendimos a simplemente "ser", inmediatamente nos ponemos en estado de calma. Cuando estamos en calma, estamos en modo de sanación. Podemos atorarnos con la idea de que sanar es "hacer", cuando muchas veces es cuestión de "ser". La acción continua no siempre es necesaria, ni benéfica. Sanar puede hacerse parte de tu experiencia a través de algo inspirador que leas, hacer conciencia, ser compasivo contigo mismo o un momento de silencio que te abra a un nuevo pensamiento o guía. Estos tipos de experiencias de sanación es imposible tenerlos si nuestra mente o nuestro cuerpo están corriendo al máximo.

Al rendirnos ante la incomodidad que nos presenta la vida también podemos honrar la increíble oportunidad que llamo "la cereza en el pastel del sufrimiento". Podemos liberar todo lo que ya no nos sirve y transformarnos en todo lo que estamos destinados a ser. Logramos resurgir más fuertes y mejores en formas que nunca hubiéramos imaginado. Jenny Rush, del sitio *web* Lyme Thriving, dijo algo que yo no podría decir mejor: "La enfermedad y el sufrimiento parecen ir de la mano. No obstante, si volteamos la mirada a nuestros pensamientos sobre el sufrimiento, profundizamos en ellos hasta llegar a la fuente, se disipan al llegar a un campo abierto en el que reside nuestra esencia. La enfermedad y la lucha contra ella se pueden usar para encontrar el camino hacia adentro y hacia afuera. La enfermedad ya está ahí, así que es mejor usarla que ser usados por ella. Mereces saber la maravilla que eres".

Pero para usar esta travesía, debes rendirte ante ella por completo, sólo por ahora.

Ejemplos de experiencias de rendición

En mi propio viaje comprobé que la energía de la rendición es excepcionalmente sanadora. Cuando me diagnosticaron la enfermedad de Lyme, mis doctores hacían un gran esfuerzo por "combatir y matar" la bacteria. Desde el día en que llegaron los resultados de la prueba, todo tuvo que ver con erradicar al "invasor". No estoy segura de si fue por seguir su ejemplo o por iniciativa propia, pero pronto me puse en modo "asesino". Mis médicos y yo hablábamos sobre "arrasar" con la enfermedad "derrotarla" y "golpearla" con todo. Buscaba los medicamentos más fuertes y los tratamientos más poderosos, y abracé la lucha extrema de cada protocolo porque sentía que su rudeza era lo que me hacía "ganar". Aprendía todo lo que existe sobre cómo matar los diversos virus y bacterias en mi cuerpo y usé mi vida como centro de control para hacerlo. Tenía tablas y tomaba suplementos y medicinas, y controlaba cada movimiento que hacía para usar mis armas en la guerra contra el Lyme. En parte, ésta es la mentalidad de la medicina occidental, pero también la adopté porque no tenía conciencia de cómo hacer las cosas de manera distinta.

En India, tuve una experiencia que me aportó una base para mi relación con la rendición. No la entendería ni adoptaría sino hasta después, pero ahora veo que las semillas se cultivaron en esa época.

Cada día que pasaba en el hospital entraba en pánico durante las terapias intravenosas. El protocolo y las prácticas variaban mucho en comparación con las prácticas estándares en Estados Unidos. Mis miedos empeoraron porque estaba muy acostumbrada a definir cada pequeña parte de mi cuidado médico en casa, desde inyectarme sola los antibióticos hasta sugerir qué tipo de pruebas de sangre me tenían que hacer los médicos. Cada vez que llegaba la hora de hacerme el tratamiento en este nuevo país, mi cuerpo se entumecía y me obsesionaba con observar cada movimiento de las enfermeras, comparando las cosas con cómo se hacían en casa y creando múltiples escenarios en mi mente de cosas que podían salir mal a lo largo del proceso.

Luego, un día, en un momento de total rendición, decidí darme por vencida. Miré hacia otro lado y… me dejé ir. Decidí que si iba a morir porque alguien estaba poniéndome una intravenosa de una manera que no era "mi manera", ¡que así fuera! Simplemente no pude seguir haciéndolo; la lucha contra "lo que era" estaba agotando hasta mi última gota de energía. De hecho, éste era un patrón sobre el que mi cuerpo me había intentado advertir por mucho tiempo. Pero no fue sino hasta entonces que, de repente, y aparentemente a partir de la nada, realmente comprendí lo que mi lucha me estaba haciendo. Estaba haciendo mi vida difícil y estaba haciendo que me costara más trabajo sanar.

A partir de entonces practiqué el rendirme cada vez que me aplicaban una intravenosa. *Respira profundo, voltea para otro lado.* Este ritual siguió por semanas antes de empezar a sentirlo como una rutina, aceptando lentamente el hecho de que probablemente no me iba a morir, ni de la intravenosa ni de dejarme ir. Probablemente fue mi primer pequeño paso hacia la libertad. En ese momento supe que tenía la capacidad de generar alivio para mí misma, simplemente con el hecho de decidir relajarme. En tiempos posteriores he vuelto a pensar en ese ejemplo como un recordatorio de la energía que puedo ahorrar simplemente rindiéndome una y otra vez, incluso y, sobre todo, cuando no resulta fácil.

Ahora me doy cuenta de que todos los años en que alimenté "la guerra contra el Lyme" —registrando síntomas, intentando controlar cada momento y "combatiendo" la enfermedad con rabia— realmente estaba desperdiciando energía en una lucha contra mi cuerpo. Estaba atorada en un proceso de luchar contra todo, incluyéndome a mí. No hay manera, cuando retienes la energía del ataque y la lucha, de que no la absorbas en tus células, las que están enfermas y, también, las que están sanas.

El acto de rendirte conlleva mucho valor. Tendrás que hacer algo muy difícil que es dejar ir *la forma en que pensabas que debían ser las cosas* —sólo por ahora—. Eso tampoco será fácil. Pero para arrancar el motor, necesitas hacerte solamente una pregunta, cuantas veces sea necesario: *¿Quiero pelear para sanar o quiero fluir para sanar?* Todo está en tu energía. Elige sabiamente.

Me gustaría compartir contigo uno de mis ejemplos de rendición favoritos de uno de mis clientes para que te sirva como inspiración.

Cuando empecé a trabajar con Susan, estaba más frustrada que cualquier cliente que hubiera tenido. Tenía una lista de muchas páginas de cada médico, síntoma, molestia, medicación, tratamiento y enfoque que había llenado los últimos diez años de su vida. No entendía por qué no estaba mejor; ni lo entendía nadie a quien hubiera pedido ayuda. Esta mujer peleaba con fuerza, y con buena razón. Pero el problema era que estaba tan harta de estar enferma, que se estaba agotando por tratar de no estar enferma. Se odiaba a sí misma todos los días por no sanar, lo cual la ponía en estado de pelear, huir o quedarse helada, y eso hacía que le costara más trabajo sanar. Dedicamos varias sesiones a trabajar con unas técnicas (que aprenderás en poco tiempo) para ayudarla a llegar a un punto en que se sintiera bien con el lugar en que estaba y fuera amable consigo misma a pesar de no estar bien. Aunque no estaba segura de ello al principio, se despertó un día y dijo que simplemente se sentía diferente. Cuando le pedí que lo explicara, me comentó que se sentía en calma por primera vez en diez años. Era como si se hubiera liberado de la gran labor de "apurarse para llegar a otra parte o ser alguien más".

Éste fue el inicio del camino de Susan para sentirse mejor, no sólo emocional sino también físicamente. Definitivamente no fue coincidencia que una vez que empezó a aceptarse y a aceptar su punto de partida, liberó energía para sanar.

A veces, cuando no nos gusta cómo está nuestra vida, decidimos aceptar las cosas como son. Y muchas veces eso es justamente lo que necesitamos.

Saber que rendirse nos beneficia y saber cómo rendirse son dos cosas muy distintas, así que permíteme darte unas ideas sobre cómo hacerlo. La meta es sentirte suficientemente cómodo con dónde estás para que tu cuerpo pueda relajarse. Eso es todo. ¡Sencillo!

Canto

Mi primera introducción al canto fue en Delhi, donde puedes escuchar su reverberación por la ciudad. Hincada frente a algo parecido a un altar, con mi cuñada Tatiana, quien me fue a visitar desde Estados Unidos, lo veíamos como algo nuevo. No tuvimos oportunidad de hacer preguntas, ni expresar nuestras emociones antes de que empezara la ceremonia de canto.

La energía a mi alrededor cambió y empezamos a seguir al grupo, primero lentamente y luego mucho más rápido. *Nam Myoho Renge Kyo*. Aprendí que esto era la práctica del *daimoku:* cantar con palabras específicas que revelan el estado del Buda interior.

Nuestros cantos sincronizados crearon un murmullo constante en la habitación. Se palpaba la presencia de algo transformador. Cuando finalmente abrí los ojos después de perder por completo la conciencia del tiempo, me sentí en paz con dónde estaba en mi travesía.

Nos dijeron que continuáramos con la práctica y nos mantuviéramos "atentas a los milagros". Empacamos para partir, aún llenas de energía. Aunque no estábamos seguras de lo que había significado la experiencia, de camino a casa Tatiana y yo acordamos que al menos había sido increíble. Cuando regresé a mi habitación de hospital, busqué "daimoku" en internet y encontré que habíamos cantado palabras de la religión de Tina Turner. Vi un video de ella en el programa de Larry King, y sus cantos se convirtieron en mi nueva inspiración.

Cantaba cuando me sentía aterrada o enojada o simplemente perdida. Cuando sentía dolor, los cánticos surgían desde dentro de mí. Cantar me ayudó a rendirme porque me distraía de la lucha y me mantenía presente, haciendo que los momentos fueran más soportables.

Durante miles de años, cantar ha sido una práctica espiritual en muchas culturas y religiones. Con cada palabra, el cantar crea sonidos de vibración especiales que tienen el poder de desobstruir energía. La repetición saca a la mente de su locura usual y la lleva a una vibración superior. Esa vibración resuena en todo el cuerpo, despejando los bloqueos. Es importante porque luchar en contra y resistirse a estar donde estás puede ser provocado por un desequilibrio de energía, pero también puede provocar uno.

Debido a que cada molécula, célula, tejido, glándula, hueso y demás órganos en nuestro cuerpo tienen su propia vibración, cualquier sonido o vibración que interactúa con ellos puede tener un impacto profundo en nosotros. Debido a que solemos sentirnos incómodos si no podemos "hacer" algo para cambiar nuestra situación de inmediato, el beneficio añadido de cantar es que nos da algo que "hacer" que es sano. Nos ofrece una práctica activa para ayudarnos a dejar de pensar en intentar con tanta fuerza arreglar las cosas ahora.

La repetición de la frase se llama mantra. En muchas prácticas, un *mantra* se elige basándose en el nombre de dios, pero puedes usar cualquier frase positiva, desde palabras religiosas o espirituales hasta afirmaciones con las que concuerdes. Las palabras son energía, como todo lo demás. Debido a ello, tienen un impacto directo en nuestros cuerpos. Sabiendo esto, te sería benéfico elegir una frase para tu canto que te haga sentir bien o te signifique algo que te ayude a sentirte bien.

Debido a que hay infinitas posibilidades de mantras, mi lista está incompleta pero es un muy buen punto de partida. Encontrarás tu inspiración de canto en un dos por tres.

Om. Es una palabra que viene de la lengua sánscrita y suele describirse como el sonido del universo o el sonido de la creación. Puedes pensar en ella como en una "semilla" simbólica de la cual puede surgir cualquier cosa. Aunque sus raíces se encuentran en el hinduismo y el budismo, es una palabra que se puede cantar sin importar la fe que tengas.

Om Mani Padme Hum. Es un mantra tibetano que significa a grandes rasgos "alabada la joya en el loto". La joya en este caso es el Buda de la Compasión, y la compasión dirigida a uno mismo siempre es benéfica para sanar.

Ho'oponopono. Este mantra hawaiano significa "Te amo, lo siento, por favor perdóname, gracias". ¡Son hermosas palabras para decirte a ti mismo!

Nam Myoho Renge Kyo. Aunque este mantra se traduce como "Me entrego al Sutra del Loto", Nichiren, su creador, promovió que se cantara *Nam Myoho Renge Kyo* como una práctica a través de la cual los cantores podían encender su naturaleza de Buda inherente, fortaleciendo su capacidad de sabiduría, valor, seguridad, vitalidad y compasión. Es el primero que aprendí, y me encanta la sensación que da.

Om Gum Ganapataye Namaha. Es un saludo al dios hindú Ganesha (el dios elefante), quien se dice que es el "quitador de obstáculos". El significado detrás de este mantra da tranquilidad. ¿Quién no quiere que sus obstáculos desaparezcan?

Yo soy. Aunque esta frase es poderosa en sí misma, pues yo la interpreto como "yo soy suficiente", puedes añadir cualquier afirmación a ella, convirtiéndola en *yo soy más fuerte, yo soy la paz, yo soy el que sana*, etcétera.

Yo puedo. Es un mantra con gran impacto pues nos permite recordarnos nuestro infinito poder y capacidad. Algunas de mis extensiones favoritas para este mantra son *yo puedo soportar esto* y *yo puedo sanar*.

Todo está bien. Es uno de mis favoritos y lo aprendí al estudiar los trabajos de Louise Hay. Incluso cuando no lo creía, sentía que era verdad.

Estar en el aquí y ahora. Nos mantiene en el momento presente, donde es imposible arrepentirse, resentir o preocuparse, como suele pasar cuando nos concentramos en el pasado o el futuro.

Esto también pasará. Este mantra es uno de mis favoritos. Frecuentemente recuerdo que todo está pasando, desde este instante en mi vida hasta esta emoción y mucho más. Todo vuela como el viento y se mueve, si lo permito.

Estoy bien, estoy completo. Esta afirmación que tomé del libro *Cientific Healing Affirmations* de Paramahansa Yogananda, autor de la famosa *Autobiografía de un Yogui*, se ha convertido en una de mis favoritas. Cuando pasamos por una enfermedad o enfrentamos un reto solemos vernos como rotos. Esta afirmación revierte esa manera de pensar.

Gracias. La gratitud es una de las más fuertes vibraciones para sanar. Quizá hayas escuchado historias en las que la gratitud por sí misma ha ayudado a personas a sanar de retos sorprendentes. A muchos de nosotros nos cuesta trabajo agradecer cuando estamos en una batalla. Sin embargo, decir esta palabra una y otra vez es poderoso en sí mismo.

Ave por ave. La autora Anne Lamott cuenta una fuerte historia en su libro *Bird By Bird: Some Instructions on Writing and Life*. Su hermano, quien tenía diez años, tenía problemas para acabar un reporte sobre aves para una tarea que le dejaron en la escuela. Su padre se sentó con él, puso su mano en el hombro del chico y dijo: "ave por ave, hijito. Simplemente hazlo ave por ave". El concepto de ave por ave es muy reconfortante. Puedes cantarlo para liberar la agobiante sensación de querer solucionar todo, sobre todo a la vez.

Antes de que empieces a cantar para sentirte mejor acerca de dónde estás en este momento, te sugiero que establezcas una intención. Ésta es mi pequeña oración de intención para el canto de rendición:

Universo y ser interior, por favor deja que estas vibraciones se muevan a través de mí, despejando la resistencia a estar donde estoy en este momento.
Ayúdame a encontrar paz.
Que así sea.

Empezarás a cantar y seguirás haciéndolo (repitiendo la frase en el ritmo que te siente bien) por el mayor tiempo que puedas. Cuando aprendas un canto que no esté en tu idioma, a veces ayuda buscarlo en línea y escuchar un video o audio para que oigas cómo se canta. También puedes cantarlo como se te antoje. Está bien empezar despacio. Cuando empecé, cantaba poco tiempo. Solamente lo hacía por un minuto o dos antes de aburrirme o distraerme. Pero mejoré. Ahora pongo el temporizador de mi teléfono y lo programo por varios minutos, pero luego pospongo el tiempo una y otra vez.

Los cantos suelen empezar lenta y suavemente, pero luego van más rápido y fuerte. Sin embargo, canta de tal manera que la vibración se sienta bien en tu cuerpo porque eso será lo que más te sane. Canta en voz baja cuando estés recostado o tengas poca energía. Si te cuesta trabajo sentarte a cantar, también puedes hacerlo mientras caminas.

Cantar es tan fácil que parece ser demasiado sencillo. Sea cual sea el enfoque que decidas intentar, recuerda encontrar tu ritmo e ir a tu propio paso.

Tip: me encanta usar el canto para la rendición. No obstante, cantar mientras te concentras en mover bloqueos de energía en partes específicas del cuerpo, también es excelente. ¿Recuerdas que la vibración del canto se mueve a través de tus células? Realmente puedes usarlo a tu favor dirigiendo tu concentración a cualquier parte de tu cuerpo o mente que más lo requiera. Simplemente establece tu intención y haz una pequeña oración mencionando lo que deseas que la vibración del canto despeje. Elige un mantra con el que te sientas cómodo, ¡y canta!

Ruego con elegancia

Aunque de niña no rezaba e incluso me rebelaba en contra de esa idea, a veces, en mis peores y más oscuros días, simplemente rogaba. Rogaba en la oscuridad, sin dirigir mi ruego a alguien en particular, que pudiera recibir ayuda. Una y otra vez cuando llegaba al punto de la desesperación, rogaba. No lo hacía con gracia (en ese tiempo) sino con desesperación, con una mezcla de lágrimas y mocos escurriéndome por la cara. Cuando caía hasta el punto de creer que no podía levantarme, hacía esto y al menos me daba la mejora temporal que tan desesperadamente necesitaba.

El simple hecho de saber que podía hacer esto, sin reglas y con libertad orgánica y creativa, me ayudó a fortalecer mi amor para hacerlo. Con el tiempo, se convirtió en una práctica en la que podía sentir que mi energía cambiaba incluso antes de empezar. Comencé a preguntarme por qué. *¿Por qué me ayudaba esto?*

Todo está en rendirse. Es soltarlo y dejarlo ir en tu corazón y alma y simplemente ir más allá del peso de "tengo que solucionar esto en este momento". Es la energía de entregarlo a una fuerza que es superior a ti.

En la práctica de la rendición atraemos una respuesta de relajación que es muy importante. La rendición es el mayor punto de relajación, pues no queda nada por hacer más allá de simplemente ser. De hecho, creo que los beneficios positivos relacionados con la oración, que ahora se estudian más que nunca, se basan en gran parte en la respuesta de relajación que se genera.

Mi práctica original de gritar y llorar se ha convertido en la técnica de ruego con elegancia, la cual se parece a la oración, pero está libre de asociaciones religiosas negativas. De hecho, en un momento descubrí que la palabra *oración* viene del latín *precarius* que significa "obtenido a partir del ruego". Eso hace que esta práctica pueda ser usada por cualquier persona. A mí me funciona mejor cuando estoy en un punto en el que puedo dejarme ir por completo, que normalmente sucede hasta que ya he agotado todas mis opciones para intentar controlar mi circunstancia actual.

Aunque la meta de esta práctica sea orar o rogar, no necesariamente es la de inducir la sanación, lo cual parece ser un subproducto común.

La Sociedad Gerontológica de América publicó un estudio acerca del papel que juega la oración en la recuperación psicológica posterior a una cirugía. Se observaron los efectos de la oración en privado en un grupo de 151 pacientes mayores tras pasar por una cirugía de corazón.[1] Los resultados mostraron que la mayoría de los pacientes reza por sus problemas postoperatorios y la oración parece reducir significativamente la depresión y la angustia general.

Un estudio financiado por los Institutos Nacionales de Salud demostró que la gente que rezaba al menos una vez al día tenía 40 por ciento menos probabilidad de padecer presión arterial alta, que quienes no lo hacían con frecuencia.[2]

Un estudio dirigido por investigadores de la Universidad de Cincinnati reveló que los niños citadinos que padecían asma, pero rezaban y meditaban, presentaban menos síntomas que los que no lo hacían.[3]

Conforme sané, convertí muchos de mis ruegos en peticiones mejor formuladas y con propósitos que establecía y luego dejaba ir. Aquí te presento algunos de mis apuntes que contienen más método que mi locura original.

---

1. Amy L. Ai, PhD, Ruth F. Dunkle, PhD, Christopher Peterson, PhD, y Steven F. Bolling, MD. "The Role of Private Prayer in Psychological Recovery Among Midlife and Aged Patients Following Cardiac Surgery", *The Gerontologist*, vol. 38, núm. 5 (oct. de 1998): 591-601, <http://gerontologist.oxfordjournals.org/content/38/5/591.full.pdf>.
2. Harold G. Koenig, MD. "Religion and Medicine II: Religion, Mental Health, and Related Behaviors", *The International Journal of Psychiatry in Medicine*, vol. 31, núm. 1 (2001): 97-109, <www.rish.ch/mm/Koenig_%282001%29_Rel_and_Medi_II_Rel_Mental_Health_and_Related_Behaviours_IJPM_31%281%29.pdf>.
3. Richard, Schiffman, "Why People Who Pray Are Healthier Than Those Who Don't", *Huffington Post*, enero 18, 2012, <www.huffingtonpost.com/richard-schiffman/why-people-who-pray-are-healthier_b_1197313.html>.

Permite que esta práctica sea una manera en la que puedas pedir ayuda a algo para algo que no está bajo tu control en el presente, para rendirte, y que te ayude a sentirte mejor acerca del lugar en el que estás. Así será más fácil que fluyas o flotes a la siguiente parte en la que debas estar.

Solamente recuerda ser amable contigo mismo a lo largo de este proceso. Estás condicionado por la sociedad, los medios y, quizá, la comunidad médica para "luchar". Está la "guerra" contra el cáncer, la manera de "derrotar" a la enfermedad cardiaca y muchas otras peleas más. Subconscientemente estamos entrenados para luchar hasta el final, contra nuestra propia muerte, si es necesario. Cambiar es cuestión de valentía. Pero todos nacemos valientes. Te irá bien.

Lo que es más, siéntete libre de rogar en voz alta y sin pena, y repite las palabras que se sientan mejor en tu alma. Coloca tus manos sobre tu corazón, una posición que calma a la mayoría, luego respira profundamente y recita una o todas las siguientes sugerencias. Respira profundamente entre cada ronda, y repítelas hasta que sientas alivio.

Dirigida al universo:
Querido universo, por favor ayúdame a rendirme ante el lugar en que estoy en este momento. Por favor ayúdame a rendirme ante este proceso. Por favor ayúdame a confiar en que estoy exactamente donde debo estar, y cuando tenga que estar en otra parte, guíame para llegar ahí. Lo dejo todo contigo. ¡Gracias y que así sea!

Dirigida a tu ser interior o a una fuerza superior:
Querido ser interior, por favor ayúdame a asegurarme de que estoy bien exactamente donde estoy en este momento. Por favor ayúdame a liberar esta energía de agobio. Necesito no hacer nada más allá de permitir que "lo que debiera ser" se desenvuelva ante mí. ¡Gracias y que así sea!

Un "ruego con elegancia" sin un receptor en particular en mente:
En este momento, pido liberar toda resistencia a estar donde estoy. Pido librarme de toda la energía de lucha para usarla en mi sanación. Pido sentir que estoy bien donde estoy en este momento, y confío en que

la claridad, la tranquilidad y la abundancia están en camino. ¡Gracias y que así sea!

Ahora que ya comprendiste cómo es, siéntete libre de crear tus propias versiones de ruegos con elegancia. De forma alterna, si mi estilo arrebatado original parece ser una mejor manera de liberar energía, entonces ruega, llora y grita. Te aseguro por experiencia que definitivamente funciona. Cuando lo necesites, ¡hazlo!

* * * * * * * *

Ahora cuentas con dos herramientas para comenzar tu proceso de rendición: cantar y rogar con elegancia. En la parte tres, aprenderás la Técnica de Liberación Emocional (TLE), la cual aplica sobre todo para cambiar tu relación con el estrés. No obstante, si aún te está costando trabajo rendirte, bloquear la TLE también puede ser una técnica útil para lograrlo. Incluso puede resultarte de ayuda recordar la historia sobre mi experiencia con el tratamiento intravenoso, porque cuando todo lo demás falla, simplemente puedes elegir dejar ir.

Ahora que comprendes lo buena que puede resultar una gran dosis de rendición, déjame asegurarte algo. Desde ese lugar en el que te sientas más cómodo con dónde estás en el presente, verás que es más fácil fluir naturalmente hacia un mejor estado. En el siguiente capítulo aprenderás cómo, desde este estado más relajado, puedes construir una base sólida para sanar.

Capítulo 4

* * * * * * * * * * * * * *

Crea una base sólida para sanar

A mi parecer, solamente necesitamos saber dos cosas:
el universo nos protege. Todo resultará bien.
—PAM GROUT, *E-SQUARED*

Mientras estés en este sitio de aprendizaje para estar bien donde estés, habrá lugar para que algo maravilloso suceda. A falta de una energía de lucha constante podrás crear una base sólida para trabajar en tu sanación. En este capítulo prepararemos la etapa de cambios que están por venir. Nada de esto requiere dar saltos grandes en el tiempo ni de energía. Si estás dispuesto a avanzar poco a poco, y hacerlo de forma constante, estarás ganando.

En este capítulo adquirirás herramientas para hacer lo siguiente:

1. Corregir las polaridades de tu cuerpo
2. Promover un patrón de energía entrecruzado
3. Equilibrar tu glándula timo
4. Acercarte a mejores pensamientos y sentimientos

Trabajar estos elementos es como crear una base de cemento antes de construir una casa. Entre más estables sean los cimientos, más fácil será que la casa se mantenga en pie, ¿cierto?

Permíteme mostrarte cómo funciona.

1. Corregir las polaridades de tu cuerpo

Al igual que sucede con los imanes, nuestros cuerpos tienen un polo norte y uno sur. El sur está en la planta de los pies y el norte en la parte superior de la cabeza. De hecho, cada órgano y célula en el cuerpo está polarizado. Imagina que cada célula es una pequeña batería. De manera general, las superficies superiores de tu cuerpo (tu estómago, el empeine de los pies, el dorso de la mano) deben tener una polaridad positiva mientras las superficies inferiores de tu cuerpo (espalda, planta de los pies, palmas de tus manos) deben tener una polaridad negativa. No obstante, suelen invertirse o cambiar. En términos sencillos, es como poner las baterías al revés. Cuando esto sucede, no funcionamos bien y podemos resistirnos a responder al trabajo de energía.

Conectar con la tierra (algo que a veces se conoce como *aterrizar*) es en pocas palabras la práctica de conectarte con los polos norte y sur de la tierra. Conectar con la tierra ayuda a que las propiedades curativas naturales y los ritmos de la tierra corrijan las polaridades del cuerpo.

En el pasado, los humanos andaban descalzos y dormían en el suelo. Este proceso ayudaba al cuerpo a calibrarse con el ritmo eléctrico de la tierra, estabilizando la corriente eléctrica de los órganos, los tejidos y las células. En otras palabras, nuestras baterías funcionaban adecuadamente. Pero el estilo de vida moderno —que incluye el uso de zapatos de goma y suelas de plástico, además de estar casi siempre conectados a aparatos electrónicos como los celulares y las computadoras— nos ha desconectado de la energía de la tierra. Las nuevas investigaciones revelan que hay un beneficio al reconectarse con la vasta fuente de electrones de la superficie de la tierra. Un estudio publicado en el *Journal of Environmental and Public Health* concluyó que reconectarse con los electrones de la tierra tiene el potencial de disparar cambios fisiológicos positivos relacionados con el estrés.[1] Los investigadores descubrieron que conectar el cuerpo humano con la tierra puede "influir en gran medida los procesos bioeléctricos, bioenergéticos y bioquímicos que parecen tener un efecto modulador sig-

---

1. Gaétan Chevalier, *et al.*, "Earthing: Health Implications of Reconnecting the Human Body to the Earth's Surface Electrons", *Journal of Environmental and Public Health*, vol. 2012 (enero 12, 2012), <www.ncbi.nlm.nih.gov/pmc/articles/PMC3265077>.

nificativo en las enfermedades crónicas". En el estudio, los cambios que presentaron los sujetos después de conectarse con la tierra sugieren una disminución en niveles de estrés, así como un equilibrio del sistema nervioso autónomo (este sistema es el mecanismo más importante en el control de la respuesta de pelear, huir o quedarse helado).

Permíteme explicarte por qué este descubrimiento es tan importante para la base de tu sanación. Al invertirse las polaridades, como cuando pones las baterías al revés, resulta difícil que las cosas funcionen bien. Esto incluye cambiar tu sistema de creencias, reentrenar tus patrones de pensamiento y hacer otros cambios positivos que desees. Como beneficio adicional, ¿recuerdas el tan importante meridiano de triple calentador? El proceso de conexión con la tierra también afecta esta dinámica de la energía. La conexión con la tierra es un método muy sutil y natural para hacer que el meridiano de triple calentador se relaje. Nuestros cuerpos ya saben cómo usar la fuente terrenal de electrones para equilibrarse. Cuando el meridiano de triple calentador se relaja, tú también lo haces. Entonces resulta mucho más fácil cambiar hábitos, patrones de estrés y patrones de energía que se presentarían en estado de luchar contra todo.

Conectar con los polos norte y sur del campo de energía completa un circuito eléctrico importante en el cuerpo que le ayuda a funcionar. Compartiré contigo dos maneras de hacerlo: al aire libre y en interiores.

Conexión con la tierra al aire libre

Para conectar con los polos norte y sur de tu cuerpo con los polos norte y sur de la tierra puedes usar la sencilla técnica de sentarte recargado en un árbol. Busca uno, alinea tu columna con el tronco y apoya los pies descalzos en la tierra —sea tierra o arena (¡sí, te acabo de decir que vayas a la playa!) o pasto—. Relájate. Eso es todo. Las raíces del árbol arrastran la energía del cuerpo hacia la tierra y la regresan al cuerpo. Esto resulta muy efectivo para completar el circuito de energía en tu cuerpo. Lo ideal es hacerlo de quince a treinta minutos al día. No obstante, con frecuencia, si sólo tengo dos o cinco minutos para hacerlo, incluso eso me hace sentir mejor.

Si no hay un árbol en el que te puedas apoyar, caminar sobre el pasto (si está húmedo, mejor) es otra técnica poderosa de conectar con la tierra.

Tip: si no puedes encontrar un espacio natural, el concreto también es una buena fuente de conexión. Como las albercas de concreto están bajo el nivel del suelo, también son buena opción.

Conexión con la tierra en interiores

Para hacer este ejercicio necesitarás una cuchara de acero inoxidable. Si no estás seguro de que sea acero inoxidable, revisa que tenga las letras "ss" grabadas en algún lugar.

Las partes entre los tendones del empeine son lugares en los que se atora mucha energía. Debido a esto, los pies pueden dificultar que "encuentres" una base necesaria para tener polaridades sanas. Con ayuda de una cuchara de acero inoxidable puedes hacer que esto cambie. El acero inoxidable posee un mineral que ayuda a disolver la energía congestionada. Utilizando el borde redondeado de la cuchara sobre los empeines, suavemente dibuja patrones entrecruzados. Esto ayudará a separar la energía de los empeines. Luego, soba las plantas de los pies con la parte curva de la cuchara (en el patrón que desees). Esto ayuda a activar pequeños centros de energía en las plantas de los pies.

Intenta hacerlo durante varios minutos, al menos una o dos veces al día. Es bueno practicar esto en todo momento, sea que estés intentando sanar de un reto importante o simplemente intentando mantener un flujo de energía saludable.

2. Promueve un patrón de energía entrecruzado

Para que la mente y el cuerpo funcionen mejor, la energía debe fluir en un patrón entrecruzado por todo el cuerpo. Ésta es la forma natural del cuerpo. Piensa en cuántos movimientos entrecruzados son naturales en el cuerpo: el cerebro usa los hemisferios derecho e izquierdo juntos, nuestros brazos se balancean de forma cruzada frente al cuerpo al caminar, gateamos en dirección cruzada cuando somos bebés, y más. Incluso nuestro ADN tiene un patrón entrecruzado. Si tu sistema de energía está revuelto, dejará de cruzar de un lado a otro y empezará a fluir de arriba hacia abajo por tu cuerpo. En su libro, Donna Eden, cuando leí sobre esto por primera vez, lo llama flujo de energía "homolateral". Cuando tu energía se mueve en patrón homolateral no estás en plena posibilidad de sanar. Afortunadamente, la manera de corregirlo es sencilla, siempre y cuando seas persistente. Reentrenar la energía de tu cuerpo para que fluya en patrón entrecruzado puede ser tan sencillo como recordarle que lo haga, de forma muy consistente. Incluso una vez que hayas alcanzado tus metas de sanación, esto es algo que puedes seguir haciendo a diario. Mantener el patrón de energía entrecruzado fuerte en el cuerpo es esencial para ganar y mantener tu bienestar.

Traza el contorno de tus ojos

Trazar el contorno de los ojos en un patrón entrecruzado es una gran herramienta de reentrenamiento de energía que conlleva muy poco esfuerzo. He descubierto que esta técnica es muy útil. Donna Eden también tiene ejercicios que ha creado para esto y que quizá quieras explorar.

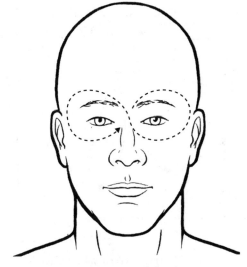

Trazo del contorno de los ojos

Primero, coloca el dedo medio de una mano sobre el puente de tu nariz, entre tus ojos. Luego, presionando firmemente, traza el número ocho alrededor de tus ojos. Empieza arrastrando el dedo hacia arriba a un centímetro sobre tu ceja, dibujando el círculo en tu frente hacia la parte externa de tu ojo, luego bajando por el pómulo y volviendo a subir al punto de inicio. Continúa el patrón arrastrando el dedo de la misma manera sobre el otro lado de tu ojo. Repite este trazo unas 10 veces. Hazlo tres veces al día o cuantas veces te parezca posible hacerlo.

3. Equilibra tu glándula timo

La glándula timo es la glándula más importante del sistema inmune del cuerpo y se ubica en la parte superior del pecho, detrás del esternón. Está exactamente arriba del corazón. Debido a su ubicación, el doctor John Diamond, pionero en el campo de la sanación holística, dice que el timo sirve como conexión entre la mente y el cuerpo.[2] Se

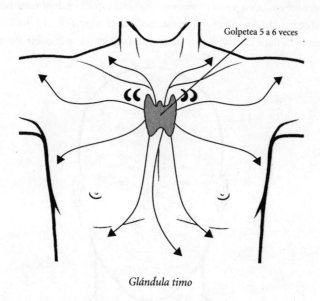

Glándula timo

---

2. John Diamond, MD. "The Thymus Gland", *John Diamond, MD*, <www.drjohndiamond.com/qdiamond-wikipediaq/129-thymus-gland-the>.

localiza en el área del chakra del corazón, sobre el cual aprenderás más en el capítulo 6.

El timo es responsable de crear células *T*, las cuales son indispensables para un correcto funcionamiento del sistema inmune, incluyendo la protección contra alergias, enfermedades autoinmunes e inmunodeficiencia. Creo que esto hace que la salud de la glándula sea esencial para sanar de manera total y permanente. El timo es tan poderoso, y está tan conectado con el resto del cuerpo, que prácticamente cualquier bloqueo o desequilibrio en el cuerpo, sin importar dónde esté localizado, se puede desbloquear equilibrando esta glándula. En el capítulo 7 aprenderás cómo desobstruir emociones atoradas en el cuerpo utilizando la glándula timo.

Golpeteo del timo

Golpear la glándula timo utilizando la punta de los dedos sirve como un ejercicio estimulante, fortalecedor y de equilibrio. Es rápido y aporta un gran beneficio a todo tu sistema. Simplemente golpetea durante 15 a 30 segundos mientras respiras profundamente. Debes hacerlo al menos tres veces al día. Para que te sea fácil integrarlo, puedes juntar este ejercicio con otras actividades diarias, como ir por agua o al baño. Conviértelo en un hábito cada vez que lleves a cabo la otra actividad.

Tu glándula timo puede sentirse más sensible cuando la golpeteas. No te detengas por ello. Esa sensibilidad suele ser señal de que hay energía atorada ahí, lo cual quiere decir que realmente necesitas hacer este ejercicio. Con el tiempo, conforme se equilibre, estará menos adolorida.

4. Busca tener mejores pensamientos y sentimientos

Si la espiritualidad te ha interesado por cierto tiempo, es probable que estés familiarizado con la ley de la atracción. Suele llamársele "El secreto", pues así la popularizó una película que llevaba ese título. La ley de la atracción se basa en la idea de que "los iguales se atraen". Esto quiere decir que atraemos o jalamos hacia nosotros la misma energía que estamos produciendo. Mientras que el concepto de la ley de la atracción es maravilloso, solemos echarnos la culpa cuando las cosas no salen bien. Además, la gente suele cometer el error de intentar forzar cambios drásticos cuando están en un punto de conflicto importante. Esto rara vez resulta exitoso e incluso puede producir el efecto contrario, generando una situación en la que acabes sintiéndote más frustrado, combatiendo el problema con incluso más ahínco. Estoy decidida a ayudarte a desarrollar una experiencia nueva y positiva con este proceso. ¡Sé lo poderoso que puede ser! En lugar de hacer intentos muy grandes, aprenderemos lo efectivo que puede ser dar pasos pequeñitos.

El concepto básico: aquello en lo que te concentres, crece

Sabemos que nuestros cuerpos, al igual que el universo, están llenos de frecuencias de vibraciones. La ley de la atracción, que se basa en la energía y la vibración, establece "que aquello que es similar a sí mismo, se atrae". Eso quiere decir que estamos enviando señales como una antena, atrapando y atrayendo hacia nosotros exactamente aquello con lo que estamos sintonizados. Las frecuencias de vibraciones similares se atraen entre sí. Algunos ejemplos son: las frecuencias de amor atraen más amor; las frecuencias de miedo atraen más experiencias que causan miedo; las frecuencias de ausencia (esté relacionada con dinero, amor o salud) atraen más ausencia.

En otras palabras, sea cual sea la vibración o energía a la que prestes atención en tu vida, será la que atraigas de este pozo universal, o lo que Pam Grout, autora de *E-Squared* e *E-Cubed,* llama el "campo de infinita potencialidad". No importa cómo llames a la fuerza de energía, lo que quiero decir es que aquello en lo que concentres tu energía, crece. Así que si te sientes muy bien y lleno de emociones positivas, estás enviando esa señal al universo, atrayendo "coincidencias" como salud, abundancia y amor. Si te sientes mal y estás lleno de emociones negativas, envías esa señal y atraes más coincidencias con eso, como carencias, pobreza, enfermedad y negatividad. Como aprendimos en la sección de rendición, es importante estar bien donde estás. Lo increíble es esto: es mucho más fácil estar bien donde estás si cambias tu forma de pensar sobre el lugar en que estás hacia un lugar más positivo. Y si cambias tu forma de pensar respecto a donde estás a un lugar más positivo, entonces atraerás más de esa vibra positiva que te ayudará a avanzar.

Cuando aprendí por primera vez sobre la ley de la atracción, me asustó muchísimo y odié el concepto. Decidí que simplemente fingiría que nunca existió y entonces estaría bien. Pero con el tiempo recibí mi primera cachetada de la ley de la atracción cuando fui a una conferencia sobre sanación. Alguien estaba dando un ejemplo sobre curarse de cáncer y, así como así, pidió a las personas del público con cáncer que levantaran la mano. Cuando esas personas levantaron la mano, de entre los más de 500 asistentes resultó obvio que 95 por ciento de las personas con cáncer estaban sentadas juntas en una larga fila de sillas. Sorprendentemente, después de una breve discusión, las personas admitieron que casi ninguno se conocía, ni sabía que las personas a su alrededor tenían cáncer. Simplemente se habían atraído. *¿Qué te parece la ley de la atracción?*

Entonces me di cuenta de que odiar la ley de la atracción e ignorarla es como jugar un juego sin leer las reglas. Entonces decidí analizarla de nuevo, de diferente manera, y encontrar la manera de lograr que me funcionara. Cuando así fue, pude sentirme menos aterrada y más empoderada por ella. Realmente creo que me ayudó a sentirme mejor en mi lucha diaria para estar bien con lo que estaba atravesando. Y no sólo eso, sino que también creo que me ayudó a sanar. Es por eso que realmente quiero ayudarte a entenderla y usarla, sin que tengas los sentimientos negativos o el miedo que yo tuve.

Permíteme asegurarte que todo el trabajo que harás a lo largo de este libro aumentará tu vibración, tu energía positiva, y te ayudará a cambiar tus pensamientos y, por lo tanto, automáticamente servirá en tu beneficio respecto a la ley de la atracción. Entre menos energía negativa guardes en tu cuerpo, más intensa será tu vibración general y enfoque de energía, sin que siquiera intentes de manera consciente que así sea. Ya estás avanzando en la dirección adecuada con el simple hecho de estar aquí. ¡Felicidades! Ahora, cambiar tu patrón de pensamiento consciente es algo que puedes hacer justo ahora y todo el tiempo. Por eso estoy compartiendo este proceso contigo.

Mi perspectiva sobre la ley de la atracción

Debido al concepto de que "los iguales se atraen", la ley sugiere que con el simple hecho de cambiar tus pensamientos puedes cambiar cómo te sientes, lo cual a su vez afecta tu vibración de energía y tu realidad. La mayoría de los gurús de la ley de la atracción enseñan que tus pensamientos crean tu realidad. Punto.

Yo soy un poco más liberal con la ley de la atracción. Creo que nuestros pensamientos y las vibraciones detrás de estos pensamientos influyen en gran medida sobre nuestra realidad. Pero, mucho. Somos cocreadores de nuestras vidas. Nada *nos* sucede del todo. No obstante, creo que hay otros factores en juego. Creo que somos seres poderosos, pero también que a veces simplemente nos pasan cosas malas, y no podemos volvernos locos intentando rastrear cómo las "atrajimos".

En cuanto a cambiar tu energía hacia lo positivo, esto es lo que debes saber. Cuando tu deseo o vibración se alinea por completo con tu mayor bien, *ése* es tu punto de atracción más poderoso. Lo que esto quiere decir es que estás a cargo de intentar enviar la mejor señal posible (¡aquí va!), pero el universo también conspira para tu mayor bien. Los retrasos en su manifestación siempre han resultado benéficos para mí, así que no saltes a la conclusión de que se deben a que hiciste o pensaste algo mal. Tu proceso de manifestación tiene su propio ritmo universal que te está llevando en la dirección adecuada. En otras palabras, eres genial y poderoso, pero no depende al 100 por ciento de ti, ¿de acuerdo?

Sé que puede resultar difícil aceptar la idea de estar en una posición cocreadora tan poderosa de nuestra realidad, porque hemos aprendido que todo en la vida nos pasa. Y puede parecer una gran responsabilidad saber que podemos cambiar las cosas hasta tal grado. En su libro *A Return to Love*, Marianne Williamson, autora y líder espiritual, dice: "Nuestro mayor miedo no es ser inadecuados. Nuestro mayor miedo es ser poderosos más allá de lo concebible. Es nuestra luz, no nuestra oscuridad, la que más nos asusta". Eso es cierto.

Además de hacernos temer nuestro poder, la ley de la atracción suele activar nuestro modo de "cerebro que culpa". *Es mi culpa por pensar cosas negativas.* Antes de que empieces a asustarte, es importante que recuerdes algunos puntos importantes.

Primero, las cosas no se manifiestan de manera instantánea. ¡Vaya! La vibración debe tener cierta inercia o fuerza detrás. Eso quiere decir que debes tener mucho tiempo de práctica para prestar atención a lo que quieres atraer más y separarte de lo que no quieres atraer. Créeme, tengo muchos, muchos pensamientos "imperfectos" y no me pasan cosas malas inmediatamente después. Eso se debe a que cada uno de mis pensamientos no tiene suficiente poder para que una fuerza cósmica responda de forma inmediata. Afortunadamente.

Otra cosa más que debemos tener en mente es que la intención cuenta mucho. Tener una fuerte intención de querer sentirnos mejor o librarnos de nuestra situación actual es una vibración muy intensa. Entonces, cuando nos sentimos muy, muy mal, tenemos la mayor oportunidad de usarla para enviar la señal de *quiero sentirme bien*. Podemos enfocarnos en el sentimiento positivo o el deseo de ese bien. Nuestro fuerte deseo de sentirnos bien cuenta tanto, que incluso esos "malos momentos" no son algo por lo que debamos abatirnos. Buena noticia, ¿no? Esta cita de Abraham-Hicks lo explica bien: "Llegará un momento, que no está lejos, en el que voltees a ver esta fase de tu vida y en lugar de condenarte o abatirte por ella… en lugar de echarte la culpa o culpar, la valorarás, porque comprenderás que nació un renovado deseo de vivir a partir de este periodo que te llevará a niveles físicos que no habrías alcanzado sin el contraste que dio luz a este deseo".[3]

Piensa que la ley de la atracción es como un servicio universal de búsqueda de parejas. No está ahí para lastimar o castigar a las personas. Simplemente intenta encontrar una coincidencia de energía para ti. Nadie se mete en problemas por tener pensamientos o creencias "malas" o "negativas". Sólo es un baile de energía entre nosotros y el universo. Nuestra labor es aprender a ser nuestra mejor vibración y simplemente dejar que el universo nos encuentre una coincidencia muy bonita de aquello que está destinado a ser nuestro.

---

3. Abraham-Hicks, "Law of Attraction Journals", *Abraham-Hicks Publications*, <www.abraham-hicks.com/lawofattractionsource/journal.php>.

Encuentra un enfoque para sentirte mejor

Sentirse mejor depende básicamente de cambiar ligeramente el enfoque y, en vez de fijarte en lo que está mal, concentrarte en lo que está bien, incluso si no parece haber mucho funcionando correctamente. No te pido que ignores lo negativo (créeme, lo intenté y definitivamente no funciona). El punto es reconocerlo y sentirlo, y luego elegir pensar y sentirte un poco mejor, lo cual es una buena práctica de sanación. Esto te ayudará en esos momentos de rendición en los que tengas que trabajar con lo que tienes en ese momento. Para hacerlo, lo mejor es avanzar poco a poco. Puedes acercarte centímetro a centímetro a sentirte mejor desde el punto en que estás, y eso será mucho más fácil que intentar dar grandes pasos. Si puedes encontrar una manera de girar hacia lo positivo al menos una vez a la semana, estarás avanzando en la dirección correcta.

Concéntrate en una solución

Mientras que concentrarte en tus síntomas y descontento implica ir en dirección equívoca, concentrarte en una solución puede invocar algo positivo. No importa lo que sea. Siempre y cuando encuentres la manera de sentirte bien en torno a ello, será una maravilla. Muchos de los que creemos en el paradigma de sanación natural podemos desesperarnos o deprimirnos si acudimos a algo que no sea una modalidad de curación natural. Nos sentimos fracasados. En serio, cualquier energía que puedas aportar a tu sanación puede ser benéfica, siempre y cuando encuentres la manera de sentirte bien con ella. Te daré este ejemplo para que puedas ver cómo funciona, incluso con algo con lo que quizá te sientas mal. En lugar de decir o pensar: "Estoy tomando medicina porque este virus está destruyendo mi cuerpo y no puedo sanar lo suficientemente rápido", cambia a "Estoy tomando esta medicina para ayudar a que mi cuerpo sane mientras hago trabajo interno. Esto me está dando la oportunidad de relajarme y recibir apoyo para sanar mi cuerpo, lo cual me ayudará a sentirme mejor, incluso más pronto".

¿Ves cómo funciona? ¿Ves cómo puede ayudarte a relajarte en el punto en que estás? Cambiar tus pensamientos y tu enfoque puede ser algo sutil, pero de todas formas poderoso. Tus siguientes pensamientos podrían ser algo como "No necesitaré este apoyo para siempre". "Agradezco tener esta opción para relajarme porque me sana". "Se siente bien pensar que por ahora no todo depende de mí".

Este tipo de transformación de patrón de pensamiento te ayuda a encontrar alivio donde estés y, con ello, a elevar tu vibración. ¿Recuerdas la experiencia de rendición de la que hablamos antes? Pues bien, el sutil cambio de dirección de tus pensamientos encaja justo con eso. La manera más rápida de estar en una situación mejor y en la que te sientas mejor es hacer las paces con tu situación actual. Si constantemente luchas contra la injusticia de tu situación, te conviertes en una coincidencia para esa energía, y entonces resulta muy difícil pasar a algo mejor.

Identifica lo que quieres

Detente cuando notes que estás hablando o pensando sobre lo que *no* quieres, e inmediatamente empieza a repetirte lo que *sí* quieres. En lugar de: "Ya no soporto este dolor. No puedo vivir así porque simplemente es horrible", prueba decir: "Quiero sentirme bien. Quiero poder vivir libremente". No uses palabras negativas cuando cambies tu discurso porque aquello en lo que te enfoques es lo que crece. Estás intentando crecer en lo positivo, que es lo que sí quieres. Si te concentras en: "No quiero sentirme así", estás dando prioridad a los sentimientos que *no* quieres y enviando señales de eso.

Lleva un diario

No llevo un diario en el sentido tradicional. Sin embargo, sí tengo un "diario de manifestación" que uso de vez en cuando. En él no escribo cómo me siento, sino cómo *quiero* sentirme o qué *quiero* que suceda. Es una excelente manera de elevar tu vibración y empezar a sentirte bien sobre las cosas, incluso si aún no estás en ese punto en la realidad. Invoca la emoción o sentimiento que sí quieras. Por ejemplo, cuando mi agente literario estaba por comprar mi trabajo, yo estaba pasando por ciclos de duda sobre mí misma, lo cual le pasa a todos los escritores. Pero en mi diario estaba escribiendo lo bien que se sentía saber que estaba trabajando con el editor correcto y sobre lo bien que todo estaba resultando. Imaginaba que recibía la llamada de mi agente y la describía en mi diario como si ya hubiera ocurrido. Al añadir detalles sobre la llamada, la oferta y cómo me había hecho sentir, estaba disparando la vibración positiva de mi deseo en un esfuerzo de ayudarme a que se manifestara en la realidad. Y ya sabemos cuánto influye sentirse bien, ¿cierto? Para hacer este ejercicio, simplemente escribe en tu diario como lo harías en uno normal, ¡pero inventalo! Escribe como si tus más grandes deseos se hubieran hecho realidad ese día. Esta técnica es verdaderamente efectiva, además de divertida.

Encuentra el "por qué"

Al preguntarte por qué quieres algo puedes generar la emoción positiva que te ayudará a atraer más de ese algo. Recuerda, sólo los pensamientos no bastan, necesitamos un pensamiento que los respalde.

Por ejemplo, pregúntate: "¿Por qué quiero tener un cuerpo sano?" Respóndete con algo como esto: "Para volver a viajar". "Para trabajar de tiempo completo en algo que me guste". "Para ser más parte de mi familia". Visualizar estas cosas generará la emoción positiva que cambiará tu vibración a un punto positivo. Pon atención a cómo te sientes cuando haces este cambio y esta visualización. Si no te sientes bien al visualizar algo (incluso si parece ser positivo), encuentra algo más en lo que puedas enfocarte que te provoque una emoción positiva. Nuestros miedos internos y propósitos a veces pueden provocar emociones negativas, así que pon atención a esto.

* * * * * * * *

Ahora tienes tres maneras bastante sólidas para mover tu atención a un lugar positivo. Pero antes de acabar, hay un último recordatorio que es muy importante. No puedes usar este conocimiento como arma para culpar. Realmente creo que es nuestro trabajo hacer lo que podemos para mantener una vibración positiva, pero el tiempo en el que las cosas suceden es divino y a veces simplemente pasan por una razón que no podemos ver. Es importante no culparnos cuando las cosas no salgan como queremos, más bien hay que seguir haciendo lo que podemos. Hay que seguir avanzando poco a poco. Lo estás haciendo muy bien.

Ahora conoces algunas poderosas maneras de construir una base de sanación fuerte: corrigiendo las polaridades a través de la conexión con la tierra, organizando tus energías al promover un patrón entrecruzado, equilibrando la glándula timo y avanzando poco a poco para tener pensamientos y sentimientos más positivos. Asegúrate de trabajarlos todos con amor y de manera consistente. ¡Aquí es donde empieza todo!

En el siguiente capítulo aprenderás a identificar bloqueos para realmente empezar a equilibrar el sistema de energía y sanar a profundidad.

Parte Dos

* * * * * * * * * * * * * *

Identifica bloqueos

Recibo correos electrónicos y preguntas sobre varias técnicas de terapia de energía existentes en todo el mundo, todos relacionados prácticamente con lo mismo: "¿Esta técnica es efectiva?" Estos correos suelen incluir hipervínculos y resúmenes y explicaciones sobre cómo funciona cada técnica. Conozco algunas, pero otras no. Sin embargo, eso no importa, por este motivo: hay muchas técnicas maravillosas y efectivas, y aunque yo tengo mis favoritas (las cuales aprenderás en la tercera parte), las técnicas específicas que uses no son tan importantes como crees.

El ingrediente esencial para despejarte es asegurarte de trabajar en aquello que te bloquea. Una técnica tiene poder máximo solamente si la aplicas a algo que sea relevante para tu reto. Es por eso que dedicarás mucho tiempo a aprender cómo descubrir exactamente qué se relaciona con tus retos. Con el fin de alinearte con tu sanación, te ayudaré a identificar los bloqueos que te evitan sanar. Una vez identificados, podremos trabajar para liberarlos.

Las dos mejores maneras que conozco para identificar bloqueos son utilizar una técnica llamada test muscular para recibir respuestas del subconsciente y aprender a interpretar el lenguaje de nuestros cuerpos. Ambos métodos te permitirán ver tus retos actuales bajo una nueva luz. Primero, aprenderás a hacer preguntas a tu mente subconsciente, la cual es como una grabadora virtual, para entender exactamente en qué necesitas trabajar. Luego, aprenderás a interpretar el lenguaje de tu cuerpo, el cual puede aportar más claves para sanar.

Posteriormente, cuando apliques las técnicas contenidas en este libro, y quizá otras que ya conozcas, estarás orientándolas hacia el origen del desequilibrio. Ésa es la verdadera clave para que sean efectivas. Ahí es cuando sucede la magia.

Capítulo 5

* * * * * * * * * * * * * *

Consigue respuestas de la mente subconsciente

No podemos resolver problemas utilizando el mismo tipo
de pensamiento que usamos cuando los creamos.
—NORMALMENTE SE ATRIBUYE A ALBERT EINSTEIN

¿Qué evita que me sienta en calma? ¿Por qué no mejoro? ¿Cómo es que esta persona me hace enojar con cada palabra que pronuncia? ¿Por qué saboteo mis esfuerzos de ayudarme? ¿Qué es lo que me agobia tanto? ¿Qué está contribuyendo con esta enfermedad o reto?

Si reconoces cualesquiera de estas preguntas, ya tienes las respuestas; pero no has logrado encontrar el acceso a dichas respuestas. Hay una parte completamente separada de tu ser que tiene el control de tu vida: es tu mente subconsciente. La mente subconsciente es como una computadora humana que graba todo lo que ha pasado en nuestras vidas. Eso incluye la programación que recibimos de niños, a través de recuerdos, mensajes, percepciones y experiencias. Nuestra mente subconsciente luego hace las "reglas" con las que viviremos, con base en esa información o programación. La mente subconsciente es, básicamente, en términos coloquiales, ¡la jefa!

En este capítulo aprenderás cosas sobre la programación de la mente subconsciente, la importancia de penetrar esa programación para poder sanar y cómo hacerlo de forma exacta al utilizar una técnica que se llama Test muscular (a veces llamada Análisis de energía o Kinesiología aplicada).

A lo largo de la mayor parte de mi travesía de sanación usé mi mente consciente para intentar desenmarañar mis retos, pero no conseguí ir muy lejos. Cuando aprendí a ingresar a mi mente subconsciente a través de un proceso sencillo de Test muscular, mi sanación se multiplicó de manera exponencial.

La información que encontré en mi mente subconsciente fue absolutamente sorprendente, muy útil y también un poco extraña. Parte de ella no tenía sentido lógico y me sorprendió mucho. Pero pronto aprendí que las emociones no son lógicas. Nunca hubiera relacionado muchos de mis retos con las cosas con las que estaban conectados, en especial al principio. Pero ésa fue la buena noticia. De repente tuve acceso a información que desconocía, trabajé en asuntos de los que nunca me había percatado y, como consecuencia, alcancé resultados que nunca había obtenido. Ahora que llevo bastante tiempo haciéndolo, pienso en el Test muscular como en las ruedas de entrenamiento que se usan al aprender a andar en bici. Ahora hay cosas que se me presentan de manera natural, pero el Test muscular fue la primera ruta que aprendí para tener acceso a la infinita sabiduría del cuerpo. Cuando aprendí el Test muscular, sentí como si acabara de caer en una casilla equivalente a una escalera interminable en un juego de mesa. Estoy a punto de compartirla contigo.

La mente subconsciente hará lo que sea para protegernos o hará lo que crea que es bueno para nosotros, según sus reglas o programación. En términos de procesamiento neurológico, la mente subconsciente es más de un millón de veces más poderosa que la mente consciente. De hecho, es bastante sorprendente cómo funciona, pues mucho de lo que hacemos en la vida lo hacemos en piloto automático. No tenemos que pensar en cómo hacer funciones mundanas o funciones corporales. Pero no es tan increíble si pensamos que hay reglas en el subconsciente que se oponen fuertemente a todo lo que nuestra mente consciente de pensamiento positivo está intentando ganar, como tu bienestar. Seamos honestos. Estás peleando con algo que es un millón de veces más poderoso que tú, así que ¿quién tiene más posibilidades de ganar? Con el fin de cambiar la programación o las reglas bajo las cuales vivimos y reaccionamos, antes que nada necesitamos identificar las reglas.

La mente subconsciente está programada

Los científicos han descubierto que el subconsciente controla hasta 95 por ciento de nuestras vidas. Sólo cinco por ciento de nuestros recuerdos y otra información reside en la mente consciente, lo cual deja que el restante 95 por ciento esté a cargo de todo. ¿Ves el problema? Nuestras vidas básicamente están a disposición de la mente subconsciente, la cual funciona utilizando una serie de reglas que se crearon en la niñez. Cuando descubras exactamente cuáles son estas reglas de la mente subconsciente, verás por qué te has atorado tanto tiempo.

Obtener respuestas de tu mente subconsciente es esencial en tu sanación porque no puedes cambiar aquello de lo que no eres consciente. Y si en algún sentido eres como yo era, o como muchos de mis clientes son, no eres consciente de la mayoría de las cosas que desesperadamente necesitas cambiar para sanar.

Por ejemplo, quizá sientas que el enojo te provoca un montón de estrés y quizá adjudiques tus problemas de enojo a, digamos, tu madre. Nos encanta culpar a nuestras madres, ¿verdad? No obstante, son la mente lógica y su razonamiento los que te provocan esto. Los problemas con tu madre tal vez no sean problemas con tu madre, pero con lo que sabes ahora podrías pasar años trabajándolos desde ese ángulo. En esencia, estarías persiguiendo el tren equivocado sin saberlo. Suelo ver a clientes que han estado yendo a terapia por veinte años trabajando en algo como enojo contra su madre, sólo para descubrir después, al conectarse con su mente subconsciente, que sus problemas están relacionados con algo completamente distinto, como un compañero de la primaria que les ponía apodos. Suele ser sorprendente, pero cierto. Cuando despejan los desequilibrios de energía conectados con ello, hay cambios.

Aunque tal vez conectes tus retos con experiencias específicas o con una edad, muchas veces no hay razón lógica para descubrir lo que realmente está conectado. Muchas veces descubro que algunas experiencias surgen a partir del Test muscular sin que mi cliente haya hecho una conexión consciente con ello. Suelo ver patrones de ciertas edades y experiencias que surgen como momentos significativos en las vidas de las personas, por ejemplo, cuando empezaron a ir a una nueva escuela o cuando nació un hermano. La experiencia en sí misma puede parecer insignificante, pero gran parte de cómo nos afecta una experiencia está relacionado con nuestra capacidad de manejarlo y procesarlo en la edad específica en la que sucedió.

Te mostraré lo que quiero decir con este ejemplo. Cuando Emily vino conmigo para desobstruir la energía que provocaba sus ataques de pánico, me dijo que siempre los relacionaba con el divorcio de sus padres cuando ella tenía diez años. Sin embargo, conforme trabajamos con los test musculares, como tú aprenderás a hacerlo en poco tiempo, aprendimos que este problema estaba relacionado con cuando tenía tres años. Lo único que recordaba que había sucedido era que su tío se había mudado de la casa de enfrente a una colonia que quedaba a quince minutos de su casa. Ahora, en nuestros cerebros de adulto, eso parece no tener gran importancia, ¿cierto? Además, Emily siguió viendo a su tío con frecuencia. Pero a la edad de tres, resulta impensable que tu mejor amigo y tu fuente de seguridad ya no esté presente. Tal vez ésa haya sido la verdadera fuente de pánico que resurgió posteriormente cuando su papá se mudó tras divorciarse de su madre. La experiencia original o el suceso podría parecer algo aparentemente insignificante ante la perspectiva más amplia de su vida, pero la edad o el momento fungió como punto determinante en cuánto la afectó.

Penetra tu mente subconsciente con el test muscular

Hablemos de cómo funciona este test y, lo que es más, cómo puede llevarte a tu siguiente nivel de sanación.

Hay un concepto básico que necesitas entender antes de enseñarte a obtener respuestas de la mente subconsciente. Como sabes, el cuerpo tiene dentro de sí y a su alrededor una red eléctrica que es energía pura. Esto acompaña la interacción de energía entre nuestro cuerpo físico y nuestra mente subconsciente. Nuestro sistema nervioso es como una gran antena que capta frecuencias energéticas que afectan directamente nuestro cuerpo, energías que son demasiado sutiles para medirse con instrumentos científicos. Ese sistema eléctrico que está conectado con tu mente subconsciente responde a influencias o energías positivas y negativas. Si algo impacta tu sistema eléctrico y no mantiene o fortalece tu equilibrio corporal (en otras palabras, no se siente bien en tu cuerpo), el flujo de energía de tu cuerpo hace un "corto circuito" temporal, afectando la energía que corre a través de tus músculos. Las cosas que pueden tener un impacto en tu sistema eléctrico son los pensamientos, emociones, alimentos y otras sustancias.

Con el fin de descubrir con qué son congruentes tu mente subconsciente y tu cuerpo, o con qué están "de acuerdo", puedes hacerles preguntas directas. Así descifrarás las respuestas, dependiendo de la respuesta que den los músculos de tu cuerpo a esas preguntas (de ahí el término de test muscular).

Si dices algo con lo que tu cuerpo y tu subconsciente resuena, tu sistema eléctrico seguirá fluyendo y los circuitos permanecerán fuertes, permitiendo que tus músculos retengan fuerza. Si dices algo que tu mente subconsciente considere falso, tu sistema de energía hará corto circuito de forma temporal y tu cuerpo (tus músculos) reaccionará rápidamente despertando o contrayéndose.

Cada una de esas reacciones nos dará una forma de leer lo que tu cuerpo está diciendo. Es una manera verdaderamente increíble en la que podemos hacer preguntas a nuestro cuerpo y recibir a cambio respuestas claras; es como un teléfono con el cual se puede llamar a la mente subconsciente.

Dos maneras de hacer el test muscular

Test de pie (test muscular)

Una manera de hacer el test muscular que resulta bastante fácil para principiantes es el *test de pie*. Funciona de la siguiente manera. Tus pensamientos y emociones producen una respuesta determinada en tu sistema nervioso, el cual está conectado con tu cerebro, afectando tu respuesta motriz (el movimiento de tu cuerpo). La parte inconsciente de ti que no depende de la lógica y del pensamiento racional se acercará de manera natural a algo que ve como positivo o cierto, y rechazará naturalmente algo que no considera cierto para ti.

Si haces preguntas cuando tu cuerpo esté en una posición relajada, de pie (pero que puedas moverte sin impedimento), te inclinarás de manera involuntaria —ya sea ligeramente hacia atrás o ligeramente hacia adelante—, lo cual te ayudará a descifrar si tu cuerpo está de acuerdo con algo que digas o lo rechace. Recuerda, las palabras simplemente son energía.

Si te cuesta trabajo estar de pie, puedes hacerlo sentado en una silla. A través de esta técnica, básicamente estamos usando el cuerpo como péndulo.

Para asegurarte de que tu energía está equilibrada, que es una parte importante de un test muscular preciso, tendrás que hacer los ejercicios de *golpeteo del timo* y *trazo del contorno de los ojos* presentados en el capítulo 4. Este ejercicio ayudará a garantizar que tu energía no esté revuelta y se puede usar como una herramienta de equilibrio de energía rápida.

Párate o siéntate derecho con los pies separados a la altura de los hombros, apuntando directamente hacia el frente. Asegúrate de que ambos pies estén orientados hacia el frente y que no estén ni ligeramente cerrados, ni abiertos. Relaja tu cuerpo, con las manos a los lados. Cierra los ojos si puedes hacerlo de manera segura. Respira profundamente.

Ahora estás listo para preguntar algunas cosas a tu cuerpo. Tu sistema de energía recibirá la energía de lo que dices y reaccionará de manera involuntaria a las preguntas.

Primero, tendrás que asegurarte de hacer una prueba base acertada. Esto solamente es para asegurarte de que tu cuerpo está respondiendo adecuadamente para confiar en el resto de la prueba y saber que es acertada.

Di esto en voz alta: *Muéstrame un sí*. Tu cuerpo debe moverse de forma involuntaria ligeramente hacia el frente, lo cual quiere decir "sí". Te está mostrando que está de acuerdo o concuerda con lo que estás diciendo. Ahora, di esto en voz alta: *Muéstrame un no*. Tu cuerpo debe inclinarse de forma involuntaria ligeramente hacia atrás, diciendo "no". Esto te enseña que rechaza o repele lo que estás diciendo.

Como otra alternativa, puedes hacer una prueba o test base con tu nombre. Di esto en voz alta: *Me llamo* _____. Tu cuerpo debe inclinarse involuntariamente hacia el frente, lo cual quiere decir que "sí". Te muestra que está de acuerdo o en resonancia con lo que estás diciendo.

Ahora di en voz alta: *Me llamo rana.* Tu cuerpo debe inclinarse ligera e involuntariamente hacia atrás, diciendo "no". Esto quiere decir que rechaza o repele lo que dices.

Quizá experimentes variaciones personales a estas respuestas estándar de inclinación hacia el frente o hacia atrás. Por ejemplo, tengo clientes que se balancean ligeramente hacia la izquierda para decir que "sí" y se mantienen neutrales para el "no". Descubrimos que ésta era la variación natural de su cuerpo, y simplemente la tomamos como tal. Podemos obtener respuestas certeras ahora que sabemos exactamente cómo nos da el cuerpo un sí y un no. Mantente abierto a las variaciones.

Si recibes respuestas contrarias a las que deberías (dices "sí" inclinándote hacia atrás y hacia el frente para decir "no"), lo más probable es que tu energía no esté suficientemente equilibrada. Repite los ejercicios de golpeteo del timo y trazo del contorno de los ojos, respira profundamente y relájate. También te puede ayudar hacer un ejercicio de conexión con la tierra. Pensar demasiado también interfiere con el proceso de dejar que tu cuerpo responda de manera natural. Lo lograrás. Simplemente sigue intentándolo.

Juguemos con esta técnica un poco más para ver lo útil que puede ser.

Di esto en voz alta y fíjate en la respuesta de tu cuerpo: Es ciento por ciento seguro que mi cuerpo sane. De forma alterna, repítelo a manera de pregunta y nota la respuesta de tu cuerpo: ¿Es ciento por ciento seguro que mi cuerpo sane? El formato que uses para formular la pregunta no afecta la manera en que tu cuerpo responde, así que elige la que te sea más natural, sea a manera de pregunta o de afirmación.

Simplemente relájate y deja que tu cuerpo se "balancee" suavemente hacia el frente o hacia atrás, que es la forma en que te responderá. Esto sucederá sin que conscientemente hagas algo. Tu único trabajo es relajarte lo suficiente para que suceda. Si tu cuerpo te jala ligeramente hacia el frente, tu mente subconsciente y tu cuerpo esencialmente están diciendo que "sí", con lo cual estás alineado con esa pregunta o declaración. En el fondo, crees que sanarás. Estás de acuerdo con ello a nivel subconsciente. Eso es excelente.

Si tu cuerpo se inclina o te jala hacia atrás, separándote de la afirmación, tu mente subconsciente y tu cuerpo están diciendo que "no", no estás seguro de sanar. No te alarmes. Esa respuesta es la más usual, y la nueva información que descubras puede ayudarte. En el capítulo 8 aprenderás a despejar esta duda, y a librarte de otras creencias que quizá te estén bloqueando. Necesitamos que tu cuerpo concuerde en lo más profundo con que está bien que sanes, o tu súper inteligente mente subconsciente hará todo lo posible para evitar que lo hagas.

Cuando hagas el test muscular necesitas relajarte, desligarte del resultado o la respuesta, y concentrarte solamente en la pregunta. Como tu cuerpo responderá a la energía de tus pensamientos, emociones y más, deberás asegurarte de concentrarte solamente en el tema sobre el que quieras tener respuestas. Es parte de la naturaleza humana querer analizar y oponerse a lo que no tiene sentido, pero si realmente puedes dejarte ir y te mantienes abierto, esta herramienta cambiará tu vida.

Usemos este mismo test con otro propósito: para ver cómo traer a tu mente un factor de estrés que afecta tu sistema de energía. Ponte en posición de test muscular. Revisa que tus pies apunten hacia el frente y cierra los ojos. Piensa en algo negativo, como la ruptura de una relación, una pelea que tuviste con alguien, un miedo que tengas o un momento en el que tu jefe te haya humillado. Nota si tu cuerpo se inclina hacia el frente o hacia atrás.

Es probable que tu cuerpo se incline hacia atrás, lo cual quiere decir que tu sistema eléctrico tuvo un corto circuito temporal porque esa energía tiene un impacto estresante o negativo en ti.

Ahora piensa en cómo sería si ese factor estresante específico no sólo penetrara tu campo de energía de manera temporal, sino que estuviera ahí todo el tiempo —una creencia que te convence de que no estás seguro o una experiencia del pasado que no puedes dejar ir—.

Tu cuerpo estaría constantemente en un estado en el que tu flujo de energía estaría interrumpido y eso afectaría todos tus tejidos, órganos y la función general del increíble cuerpo que tienes.

¿Puedes ver cómo, con el tiempo, si no liberas estos desequilibrios de energía o tus reacciones a estos factores estresantes, podrías pagar las consecuencias?

Considero que el test muscular es una técnica de detección de energía más que una técnica de sanación energética, pero no tiene comparación con ninguna otra que aprendas porque te puede ofrecer claves interminables sobre qué experiencias, emociones y creencias debes despejar (sobre lo cual hablaremos más en la parte tres).

Debes ser consciente de que hay muchas técnicas de test muscular disponibles que puedes aplicar. Mientras el test de pie suele ser la más fácil de enseñar, es importante saber que hay mucho más por aprender sobre este tema.

Test de brazo (test muscular)

Compartiré contigo un método más de test muscular. Lo llamo el *test de brazo*. Para empezar, estira el brazo no dominante frente a ti como si estuvieras intentando alcanzar algo. Ahora dobla el codo de tal manera que tu antebrazo y mano queden en un ángulo de 45 grados. Tu palma debe ver hacia afuera. Parecerá que estás haciendo el gesto de "retrocede" o "mantente alejado", pero con el codo doblado. Ahora, apoya el índice y el dedo medio de la mano dominante justo detrás de tu muñeca (hacia el codo) del brazo doblado.

Al igual que hiciste con el test de pie, harás las preguntas de "sí" o "no" o las afirmaciones de "sí" o "no". Después de establecer la afirmación o hacer la pregunta, usarás los dos dedos para presionar el brazo, detrás de la muñeca (hacia el codo). Aplica el equivalente a un kilo de presión (es presión ligera a media). Deja que tu brazo no dominante se resista ligeramente sin luchar contra la fuerza. Al presionar con ambos dedos, tras enunciar la pregunta o afirmación, percibe la respuesta de tu cuerpo para ver qué te dice tu subconsciente.

Cuando hicimos el test de pie, inclinarte hacia el frente fue la manera en que tu cuerpo respondió "sí" e inclinarte hacia atrás fue la manera en que tu cuerpo respondió "no". Con el test de brazo, tu cuerpo dirá "sí" o "estoy en resonancia" con la pregunta o afirmación cuando el brazo resista a la suave presión de ambos dedos (tu brazo se mantiene firme). Esto quiere decir que no "cede" el brazo. Si sientes que pierde un poco de fuerza y cede ante la presión, el músculo está haciendo un corto circuito temporal, como se estableció al inicio de este capítulo. Tu cuerpo dice "no" o "no estoy en resonancia" con la pregunta o afirmación.

El test muscular no es una lucha entre ambos brazos. Simplemente notas si tu brazo no dominante se debilita con la ligera presión de tus dedos. La clave está en no poner el brazo no dominante muy rígido y no presionar demasiado fuerte o demasiado ligero con ambos dedos. Es como poner la llama de la estufa en la potencia adecuada. Encontrarás la fuerza que más te funcione.

Si te cuesta trabajo hacer el test de pie y el test de brazo, incluso tras mucha práctica, te invito a descubrir y aprender otras técnicas hasta que encuentres una que te acomode. Quiero insistir en el valor de esta técnica. Casi la abandoné por frustración cuando no lograba aplicarla bien al inicio, pero esto hubiera provocado un retraso en mi sanación.

Los siguientes ejemplos te permitirán ver los tipos de bloqueos que podrás detectar tú solo mientras haces los test musculares. En la parte tres te guiaré exactamente a través de ello para hacerlo tú solo, pero por ahora, solamente quiero dar un vistazo al mundo que se abrirá para ti.

Historias de ejemplos de test musculares

Tim me pidió ayuda con su problema de eczema severo. Todo el tiempo tenía comezón y no sabía por qué. Había visto a psicoterapeutas, dermatólogos, acupunturistas y más. Como siempre, sospechaba que había un componente emocional detrás de su comezón. Enseñé a Tim los test musculares básicos y trabajamos con varias preguntas.

Primero, le pedí a Tim que preguntara a su cuerpo, a través de los test musculares, si creía que la comezón le beneficiaba de alguna manera. Quería ver si su cuerpo veía el problema como algún tipo de beneficio para él, lo cual es bastante común. Sabía que hasta que aclaráramos esa idea, sería difícil librarse de la comezón. Recibimos un "sí" como respuesta. Luego pensé en creencias o razones que su cuerpo podría tener para no querer dejar ir esto. Preguntamos a su cuerpo en primera persona: "¿Necesito de la comezón para distraerme de algo que me asusta?" El cuerpo de Tim dijo que "sí". Sabíamos que íbamos bien.

Como descubrirás en el siguiente capítulo, la comezón a veces es el mensaje que el cuerpo da para decir que algo o alguien se te "está metiendo bajo la piel". Para descubrir qué o quién es, pregunté: "¿La comezón está relacionada con una edad en específico?" De nuevo, la respuesta fue "sí". Luego, empezamos a probar con diferentes edades distribuidas en periodos de 20 años (de los cero a los 20, de los 20 a los 40, etcétera) sabiendo que su cuerpo tenía el registro exacto de cuándo había comenzado este desequilibrio en su sistema. "¿La comezón se relaciona con una edad entre los 0 y los 20?" Su cuerpo nos hizo saber que "no". "¿La comezón se relaciona con una edad entre los 20 y los 40?" Obtuvimos un "sí" y lo redujimos a la edad exacta preguntando en grupos de 10 años, cinco y luego año por año. Su cuerpo nos dijo, a través del test muscular, que la comezón estaba relacionada con algo de cuando tenía 32 años.

Tim y yo hablamos de lo que sucedió ese año y descubrimos unas cuantas ideas. Teníamos idea de cuál estaba relacionada con la comezón, pero esperamos antes de tomarlo como definitivo. Tim había estado trabajando en este problema por cierto tiempo, y le recordé la importancia de estar abierto a la opción que parecía tener menos sentido, por si acaso estaba atado a ello. ¿Y qué crees? Sí lo estaba. A través de los test musculares, su cuerpo confirmó que la comezón era algo relacionado con que lo habían despedido del trabajo a los 32 años.

Éstas son las preguntas que hicimos a su cuerpo para llegar a esta conclusión. No hay una fórmula específica para decidir qué preguntar. Simplemente hicimos preguntas que nos hacíamos y a las cuales sabíamos que su cuerpo tendría la respuesta. "¿El eczema está relacionado con un miembro de mi familia?" Recibimos un "no". Insistimos: "¿Está relacionado con una relación romántica?" De nuevo, "no". Finalmente preguntamos: "¿Está relacionado con mi carrera profesional?" Recibimos un "sí". Luego preguntamos: "¿Está relacionado con que me corrieran del trabajo?" De nuevo, "sí". Esto sorprendió a Tim porque había tenido una ruptura sentimental terrible a los 32 años, pero aparentemente su cuerpo había liberado esa energía de su sistema. Al darnos cuenta de que Tim aún estaba permitiendo que esa experiencia se le "metiera bajo la piel" (sintió que lo habían despedido de forma injusta), trabajamos para liberarlo utilizando las técnicas que aprenderás en el capítulo siete.

Tim vio una gran disminución de la comezón en las primeras semanas y siguió mejorando a partir de ahí. Aunque normalmente no sólo es una cosa la que causa un problema persistente, puedes utilizar este sistema de hacer preguntas y reducir tus opciones para despejar todas las capas que pueden estar relacionadas con un reto o problema de salud.

En el siguiente ejemplo ayudé a un cliente a identificar una creencia que estaba bloqueando su sanación. A Ellen le estaba costando mucho trabajo elevar su autoestima, lo cual le estaba generando un estado constante de estrés que exacerbaba sus síntomas físicos e interfería con su proceso de sanación. Cuando hablamos sobre sus retos y las críticas a sí misma con las que luchaba, dijo con tristeza: "Sé qué creencia está provocando todo esto. Siempre se reduce a que no me siento suficientemente buena". De manera instantánea, tuvimos algo en lo que debíamos trabajar.

Éstas son las preguntas que Ellen preguntó a su cuerpo: "¿Mi idea de que no soy suficientemente buena está relacionada con una persona en específico?" Recibimos un "sí" de su cuerpo, así que continuamos. "¿Está relacionado con mi mamá?" Recibimos un "no". "¿Está relacionado con papá?" Recibimos un "sí" y lo apuntamos. "¿Está relacionado con una experiencia específica de mi pasado?" A través de estas preguntas logramos obtener suficiente información y detalles hasta que la intuición de Ellen la hizo pensar en algo. Lo confirmamos con su cuerpo preguntando: "¿Mi sensación de no ser suficientemente buena está relacionada con la vez en que mi papá me gritó por no sacarme 10 en el examen de ortografía de la profesora Black?" Sí, ahí estaba el momento en que había iniciado todo.

Nos emocionó haber encontrado un acontecimiento tan importante para despejar el problema de Ellen. Continuamos a lo largo de varias sesiones, despejando todas las experiencias no procesadas similares que estaban almacenadas en su cuerpo y que alimentaban la creencia de que "no era suficientemente buena"; todo mediante preguntas que nos llevaron exactamente a lo que contribuía a su baja autoestima.

Luego usamos el proceso que aprenderás en el capítulo 8 para despejar creencias dañinas, como ese "no ser suficientemente buena" de Ellen. Ése fue el inicio de un cambio de patrón en ella.

En ambos ejemplos simplemente estábamos haciendo preguntas que quizá ya estábamos pensando o nos estábamos haciendo. Dejamos que nuestra curiosidad nos guiara. Estábamos formulando las preguntas de manera clara y concisa para hacérselas al cuerpo.

Tips para tu práctica de test muscular

Éstas preguntas las puedes hacer para practicar más la identificación de bloqueos. Vamos a cubrir todo tipo de bloqueos más adelante, pero por ahora es un proceso interesante con el que puedes jugar. Posteriormente podrás despejar los bloqueos. Si descubres respuestas reveladoras, asegúrate de anotarlas.

- ¿Hay energía de una edad específica a lo largo de mi vida que esté suprimiendo mi sistema inmune?
- ¿Hay una experiencia específica de mi pasado que provoque una respuesta de estrés en mi cuerpo?
- ¿Hay un órgano específico o glándula en mi cuerpo que esté guardando energía emocional que no sea sana?

Recuerda, si te inclinas hacia el frente utilizando el test de pie o el brazo se mantiene rígido utilizando ese test, tu cuerpo está diciendo "sí, eso es cierto". Si no te funciona, no tienes por qué entrar en pánico. Cambiaremos el método en el siguiente capítulo.

Como a mí me costó mucho trabajo hacer el test muscular al inicio, rápidamente aprendí todos los trucos para conseguir respuestas lo más acertadas posibles. Aquí tienes unas ideas:

- Haz aseveraciones o preguntas utilizando únicamente lenguaje afirmativo. Esto quiere decir que si estás intentando descubrir si en el fondo crees que *puedes* sanar, debes usar la afirmación "Puedo sanar" y ver cómo responde tu cuerpo, en lugar de decir "No puedo sanar". El cuerpo se confunde si usas negaciones en los test musculares. Otro ejemplo para usar esta afirmación: "Mi hígado está funcionando adecuadamente", en lugar de: "Mi hígado no está funcionando adecuadamente".
- Asegúrate de estar hidratado. La electricidad requiere agua, y si estás deshidratado, tu sistema eléctrico no funcionará como debe, con lo cual te costará trabajo obtener respuestas.
- Relájate. Relaja tu cuerpo y tu mente. Piensa que las respuestas que recibas simplemente funcionarán para ayudarte. No hay nada que temer. Nunca he descubierto algo terrible en una sesión, ni tampoco mis clientes. Quizá te cueste trabajo hacer los test si tienes dudas, piensas demasiado o analizas el proceso. Debo insistir en lo importante que es dejarte ir a lo largo de este proceso.
- Haz preguntas claras, concisas y literales. La mente subconsciente y el cuerpo no interpretan preguntas o aseveraciones que tengan otro significado. Usa solamente palabras que tengan un significado. Por ejemplo, es más claro preguntar algo como: "¿Hay una experiencia específica de mi pasado que me impide sanar?", en lugar de: "¿Me pasó algo que esté evitando que sane?" La primera pregunta es muy clara y simple, y no da a la mente subconsciente y al cuerpo razón alguna para confundirse al responder.
- Haz preguntas de diferentes maneras. Sé creativo. Nueve de cada diez veces, cambiar o clarificar la pregunta aportará una respuesta más clara. Creo, en parte, que a veces el cuerpo no responde si no estamos en la ruta adecuada o si necesitamos cambiar ligeramente las preguntas. Intenta incorporar las siguientes palabras a tus preguntas: componente, conectado con, relacionado con,

disparado por/provocado, dañino, contribuye con/contribuir y causar/provocar. Todas estas palabras son claras y no tienen doble sentido. Aquí tienes unos ejemplos: "¿Este dolor de espalda está conectado con una relación actual?" "¿La principal causa de este dolor de espalda es una creencia?" "¿Hay alguien en mi vida que esté desencadenando revivir una experiencia de mi pasado?" (Nota: "Desencadenar" es una frase que me gusta mucho para los test musculares porque nos ayuda a reconocer que el problema actual quizá no sea el problema "real", sino algo de nuestro pasado que se está activando por algo que nos está sucediendo en el presente. ¡Esto quiere decir que estamos encontrando dos respuestas en una! Liberamos el pasado y mejoramos el problema del presente.)

- Asegúrate de respirar profundamente y hacer una pausa entre las preguntas para que tu cuerpo y cerebro se recalibren. Si vas muy rápido, provocarás una sobrecarga sensorial y tu sistema se congelará y te dará respuestas confusas.
- Una solución rápida, en caso de que el test muscular no esté funcionando, es presionar tu ombligo con los dedos de una mano (puedes hacerlo sobre tu ropa). Mantenlos ahí a lo largo del test. Esto suele corregir el problema de flujo energético que puede dificultar el test muscular.
- Haz las preguntas lentamente y tómate unos segundos de descanso entre ellas para no sobrecargar tu cuerpo. Y no hagas muchas veces la misma pregunta. Esto sobrecargará tus circuitos y hará que tu prueba sea menos acertada. Simplemente aprende a confiar en la respuesta que recibas.
- Precauciones: no uses esta técnica de test para predecir el futuro, ganar la lotería, tomar decisiones importantes en tu vida basándote solamente en tu respuesta o diagnosticar cuestiones médicas. Ninguna de las respuestas será acertada, ¡tanto yo como muchas otras personas que han hecho los test musculares te lo pueden asegurar por experiencia! De manera general, entre más apegado estés a la respuesta, menos acertado será el test. Simplemente estamos utilizando esto como herramienta para ver con

qué resuenan nuestros cuerpos y cambiar algo que ya no nos sirve. También, sepárate de los aparatos electrónicos (saca tu celular de tu bolsillo, si lo traes contigo, o sepárate de tu computadora). Pueden interferir con el flujo de energía del cuerpo.

Posteriormente, tendrás muchas oportunidades para practicar esta nueva habilidad. Yo la enseño a todos mis clientes nuevos, y aunque la mayoría se siente incómodo y no confía al principio, tarde o temprano agradecen que los haya hecho trabajar en ello. No necesitas emplear el test muscular para usar el enfoque de sanación contenido en este libro, pero es probable que te abra a cosas nuevas a las que de otra manera te costaría mucho trabajo acceder.

Tip: a lo largo de este libro te enseño a despejar ciertos tipos de desequilibrios con técnicas específicas. Ésa es la manera más efectiva de aprender. Pero lo cierto es que casi cualquier técnica puede desobstruir prácticamente cualquier reto. Las técnicas se pueden intercambiar y son flexibles. Una vez que hayas leído todo el libro y comprendas todos los conceptos y técnicas, podrás utilizar tu test muscular para determinar qué técnicas son las más benéficas para ti en diversas circunstancias. Te enseñaré a hacer esto en el capítulo 11.

Ahora comprendes lo básico del test muscular. En la parte tres te guiaré para que aprendas a usar el test muscular para ayudarte a encontrar y desobstruir las energías emocionales que te estorban. Aprender a comprender el lenguaje de tu cuerpo es una forma muy diferente pero efectiva para adquirir incluso más conocimiento. Entraremos en eso en el siguiente capítulo. Entonces podrás usar el test muscular además de leer el lenguaje de tu cuerpo como una combinación poderosa para obtener más información necesaria para tu sanación.

Capítulo 6

* * * * * * * * * * * * * * *

Aprende el lenguaje de tu cuerpo

El cuerpo es honesto.
—SAORI MINOTA

Tu cuerpo es inteligente. De hecho, es un genio. Te habla todo el tiempo, enviándote claves y mensajes a través de síntomas. En 2012 en un artículo publicado en el *Huffington Post*, Deepak Chopra escribió: "La medicina moderna, con todos sus avances, conoce menos del 10 por ciento de lo que el cuerpo sabe por instinto".[1] Doy crédito de gran parte de mi éxito de sanación, y del de mis clientes, al hecho de descubrir qué mensajes intenta comunicar el cuerpo a través de los síntomas. Éstos son metáforas de lo que sucede a nivel interno, a nivel emocional y energético.

Aunque ya no tengo problemas de salud permanentes, aún interpreto cualquier síntoma temporal que se me presente. *¿Este dolor de cabeza que simplemente me dio es un llamado de atención? ¿Tengo el estómago revuelto porque hay algo ante lo que no me estoy deteniendo a enfrentar?* Al hacerme consciente de esta conexión sé que nunca más volveré a estar en una situación de *"Oh, dios mío, ¿cómo adquirí esta horrible enfermedad que se apoderó de mí?"*

---

1. Deepak Chopra, "The Real Secret to Staying Healthy for Life", *The Huffington Post*, 30 de julio de 2012, <www.huffingtonpost.com/deepak-chopra/healthy-lifestyle_b_1694029.html>.

En este capítulo te enseñaré una manera nueva de analizar tus síntomas. Verás al cuerpo a través de una lente que ofrece claves, mensajes y metáforas para llevar más allá tu sanación. Te daré ejemplos de la vida real para empezar a practicar y pensar de esta manera por ti mismo. También te ofreceré mis interpretaciones de los síntomas del cuerpo y sus mensajes. Cada padecimiento, síntoma y reacción es una metáfora de algo con un significado más amplio, que se puede usar como clave mientras trabajas a lo largo de este libro.

Aprender a conocer el mensaje del cuerpo es una técnica increíblemente valiosa porque si estás abierto a ella, empezarás a ver las metáforas en todo. Y éstas se pueden traducir en mensajes que tu cuerpo intenta enviarte, creencias a las que tu cuerpo se aferra, experiencias no procesadas que debes dejar ir, y más. Todas éstas son cosas que aprenderás a despejar en la parte tres.

Los síntomas son el sistema de guía emocional de tu cuerpo, el cual es difícil de ignorar, resistir o rechazar. Solía molestarme con mi cuerpo por presentar siempre síntomas, pero pensándolo bien, ahora veo que era la fuente de información más honesta en mi vida. Me llamaba, con frecuencia. Conforme me hice más capaz de ignorarlo, se hizo más fuerte y escandaloso. Nunca se rindió, ni disminuyó ante mi rebelión. Simplemente siguió enviando mensajes.

Después de un tiempo, te familiarizarás con la manera en que tu cuerpo te habla. Cada uno de nosotros tiene lo que yo defino como *el eslabón más fuerte* (mi versión más positiva del *eslabón más débil*). Esta parte (o partes) de tu cuerpo puede parecer tu peor enemigo pero, de hecho, es tu mejor amigo. Será la parte que reaccione primero para decirte que algo no está bien. Para mí, mi eslabón más fuerte es mi útero. Si no pongo atención a algo, mi útero me avisa. Quizá a otra persona le duela la espalda baja cuando necesite dar un mensaje. Alguien más puede tener un tic en el ojo de vez en cuando o un sarpullido. Otros pueden padecer migrañas. Ahora lo entiendes.

Conéctate con tu cuerpo

Cuando analices los síntomas, recuerda siempre que tu cuerpo está haciendo lo mejor que puede. Estos mensajes (síntomas) vienen con amor y con la intención de ayudar. Conectarte directamente con tu cuerpo de manera amorosa y reconfortante es algo que vale la pena cuando quieres que tu cuerpo sane.

Aquí tienes unos métodos para comunicarme con mi cuerpo que me han resultado exitosos.

Una oración de agradecimiento

Escribí esta oración a mi cuerpo para ayudarme a conectar con él a nivel saludable, a pesar de la frustración que frecuentemente sentía debido a los síntomas. Te la presento con la esperanza de que te dé paz.

> *Bendito es mi cuerpo y el alma que carga el peso*
> *de un millón de vidas —y aun así, permanece—.*
> *Gracias por sobrevivir cada día, hasta ahora,*
> *y por los días que vendrán después de esto.*
> *Me libero de todo resentimiento hacia ti.*
> *Me libero de toda crítica.*
> *Elijo escucharte sin juzgarte.*
> *Elijo hacerte saber que te amo.*
> *Elijo permitirte simplemente ser.*
> *¡Gracias y así sea!*

Háblale a tu cuerpo con amor

A veces, cuando tenía terribles dolores menstruales, no podía hacer nada más allá de poner mis manos sobre mi abdomen bajo y hablarle a mi útero. Le decía en voz alta que comprendía que estaba intentando decirme algo y que iba a hacer lo mejor por escuchar qué era. Hacía pactos de darme baños calientes y consentirme de otras formas si podíamos "juntos" avanzar hasta el baño sin doblarme de dolor. De manera extraña, me ayudó a conectarme con mi órgano rebelde y encontrar amor y compasión por todo mi ser. Hablarle a tu cuerpo con amor es una práctica diaria útil para sanar.

Siéntate en silencio con las manos sobre la parte que requiera más amor. Ahora háblale, respira a través de ella o simplemente mándale amor o compasión. Es increíble lo que ocurre al estar conectado incluso con las partes con las que no estamos contentos en cierto momento; eso puede ayudar a nuestra sanación.

Usa notas adhesivas

A mí me obsesionan las notas adhesivas. Las tengo en todas partes, pues anoto en ellas recordatorios y mis citas favoritas. También las uso para sanar. ¿Recuerdas que las palabras son simplemente energía? Escribir palabras o frases como "te amo", "sanar", "fuerte" o "feliz" y meterlas en los bolsillos de tus pantalones o pegarlas en alguna parte de tu cuerpo puede tener un efecto curativo.

Inténtalo. Quizá acabes siguiendo mis pasos como "reina de las notas adhesivas".

Mueve y dirige energía

Prestar atención a una parte específica del cuerpo que necesite sanar puede ser muy benéfico. Al concentrarte en el área, órgano, glándula o parte del cuerpo problemática de manera positiva, puedes desobstruir energía estancada. Puedes hacerlo de cualquier manera que sientas adecuada para ti, pero aquí tienes unas sugerencias:

- Golpetea, estira o soba directamente el área afectada. Esto ayudará a crear movimiento y un flujo sano de energía en esa parte.
- Imagina que esa parte del cuerpo está bañada de luz. Cada color tiene una frecuencia distinta, pero los colores violeta, índigo (un tono entre azul y violeta) y azul tienen las frecuencias más altas, lo cual hace que sean colores poderosos para sanar.

Ahora que conoces unas prácticas positivas para conectarte con tu cuerpo, estás en mejor posición para comunicarte con él realmente. Estamos listos para conocer lo que podría estar diciéndote.

Ejemplos de síntomas como claves útiles

Cuando estaba escribiendo este libro, mis ciclos menstruales seguían siendo como siempre, sin que tuviera el terrible dolor que en algún momento me atacó. No obstante, de repente se tornaron muy abundantes e interminables. Aunque mi útero solía enviar mensajes en forma de dolor, mi útero sigue siendo el principal mensajero de mi cuerpo. Mismo mensajero, nuevo mensaje. Solamente para estar segura, fui con el naturópata, quien confirmó que todo, incluyendo mis niveles hormonales, estaba bien. Casualmente mencionó que creía que a veces simplemente hay un "balano espiritual" de algo que se dejó, pero que ya es momento de tratar. Así que lo tomé en cuenta y corrí. Mi ciclo menstrual me hacía sentir que me estaba "desangrando", así que pensé en ello. ¿De qué manera sentía que mi vida se estaba desangrando? ¡Por supuesto! Mientras escribía este libro no reduje mi número de citas con clientes; simplemente añadí cientos de horas extra a mi agenda sin aliviar mi carga de ninguna otra manera. Así era la "vieja yo" antes de estar sana. Sentía que era como una máquina de producción con poco tiempo para recargarme.

Cuando reflexioné en torno a esto, comencé a despejar las creencias que me hacían pensar que tenía que hacer todo. Despejé mis miedos sobre desilusionar a mis clientes si me tomaba un poco de tiempo para descansar. Me tomé un par de semanas para concentrarme únicamente en escribir. Al no permitirme tener tiempo y espacio para favorecer mi expresión creativa como lo necesitaba, había estado suprimiendo energía de mi chakra sacro (segundo) que gobierna el útero, del cual aprenderás más detalles posteriormente en este mismo capítulo. También exploré y despejé ciertas resistencias a ser vulnerable en mis relaciones personales. Por naturaleza, es algo en lo que nunca he sido buena, y me estaba afectando en ese momento de mi vida más que nunca. El segundo chakra está relacionado con los sentimientos, así que tenía mucho que ver con la relación que tenía en ese momento.

No me castigaba por ello. Simplemente pasé por el proceso de explorar y despejar, sabiendo que cuando mi útero estuviera convencido de que había recibido el mensaje, volvería a relajarse. Y así fue. Los sangrados abundantes cedieron después de eso. ¡Unos cuantos "balanos espirituales" que había que despejar, supongo!

Otro ejemplo de cómo el cuerpo nos envía mensajes surge de una amiga con la cual trabajé. Amelia no podía mover su cuello en ninguna dirección a más de quince grados. Le pregunté cuándo había empezado a padecerlo y dijo que hacía unos años. Por supuesto, luego le pregunté qué había pasado en su vida en ese tiempo. Habló mucho de su hermano y de su cuñada y de que no estaba de acuerdo en cómo estaban educando a sus hijos. Amelia no tenía hijos, pero sí tenía ideas sobre la forma "correcta" e "incorrecta" de educar a los niños. El cuello es una parte muy flexible del cuerpo, y si decidimos ser "rígidos" o cortos de mente sobre algo, nuestro cuello suele mostrarnos lo que no está funcionando en nuestra vida, mediante síntomas. Despejamos cuestiones diversas como el hecho de que ella no era capaz de dejar que su hermano tomara sus propias decisiones con sus hijos. Liberamos sus miedos sobre que él estuviera haciendo las cosas "mal", y su oposición a ser flexible en su relación con su cuñada. De manera inmediata empezó a girar el cuello hasta unos treinta grados, una gran mejora.

Basándome en esa mejora inicial, sabía que había más cosas que liberar, así que se me ocurrió preguntarle si ya no estaba tan distraída por lo que hacían su hermano y su cuñada, ¿qué otra cosa podía estar robando su atención? Inmediatamente dijo: "¡Bailar! Solía ir a clases de baile, pero ahora mi cuello no me lo permite". Juntas, descubrimos algunos miedos relacionados con volver a hacer eso que le apasionaba e, irónicamente, ese miedo se reforzaba por el hecho de estar demasiado molesta y con dolor como para bailar (es curioso cómo funciona, ¿no?). Trabajamos en esos miedos y, como imaginarás, ¡inmediatamente logró girar su cuello 50 por ciento más de cada lado! Trabajamos desde estos dos ángulos a lo largo de un par de sesiones y recuperó el movimiento completo de su cuello.

Quizá su dolor de cuello y falta de movilidad eran metáforas de una de estas cosas: miedo a bailar y expresarse, incapacidad de ser flexible en sus pensamientos y relaciones y el "dolor de cuello" estaba *permitiendo* que su hermano y su cuñada se comportaran de forma libre. Un síntoma puede enviar varios mensajes, pero si simplemente exploras lo que se te venga a la mente, definitivamente tendrás una base sólida para empezar a trabajar.

Nota: es muy importante comprender algo sobre este punto. De ninguna manera estamos negando la existencia de un padecimiento médico o psicológico. Simplemente analizamos un panorama más amplio y holístico de tu cuerpo y trabajamos para solucionar cualquier desequilibrio emocional que haya contribuido con esos problemas. En esencia, le preguntamos al cuerpo: "¿Por qué se manifestó este problema aquí?" "¿Por qué se manifestó este problema ahora?" Estamos intentando usar el lenguaje del cuerpo para obtener respuestas que te ayudarán a sanar. Es más, al liberar una "carga" emocional adicional de tu sistema, incluso si no está directamente relacionada con el padecimiento, tu cuerpo tendrá más energía y fuerza para sanar. Este proceso implica hacer lo que podamos para minimizar el estrés en el cuerpo y maximizar el potencial de sanación.

Claves comunes, mensajes y metáforas

Recuerdo que en un punto de mi sanación, conforme empecé a descubrir estos mensajes y metáforas, pensé: "El cuerpo humano es muy interesante. Quisiera que el mío no lo fuera tanto". Quizá sientas lo mismo, pero intenta recordar lo más que puedas que estos síntomas son claves masivas que te pueden ayudar a sanar.

En mi trabajo con mis clientes noto que hay patrones comunes, en términos de metáforas, mensajes y claves, con los que ciertos tipos de padecimientos o síntomas están relacionados. No importa qué nombre o diagnóstico se dé a tu colección de síntomas. Es mucho más importante analizar el área afectada y el posible mensaje detrás de ello.

Las listas que encontrarás en el resto del capítulo están agrupadas de acuerdo con los chakras (una parte del cuerpo de energía sutil); órganos, glándulas y otras partes del cuerpo físico; sistemas del cuerpo; y padecimientos que quizá presentes. Para cada uno, te ofreceré ejemplos de las metáforas que podría usar tu cuerpo para enviarte un mensaje. Es mi interpretación basada en la intuición, metáforas personales, entendimiento de la energía y experiencia con mis clientes. Mi descripción general te dará varias ideas que puedes explorar. Aunque te será de gran ayuda, por favor no te cierres a descubrir más ideas. Mantente abierto a los mensajes que tu cuerpo intenta darte.

A veces es de ayuda analizar lo que pasaba en tu vida justo antes de que aparecieran los mensajes (en el año o dos previos a ello). Aunque es útil prestar atención al momento precedente de los síntomas, ese periodo quizá represente un problema relacionado con un acontecimiento previo. Por ejemplo, digamos que pasabas por un divorcio un año antes de empezar a tener ataques de pánico. Puede parecer que tu divorcio fue la causa, pero la energía emocional podría estar relacionada de forma más cercana con cuando tus padres se divorciaron, en tu niñez.

Si al leer estas listas te parece que una metáfora resuena en ti o con algo "al azar", como un viejo recuerdo o una persona de tu vida que de repente se te viene a la mente, probablemente eso sea una clave de tu subconsciente que te está diciendo "¡Ponme atención!" Mantente abierto a lo que intenta manifestarse y te juro que verás oportunidades donde antes veías barreras.

Como punto adicional, quizá veas que los mismos síntomas, sistema corporal y conceptos aparecen en diversos lugares de las listas con distintos mensajes sugeridos. Eso se debe a que la energía puede manifestarse en más de un lugar y también tener varios significados. Simplemente ve qué resuena en ti y no hagas caso del resto.

Después de estas listas, encontrarás una serie de preguntas para ayudarte a explorar con mayor profundidad. Esto te hará empezar a pensar en términos de claves y mensajes y te ayudará a tener un mayor entendimiento de las energías que necesitan despejarse, como se describe en la parte tres. Probablemente regreses a esta sección con frecuencia mientras trabajas en la parte tres, pues la usarás como fuente de nuevas ideas y caminos, así que quizá sea una buena idea que marques la página al inicio de las listas para encontrarla con facilidad.

Chakras

Los chakras son centros de energía giratoria en el cuerpo. Hay siete principales a lo largo del cuerpo. Los chakras guardan "historias viejas" y patrones tempranos del cuerpo. Sus energías están directamente relacionadas con la programación y condicionamiento de la infancia. Cada uno gobierna diferentes áreas del cuerpo físico.

Los desequilibrios de energía en los chakras suelen aparecer como síntomas en el área física relacionada. Al fijarte qué chakras parecen estar desequilibrados, y al estudiar los órganos, glándulas y músculos que corresponden a ese chakra, probablemente encontrarás nuevas claves con las cuales trabajar.

Chakra de la corona (séptimo). El chakra de corona cubre la parte superior de tu cabeza y baja por los ojos. Simboliza espiritualidad y tu conexión con una fuerza o poder superior. Está relacionado con la energía de saber que puedes confiar en la vida y de que te están cuidando y guiando.
Cobertura física: parte superior del cerebro y glándula pineal.
Enfoque: propósito en la vida y conexión con una fuente superior.

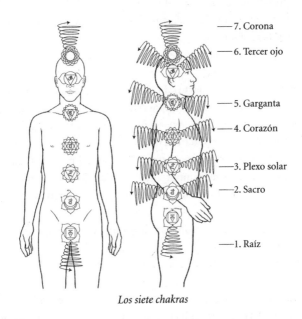

Los siete chakras

Chakra del tercer ojo (sexto). El chakra del tercer ojo está localizado directamente entre las cejas. Representa intuición, imaginación, reflexión y la capacidad de ver las cosas como son (interpretación).

Este chakra es responsable de tus sentidos, tanto de la percepción sensorial como extrasensorial.

Cobertura física: ojos, orejas, nariz, glándula pituitaria, hipotálamo, cráneo y lóbulo frontal del cerebro (considerado el centro de control emocional).

Enfoque: visión y guía interior.

Chakra de la garganta (quinto). Ubicado en el centro de la garganta, este chakra se relaciona con la expresión, la comunicación y la verdad, tanto a nivel interno como externo. Es el metabolizador del cuerpo que elabora información, expresión y más. Suele considerarse el chakra más importante de todos porque recibe información de todos los otros chakras y la procesa, ayudando a crear una expresión única en el mundo.

Cobertura física: glándula tiroides, garganta, amígdalas, boca y médula cerebral.

Enfoque: comunicación y expresión.

Chakra del corazón (cuarto). El chakra del corazón está ubicado en el centro del pecho. Se relaciona con el amor, la intimidad, el perdón y la capacidad de enviar y recibir amor. Este chakra también es responsable de ayudarte a manifestar los deseos de tu corazón al enviar señales de energía de éstos al mundo. Gira sobre la glándula timo, una de las más importantes para la salud del sistema inmune. Todo conflicto emocional puede afectar la energía del chakra del corazón.

Cobertura física: corazón, glándula timo, pulmones, caja torácica superior y vértebras, hombros, brazos y pechos.

Enfoque: amor, relaciones y sanación interior.

Chakra del plexo solar (tercero). Este chakra, ubicado justamente debajo del esternón, gobierna tu sentido de poder personal, incluyendo tus decisiones y acciones en el mundo. Su energía está relacionada con la confianza en ti mismo, la autoestima y la sensación de tener poder sobre tu propia vida. Almacena tus juicios y opiniones sobre ti mismo y el mundo. Este chakra está íntimamente relacionado con tu ego e identidad y con cómo te relacionas con el mundo: quién eres en él, qué deseas en él y cómo manifiestas esos deseos.

Cobertura física: riñones, hígado, glándulas adrenales, páncreas, apéndice, estómago, vesícula y caja torácica inferior.

Enfoque: poder personal y mentalidad positiva.

Chakra sacral (segundo). El chakra sacro está ubicado detrás del ombligo, en la pelvis. Se relaciona con tu felicidad, creatividad, sentimientos y cualidades infantiles. También representa sexualidad. Está íntimamente relacionado con tus historias y condicionamiento de la infancia. Este chakra también gobierna la energía de la propia crianza y la autosanación.

Cobertura física: órganos reproductivos, vejiga, intestinos, válvula ileocecal (controla y regula el flujo de materia fecal en tu cuerpo), pelvis, sacro y la región lumbar de la columna.

Enfoque: sentimientos, felicidad y creatividad.

Chakra raíz (primero). El chakra raíz se ubica en la base de la columna vertebral. Representa tus sentimientos de seguridad y tu instinto de supervivencia. Está conectado con creencias de la infancia, dinero e identidad. Se relaciona con problemas de abandono, falta de merecimiento y sensación de inseguridad. También se relaciona con problemas financieros a nivel de supervivencia. Este chakra, cuando está sano, te ayuda a sentirte arraigado en la vida. Lo que la gente suele describir como "ansiedad" está muy relacionado con un desequilibrio de energía en el chakra raíz.

Cobertura física: genitales, piernas y pies y la base de la columna.

Enfoque: salvedad, seguridad y supervivencia.

Órganos, glándulas y otras partes del cuerpo

Glándulas adrenales. Son parte del sistema endocrino y se localizan arriba de los riñones. Son responsables de producir cortisol, hormona adrenal llamada "hormona del estrés" y modula muchas reacciones del cuerpo ante este padecimiento. Las adrenales se pueden agotar cuando una persona está en constante estado de miedo, si siente que siempre está al borde del abismo o en peligro. Las glándulas adrenales están dominadas por el meridiano del triple calentador, responsable del patrón de pelear, huir o quedarse helado. El estrés general y sentir que necesitas que te defiendan afecta las adrenales.

Las glándulas adrenales también están relacionadas con la habilidad para manejar tu energía de manera saludable. No ser capaz de decir que no y tener miedo de desilusionar a otros, afecta las adrenales. Se pueden deteriorar si te sientes no merecedor o si te sientes perdido en cuanto a la dirección que debes tomar en la vida. Las adrenales debilitadas pueden relacionarse con la desesperación y con sentimientos como "¿cuál es el sentido?"

Las glándulas adrenales debilitadas pueden presentarse como problemas con la rodilla izquierda o la espalda baja. Lo que la gente suele denominar "ansiedad" puede relacionarse con desequilibrios en las glándulas adrenales. Debido a que son parte del sistema endocrino, su energía y desequilibrio pueden afectar la tiroides y el sistema reproductivo.

Tip: analiza los chakras del plexo solar (tercero) y raíz (primero) para saber más.

Brazos y manos. Los brazos y las manos pueden ser metáforas de cargar demasiado por los demás; sentir que tus manos están atadas en una situación particular, como cuando algo es demasiado o está muy caliente para soportarlo; miedo a dejar ir, aferrarse demasiado, agarrarse a un clavo ardiendo; dificultad para dar y recibir, sentir que estás haciendo todo solo y miedo de que las cosas queden fuera de tus manos.

Tip: analiza el chakra del corazón (cuarto) para saber más.

Espalda. La energía que afecta tu espalda puede mostrarte patrones de llevar todo a cuestas, no ser capaz de defender tu opinión, ser apuñalado en la espalda, temer dar la espalda a algo, dar la espalda a alguien (culpa), dar la espalda a algo que te da miedo, vivir en el pasado (como sentir que está detrás de ti o que te sigue), desear que pudieras regresar en el tiempo y cambiar algo, temer que tu pasado (todo lo que está "atrás") salga a relucir, no ser capaz de alejarte de una situación, temer actuar por ti mismo y no ser de confianza para otros.

La espalda baja (chakra raíz) normalmente está relacionada con la energía de supervivencia, como familia, seguridad personal, finanzas/economía y la infancia temprana; la espalda media (chakra del plexo solar) suele asociarse con culpa; y la espalda alta (chakra del corazón) puede ser una metáfora de no sentirte apoyado.

Un desequilibrio en los riñones también puede provocar dolor de espalda (particularmente la espalda baja y media), así que vale la pena analizar situaciones de miedo, la emoción primaria en los riñones. Aunado a ello, las molestias de espalda pueden relacionarse con la vejiga, los órganos reproductivos, el intestino delgado y el intestino grueso (colon).

Tip: analiza el chakra raíz (primero), el chakra del plexo solar (tercero) y el chakra del corazón (cuarto) para saber más.

Vejiga. Los problemas de vejiga suelen relacionarse con miedo y nerviosismo, estar enojado o sentir inseguridad y duda. La vejiga está conectada con el sistema nervioso, en cuestión de energía. Si el sistema nervioso está desequilibrado debido a reacciones de estrés, puede afectar la vejiga (una "vejiga nerviosa"). Sentir que siempre estás al borde del abismo o a la defensiva también puede irritar la vejiga. Las situaciones en las que constantemente estamos planeando cómo manejar algo o a alguien pueden mantenernos en constante nerviosismo. Los desequilibrios en la energía de la vejiga pueden hacerse perceptibles en espalda baja, rodillas y pies.

Tip: analiza el chakra sacral (segundo) para saber más.

Cerebro/cabeza. Las metáforas relacionadas con esta área pueden implicar mareos, rabia o miedo, exaltación, confusión, sentir que tu mundo se movió, sentir agobio, sentirte incapaz de aclarar tu mente, ser una persona obstinada, estar agobiado, no pensar con claridad, sentir que no puedes dejar de pensar en algo o que no puedes dejar de darle vueltas a algo. ¿Estás rumiando el mismo pensamiento o preocupación?

Tu cabeza también está relacionada con sentirte conectado con una fuente superior (Dios, el universo, lo Divino) y con tu yo espiritual. No poder confiar en el flujo de la vida puede provocar síntomas físicos en esa zona.

La autocrítica y pensar demasiado también son mensajes enviados por síntomas en la cabeza. Las migrañas son una señal común de ser demasiado duro con uno mismo.

Los dolores de cabeza y los mareos se relacionan con la energía del meridiano del hígado, así que analizar las emociones que lo afectan también puede ser de ayuda. Éstas son enojo (dirigido a uno mismo o a otros), resentimiento, amargura y frustración. A veces los dolores de cabeza se relacionan con miedos y experiencias sexuales o críticas.

Los mareos se relacionan con el sistema nervioso en cuestión de energía, y éste es regulado por el meridiano de la vejiga. Como mencioné al hablar de ella, esa energía se puede relacionar con nerviosismo, enojo, sensación de inseguridad y más.

Tip: analiza el chakra de la corona (séptimo) para saber más.

Pecho. Los mensajes que aparecen en el pecho suelen relacionarse con la autoprotección. Este mensaje puede anunciar que estás ignorando tus propias necesidades. Los síntomas en el pecho suelen ser indicadores de una incapacidad de mirar hacia dentro y cuidarte primero a ti mismo. El meridiano del estómago, o ese canal de energía, corre directamente entre el pecho. Debido a que la preocupación está relacionada con el meridano del estómago, la energía relacionada con ella es algo a lo que debes prestar atención.

Debido a su ubicación, el pecho puede ser afectado por cualquier cosa no resuelta en pulmones y corazón, incluyendo tristeza no procesada, conflicto interno y relaciones sobre las que no tengas una sensación de paz interior.

Tip: analiza el chakra del corazón (cuarto) para saber más.

Pómulos/senos nasales. Los problemas nasales pueden ser mensajes de congestión de ideas, enojo y tristeza pasados (lágrimas y moco no liberados) o de estar "atascado" de preocupación. También puede tener que ver con sentirte atrapado en la vida, sin el movimiento y el flujo que deseas.

Los senos están conectados energéticamente con el estómago, lo cual se relaciona con la preocupación. Muchas personas que tienen problemas de sinusitis también tienen problemas de estómago, y viceversa.

Tip: analiza el chakra del tercer ojo (sexto) para saber más.

Pecho y pulmones. Los síntomas que aparecen en el pecho pueden incluir el mensaje de llevar una carga, una gran tristeza, miedo a abrir tu corazón, a una situación sofocante o no poder sacar algo de tu pecho. (Como puedes ver, muchos de éstos son temas relacionados con el corazón.)

Los desequilibrios de energía en la zona del pecho suelen estar relacionados con energías como pesadez, angustia, depresión, rechazo y confusión.

Tip: analiza el chakra del corazón (cuarto) para saber más.

Oídos. Los oídos pueden ofrecer metáforas de no estar dispuesto o ser incapaz de escuchar la verdad, escucharte a ti mismo o a otros; que las palabras de otra persona te hieran; o ser demasiado sensible a lo que otras personas dicen.

Los oídos están energéticamente conectados con el meridiano del riñón. Las emociones asociadas con los riñones son miedo, temor y culpa, y vale la pena explorarlos todos.

Tip: analiza el chakra de la garganta (quinto) para saber más.

Ojos. Las metáforas relacionadas con los ojos pueden relacionarse con claridad y sabiduría interior. Pueden incluir una incapacidad de ver la verdad, que no te guste lo que ves en tu vida, no querer ver lo que te espera, rehusarte a ver la verdad, incapacidad de mirar hacia el frente, no confiar en la vida y en el futuro, o no confiar en tu ojo interior o intuición. Los riñones también están relacionados energéticamente con los ojos. Las emociones asociadas con los riñones son miedo, temor y culpa, así que valdría la pena ver si algo así tiene que ver con tu problema.

Las migrañas que afectan los ojos de manera específica se pueden relacionar con un conflicto de la voz interior y el miedo a escuchar la intuición (la cual viene del área del tercer ojo, justo entre tus cejas). Si el problema con los ojos es de resequedad, suele relacionarse con miedo, nerviosismo o incapacidad de mostrar emoción, miedo a dejar ir y un desequilibrio en el sistema nervioso. Un tic en el ojo (o en cualquier otra parte del cuerpo) está enérgicamente relacionado con el sistema nervioso.

Tip: analiza el chakra de tercer ojo (sexto) para saber más.

Vesícula biliar. Segrega bilis para ayudarte a digerir la grasa y es una parte importante de tu proceso digestivo. Se desequilibra por emociones como resentimiento, frustración, culpa e indecisión. Si es un problema, quizá haya cierta "grasa" o "desperdicio" en tu vida que simplemente no dejas ir. El desequilibrio de la vesícula biliar suele tener como resultado dolor de rodilla derecha y dolor de hombro derecho.

Tip: analiza el chakra del plexo solar (tercero) para saber más.

Corazón. Es un músculo que bombea sangre por todo tu cuerpo, pero es esencial para tu salud emocional. De acuerdo con el Hearth Math Institute, él y el cerebro tienen un diálogo continuo, cada uno afectando el funcionamiento del otro. Las señales que van del corazón al cerebro pueden influir en el funcionamiento emocional y cognitivo. El corazón suele llamarse el "segundo cerebro" del cuerpo y está conectado con dar y recibir amor y con la capacidad de manifestar emociones. Se ve afectado por sentimientos de inseguridad, abandono, traición y dar a otros sin recibir nada a cambio.

Los desequilibrios o conflictos en el corazón suelen provocar mareo, así que es algo más a considerar. El insomnio o los problemas para conciliar el sueño suelen relacionarse con problemas del corazón, tales como conflicto interior, sentirte inquieto, perdido y no escucharlo. La energía emocional no resuelta en el corazón puede radiar y afectar hombros, pecho y cuello (incluyendo la tiroides).

Tip: analiza el chakra del corazón (cuarto) para saber más.

Cadera. Te ayuda a avanzar en la vida. También sostiene la parte baja de tu cuerpo. Cuando sientes miedo sobre tomar una nueva dirección en tu vida o mantenerte a ti mismo, esto se puede reflejar en la cadera. Los desequilibrios en el intestino grueso (colon) también pueden manifestarse como dolor o incomodidad en la cadera. Tu intestino grueso está relacionado con "dejar ir", si tienes miedo de dejar ir y avanzar, podría beneficiarte analizar esto. Los desequilibrios en el útero y en otras áreas del aparato reproductivo también pueden afectar la cadera.

Tip: analiza el chakra raíz (primero) para saber más.

Riñones. Limpian tu sangre y son una gran reserva de energía. Se desequilibran por emociones como miedo, temor o sensación de falta de apoyo o conflicto. El meridiano del riñón corre a través de los pies y las piernas, así que el miedo de avanzar o salir adelante por ti mismo puede estar relacionado. En la medicina china, la energía del riñón almacena tu energía de fuerza de vida y es extremadamente importante. Cualquier cosa que drene tu energía del riñón (sobre todo el miedo) afectará tu cuerpo entero. El desequilibrio de riñón también puede manifestarse como dolor o incomodidad en la espalda baja y media.

Tip: analiza el chakra del plexo solar (tercero) para saber más.

Piernas, rodillas y pies. Los problemas de piernas y pies pueden indicar una sensación de inseguridad para avanzar, no estar centrado, inseguro de tu siguiente paso, sentirte atorado en el lodo, tener demasiado miedo a moverte, sentir que te hundes, cargar demasiado peso emocional, no poder alejarte de algo o tener que hacerlo y sentirte perdido.

Los problemas de rodilla derecha suelen estar relacionarse con resentimiento y con la vesícula biliar, mientras los de rodilla izquierda suelen relacionarse con adrenales desgastadas (agotarte, agotar tus reservas de energía).

Como ya dijimos, las piernas y los pies están relacionadas con la energía de los riñones, así que, de nuevo, el miedo es algo a considerar.

Tip: analiza el chakra raíz (primero) para saber más.

Hígado. Es un gran apoyo para tu sistema inmune. Desintoxica la sangre y se relaciona con las hormonas y con el ciclo menstrual. Las emociones relacionadas con el hígado incluyen enojo, resentimiento, irritabilidad, depresión y frustración, así como sentir que nunca nada sale bien, que tu vida es una lucha constante y todos tienen intención de lastimarte. El hígado está energéticamente conectado con las hormonas y puede afectar el sistema endocrino (en específico los ciclos menstruales de las mujeres) cuando no está equilibrado. Su desequilibrio también puede crear dolor entre los omóplatos y en el hombro derecho. Asimismo, si la energía del hígado está atorada puede provocar dolores de cabeza y mareo, los cuales surgen a partir de regresar a heridas pasadas por las que aún estamos enojados.

Tip: analiza el chakra del plexo solar (tercero) para saber más.

Cuello. La energía emocional que se manifiesta en el cuello puede simbolizar estar helado de miedo, temor a voltear hacia otra dirección, a cometer un error y tomar el camino equivocado, ser de mente cerrada, que haya algo o alguien (suele ser una persona) que te fastidie y tener miedo a asomar el cuello al mundo. También puede simbolizar ser inflexible contigo mismo, con otros y con nuevas maneras de pensar o ser indeciso o no estar seguro de qué camino tomar. El meridiano del estómago recorre el cuello y está relacionado con la emoción de preocupación. Muchas veces, los problemas de cuello están más relacionados con el estómago, que con el cuello en sí mismo, pero vale la pena analizarlo desde ambos ángulos.

Tip: analiza el chakra de la garganta (quinto) para saber más.

Páncreas. Segrega insulina en el cuerpo. Los sentimientos de amargura suelen manifestarse como desequilibrios en el páncreas. Quizá también sientas que lo "dulce" de la vida te fue arrebatado o que la vida es injusta contigo. Esto puede incluir sentirte fuera de control o como víctima. El páncreas también puede ser afectado por una conmoción. Los desequilibrios en el páncreas pueden afectar el hombro izquierdo y las muñecas. Debido a que el páncreas es parte del sistema digestivo, vale la pena pensar qué situación de tu pasado es demasiado dolorosa para digerirla y perdonar.

Tip: analiza el chakra del plexo solar (tercero) para saber más.

Glándula pineal. Esta pequeña glándula endocrina produce varios químicos y hormonas, sobre todo melatonina, que modula el ritmo circadiano del cuerpo, que a su vez regula el sueño. La glándula pineal puede estar conectada con problemas de sueño. También está relacionada con no poder equilibrar el ciclo de luz y oscuridad, metafóricamente hablando. Esto puede manifestarse con problemas de humor o con estar muy feliz o muy deprimido, sin que haya un equilibrio o ritmo entre ambos estados.

La glándula pineal también se conoce como el tercer ojo debido a su conexión con la sensibilidad psíquica, la intuición y las dimensiones espirituales. Negarnos a estar abiertos a nuestra intuición puede afectar la glándula pineal. El miedo a lo desconocido y a lo que está afuera también puede afectarla de manera negativa. Estos desequilibrios suelen manifestarse a través de migrañas, en especial las que afectan los ojos.

Tip: analiza el chakra de la corona (séptimo) para saber más. Nota: esto puede resultar confuso, ya que la glándula pineal se conoce como el tercer ojo, pero no forma parte del chakra del tercer ojo.

Glándula pituitaria. Ubicada en la base del cerebro, regula la producción hormonal del sistema endocrino. Es el centro de control de otras glándulas como la tiroides, los ovarios, los testículos y las adrenales. La glándula pituitaria es responsable de activar la adolescencia y el inicio de la sexualidad, así que muchas veces las experiencias y emociones de preadolescencia y adolescencia se deben analizar en estos casos. La glándula pituitaria produce una hormona para que los riñones aumenten la absorción de líquidos, así que esta glándula se puede relacionar con la deshidratación.

La glándula pituitaria se ve afectada por confusión, no tomar decisiones y cambiar constantemente tu manera de pensar por duda y miedo. Parte de la pituitaria es responsable de regular los pensamientos emocionales, así que también se ve impactada por inestabilidad emocional.

Tip: analiza el chakra del tercer ojo (sexto) para saber más.

Órganos reproductivos. Se relacionan con la creatividad, estar cómodo al experimentar tus sentimientos, la seguridad y la felicidad. Cuando no dejamos que nuestro yo infantil se exprese (por ser "demasiado responsables"), esta energía se puede bloquear. De manera similar, cuando tenemos miedo de expresarnos de manera creativa, sea artísticamente o en otros sentidos, la energía puede quedar atorada en estos órganos. Cuando tenemos problemas y miedos relacionados con la paternidad o con nuestros padres, pueden afectar nuestros órganos reproductivos. El miedo o la culpa por crear nuestras vidas de la manera que deseamos afecta estos órganos. Los sentimientos de inseguridad (lo opuesto a sentirte seguro en el vientre materno) y la incapacidad de mirar hacia dentro para encontrar consuelo, también afecta esta área. Otras emociones que afectan el sistema reproductivo son humillación, vergüenza y sensación de carencia de valor. Las emociones reprimidas en torno a la sexualidad o la energía de un trauma sexual pasado también pueden reflejarse en esto. Cuando el sistema reproductivo está desequilibrado puede afectar la cadera y la espalda baja. Suelo notar que los desequilibrios en el útero provocan molestias en los omóplatos.

Tip: analiza el chakra sacral (segundo) para saber más.

Hombros. Metafóricamente, los hombros cargan peso. Quizá tu cuerpo te esté hablando sobre cargar el peso de otros, llevar una carga a cuestas, que alguien te está tratando con frialdad o estás intentando ignorar algo con tal de complacer a otros o evitar conflictos. Los hombros también pueden estar relacionados con sentirte ninguneado.

La energía del hígado está conectada con los músculos ubicados entre los omóplatos y específicamente con el hombro derecho. Los desequilibrios de hígado se relacionan con enojo, frustración y resentimiento, así que estas emociones deben examinarse cuando se analizan síntomas en los hombros. Como mencioné anteriormente, he visto que algunos desequilibrios en el útero se manifiestan aquí.

Tip: analiza el chakra del corazón (cuarto) para saber más.

Piel. Tu piel actúa como barrera entre el mundo y tú. Cuando aparecen síntomas en la piel, pueden relacionarse con sentir que alguien se te mete bajo la piel, sentirte desprotegido contra alguien o algo, que mueres de comezón o ardes de ganas de liberar algo y guardar heridas justo bajo la superficie. Las heridas en la piel como las ampollas pueden ser símbolo de agitación que burbujea.

El sarpullido a veces indica una explosión o expresión de enojo a la que te aferras, o que el cuerpo tiene una reacción grande o sensible. Los problemas de piel suelen estar relacionados con la reacción de pelear, huir o quedarse helado (pánico). Tu piel está relacionada energéticamente con tus pulmones, los cuales se conectan con las emociones primarias de angustia, tristeza y confusión. La congestión de energía también puede manifestarse en la piel:

sentirte congestionado o atorado en una emoción sin poder salir de ella.

Tip: suelo interpretar los brotes en la piel como una sensación de inseguridad y la necesidad de estar a la defensiva o ser protector, así que puede servirte analizar el chakra raíz (primero) para saber más.

Apéndice. Metaboliza la energía, los pensamientos y las emociones y es importante para la función del sistema inmune. Está relacionado con el concepto de nutrición emocional y no poder lograrla internamente. El apéndice es uno de los órganos más importantes en la medicina china porque es responsable no sólo de la digestión y el metabolismo, sino también de la distribución de energía a otras áreas del cuerpo. El meridiano del apéndice está íntimamente relacionado con el de triple calentador y con la respuesta de pelear, huir o quedarse helado. Cuando el meridiano de triple calentador está sobreactivado, toma prestada energía de la reserva del apéndice, creando una situación en que el meridiano del apéndice no puede hacer su trabajo. El apéndice se ve muy afectado por el estrés, la baja autoestima y la incapacidad de mirar hacia dentro. Pensar demasiado, preocuparte y darle vueltas a las cosas agota la energía del apéndice. Las emociones conectadas con él son las de fracaso, preocupación e impotencia. Los desequilibrios en esta parte pueden afectar el hombro izquierdo y la espalda media.

Tip: analiza el chakra del plexo solar (tercero) para saber más.

Estómago/intestinos. Los desequilibrios en estómago y aparato digestivo suelen relacionarse con no ser capaz de "digerir" una experiencia, estar enfermo de preocupación/culpa/miedo, sensación de repulsión a algo, estar atorado (muy molesto), odiar a alguien, sensación de que algo te carcome, sentirte atorado o no poder dejar ir cosas pasadas (estreñimiento), no poder metabolizar o procesar algo (pensamientos, emociones, una situación) o tener problemas para calmar tus reacciones (diarrea).

Los desequilibrios en el sistema digestivo bajo —como el intestino grueso (colon)— están relacionados con la dificultad de dejar ir y suelen afectar la espalda baja y la cadera. Debido a que el intestino delgado tiene la función de absorber nutrientes, los desequilibrios en esta parte pueden representar no ser capaz de recibir y absorber (amor, nutrientes, etcétera), y a veces se relacionan con sentimientos de no merecer esas cosas. Los desequilibrios en el intestino grueso pueden afectar espalda baja y rodillas.

Los músculos del cuello están conectados con el estómago y éste se asocia con la energía de preocupación, así que si te preocupas con facilidad, normalmente serán el cuello y/o estómago los que te envíen ese mensaje.

Tip: analiza los chakras sacral (segundo) y del plexo solar (tercero) para saber más.

Garganta/tiroides. Simbolizan comunicación, expresión y metabolización de energía. Los síntomas que se manifiestan en la garganta pueden apuntar a energía de palabras que no fluyen, emociones que te tragas (enojo, dolor, angustia), sentir que alguien te ahoga, no ser capaz de tragar la verdad, sentir miedo de decir algo o sentirte ahogado por no expresar tus sentimientos. La garganta y la tiroides también pueden desequilibrarse por hablar, dar consejos y sentir la necesidad de expresarte o defenderte más allá de lo que sientes como cómodo o sano para ti.

Los padecimientos de la tiroides, la amigdalitis y otros relacionados con boca y garganta suelen asociarse con estos tipos de metáforas.

Tip: analiza el chakra de la garganta (quinto) para saber más.

Sistemas del cuerpo

Aunque hay muchos sistemas en el cuerpo, los únicos dos que yo interpreto como un todo son el sistema nervioso y el sistema inmune. Se conectan con el funcionamiento de todo el cuerpo; me suelo concentrar en dicho funcionamiento para detectar un efecto en cascada. El resto de los sistemas (digestivo, muscular, linfático y otros) se interpretan mejor si se estudia en qué sistema o parte del cuerpo, órgano o chakra se manifiesta la disfunción.

Sistema inmune. Se encarga de conservarnos a salvo, manteniendo a los invasores externos alejados. Los síntomas que se presentan en el sistema inmune suelen estar relacionados con defensa y protección. ¿Te sientes enojado y a la defensiva? ¿Vulnerable e impotente? ¿De qué o de quién sientes que necesitas protección? (¿De otros o quizá de ti mismo?) ¿Sientes que no tienes ningún tipo de protección? El sistema inmune es tu protector. Si te sientes inseguro siendo vulnerable, no tienes cómo protegerte o te sientes a la defensiva todo el tiempo, eso puede causar estragos en este sistema.

Sistema nervioso. Es quizá el sistema en que concentro la mayor parte de mi atención con mis clientes porque su bienestar es esencial para ayudarlos a sanar. El sistema nervioso se afecta principalmente al sentirte nervioso o ansioso por algo, estar detenido en la respuesta de pelear, huir o quedarse helado, esperar a que suceda lo peor y sentirse todo el tiempo al borde de que algo malo suceda. Esto se relaciona con el meridiano de triple calentador, el cual gobierna la respuesta de pelear, huir o quedarse helado. La salud del sistema nervioso es vital para nuestro bienestar general. Se conecta energéticamente con la vejiga y ésta simboliza ese estar nervioso (como cuando se habla de una "vejiga nerviosa"). Debido a que estar enojado es otro de los mensajes que a veces envía, vale la pena analizar si te sientes nervioso por hacer enojar a otros, lo cual puede afectar el sistema nervioso. Ser muy duro contigo mismo puede causar estragos en el sistema nervioso al crear una situación en la que nunca puedes relajarte (imagina que alguien te está molestando todo el tiempo ¡y que ese alguien eres tú!). Los tics, espasmos, cosquilleos y dolores punzantes que suelen salir de la nada son mensajes de que hay energía afectando tu sistema nervioso.

Afecciones a la salud

Alergias, sensibilidad e intolerancias. Las alergias se relacionan con sentir miedo y estar a la defensiva. El cuerpo redirige el miedo al intentar protegerte de cosas como alimentos y sustancias que no son dañinas. Esto suele ser una respuesta de miedo en todo el cuerpo, pero también puede conectarse con emociones fuertes que sentías al exponerte a ciertas sustancias, lo cual hizo que después el cuerpo "culpara" a esas sustancias por la molestia y provocara una alergia para protegerte de ellas. Trabajar en un miedo y aprender a sentirte a salvo será tu mayor logro cuando trabajes con alergias.

Tip: ve al capítulo 10.

Padecimientos autoinmunes. Las enfermedades autoinmunes implican atacar tu propio cuerpo o tu ser. Estos padecimientos suelen ser señal de autocrítica, atacarte a ti mismo o a tu pasado (arrepentimiento) y sentirte completamente fuera de control. Pueden ser afectados particularmente por patrones de culpa o vergüenza y por sentimientos de falta de valía o de merecimiento.

Condiciones relacionadas con fatiga. La fatiga simboliza sentirte vacío y no tener "suficiente" para ti. Se puede conectar con sentirte cansado de la vida o de una situación específica, carecer de pasión, llevar una carga o tristeza, sentirte agotado por nunca decir no, complacer a la gente, y estar abrumado y agotado tras ciclos de preocupación y miedo. La energía en torno a la desesperación, sentirte perdido, estar atorado y sin salida, agobiado, se ve comúnmente relacionada con padecimientos de fatiga. Las glándulas adrenales y sus patrones son particularmente relevantes para la fatiga.

Condiciones de inmunodeficiencia. Un sistema inmune poco activo puede interpretar que es atacado por otros o por el mundo externo y que no tiene protección propia; por lo cual no es capaz de defenderse.

Condiciones inflamatorias. Mientras muchos padecimientos tienen un componente de inflamación relacionado con ellas, los específicamente inflamatorios incluyen artritis, síndrome de intestino irritable, problemas de piel, alergias, diabetes, enfermedad de corazón y cáncer. Éstos pueden manifestarse como estar enojado o inflamado, dejar que las heridas viejas se enciendan, sentirse agitado, ser crítico con uno mismo o con otros, ser hipersensible o tener una sensación de perdición inminente.

Condiciones relacionadas con dolor. Este tipo de manifestaciones suelen relacionarse con patrones de autocastigo, como culparte a ti mismo, sentir que mereces un castigo por no ser perfecto, mantener un sentido de culpa por el pasado, absorber el dolor de otros o ser hipersensible a ser lastimado por otros.

Condiciones de sueño. El insomnio, el sueño interrumpido y los problemas para dormir se relacionan con un corazón que no está en calma. ¿Qué está dañando tu corazón? ¿Qué no deja que tu corazón se sienta en paz? Cualquier conflicto interno no resuelto afectará tu corazón y tu capacidad de descansar.

Preguntas a responder, claves, mensajes y metáforas

Hay muchas metáforas que tu cuerpo manifiesta y serán claves maravillosas para tu viaje. Para cada síntoma o parte del cuerpo puede haber diversos mensajes. Insisto, mis interpretaciones son solamente ejemplos y un punto de inicio. Es importante empezar a pensar mediante el lenguaje del cuerpo y analizar realmente lo que tu cuerpo puede estar diciendo en el contexto de tu propia vida. Esta práctica será invaluable para que avances.

Aquí tienes una lista de preguntas que puedes hacerte, lo cual será un buen inicio para descubrir lo que tu cuerpo intenta comunicarte. Toma nota de tus respuestas y de tus ideas para usarlas como referencia cuando hagas el trabajo de despejarte profundamente, en la siguiente parte del libro.

- ¿Qué me ayuda a evitar este síntoma? Si está en una parte específica del cuerpo, ¿esa parte representa algo a lo que temo?

- ¿El síntoma o padecimiento se relaciona con un miedo que tiene sentido según la parte del cuerpo o el chakra en que está ubicado?
- ¿Qué representa/simboliza este síntoma al que me resisto?
- ¿Cuál es la función física de esta parte del cuerpo? ¿Me estoy permitiendo manifestar el equivalente emocional de eso? ¿Temo al equivalente emocional de eso?
- ¿Cómo me siento en torno a este síntoma o esta parte de mi cuerpo? ¿Esa emoción se relaciona con lo que podría estar en la raíz de los síntomas vinculados con ella?
- ¿Qué experiencia de mi pasado podría estar aún almacenada en esa parte de mi cuerpo? ¿Puedo usar lo que esa parte del cuerpo representa para descubrirlo?

Ahora comprendes el lenguaje del cuerpo y sabes que te ayudará mucho en la parte tres, a continuación. Las claves que descubriste en este capítulo te ofrecerán una visión clara para descubrir qué tipos específicos de reacciones al estrés, temas y experiencias te será más beneficioso desobstruir.

Parte Tres

* * * * * * * * * * * * * * *

Cambia tu relación con el estrés

¿Recuerdas todo lo que hemos hablado sobre limpiar o despejar el suelo para que ese enorme y hermoso árbol (¡tú!) pueda alcanzar un estado óptimo de bienestar? Bueno, así es como lo hacemos. Cambiemos tu relación con el estrés.

Esto requiere concentración en estas cuatro áreas principales:

- Experiencias no procesadas
- Creencias dañinas
- Patrones emocionales dañinos
- Miedo

Para cada una de estas áreas, aprenderás técnicas primarias para trabajarlas:

- Test y golpeteo del timo
- Técnica de Liberación Emocional (TLE)
- El barrido
- Golpeteo de chakras
- Método de 3 corazones

Ahora con mucho detalle te guiaré por estas principales áreas y técnicas. Como lo dije en la introducción, te sugiero que leas todas y las practiques a fin de entenderlas completamente. Una vez que comprendas el panorama general, serás capaz de decidir exactamente qué funciona mejor para ti.

La analogía del árbol de la que hemos hablado es la base de todo mi proceso. Vamos a estar limpiando o despejando el suelo. En el capítulo 11, te mostraré una ilustración del Árbol Sanador, junto con instrucciones sobre cómo usarlo, lo cual te ayudará a racionalizar todo el proceso. Esto es un vistazo de todo lo que aprenderás en la parte tres.

¡Vayamos!

Capítulo 7

* * * * * * * * * * * * * * *

Aclara experiencias no procesadas

Puedes hacer esto, te lo digo yo, está permitido.
Empieza de nuevo la historia de tu vida.
—JANE HIRSHFIELD, THE LIVES OF THE HEART

Las emociones ayudan a entender nuestras experiencias, sentirnos vivos, relacionarnos con otros y mucho más. El problema viene cuando nuestras emociones se atoran, la sensación de sentimientos prolongados. Cuando esto ocurre, sentimos nuestras emociones con mucha intensidad, en ocasiones de manera permanente, sin tener un modo de lidiar con ellas y nos crean reacciones de estrés.

En este capítulo, exploraremos el poco recurrido método de despejar o desobstruir experiencias pasadas de nuestros cuerpos. Aprenderás cómo viejos sentimientos se mantienen en el cuerpo, incluso mucho tiempo después de haberlos experimentado, cuál es su impacto en nuestro bienestar y cómo desobstruirlos, con el fin de permitir que el cuerpo se relaje y sane. También aprenderás dos técnicas muy poderosas para desobstruir: el test y golpeteo del timo y la Técnica de Liberación Emocional (TLE).

Estamos hechos para dejar ir viejas emociones

En mis talleres, pongo un bolígrafo y un papel en cada silla. Luego, pido a los participantes que simplemente escriban sus nombres en el papel que está frente a ellos. Les doy unos segundos y espero a que todos terminen. Cuando observo todo el salón, al menos la mitad de ellos siguen sosteniendo la pluma en la mano, aun cuando su propósito ya se cumplió. Ésta es una gran oportunidad de explicar cómo las emociones trabajan de la misma manera que esta tarea. Estamos hechos para recurrir y utilizar los sentimientos para una razón en específico —expresarnos, protegernos y más—, pero una vez que no las necesitamos más para ese propósito, debemos dejarlos ir.

Los sentimientos de nuestro pasado suelen quedarse en nuestro cuerpo después de haber cumplido su propósito. Cuando un animal en la jungla experimenta un suceso estresante, se agita, tiembla, corre o hace otras actividades para deshacerse del efecto de los químicos del estrés en su cuerpo. El animal se deshace de esa pelea, fuga o patrón de parálisis descargándolo. Se vuelve a equilibrar por sí mismo y entonces es capaz de volver a la naturaleza. La tendencia natural humana es hacer lo mismo, pero en ocasiones se nos dice (nosotros mismos o alguien más) que "nos calmemos", "nos serenemos", "dejemos de ser tan sensibles", "maduremos" o "aguantemos".

Purgar o despejar los químicos que sobrevivieron tras la experiencia estresante envía el mensaje a nuestro cerebro primitivo de que sobrevivimos y estamos a salvo ahora. Esto manda una señal al cerebro cognitivo para procesar la información y liberar cualquier vínculo relacionado con él, que ya no es necesario. Si la energía de enfrentar y sobrevivir una experiencia estresante se descarga de una manera saludable, puede ayudar a sentirnos más empoderados y capaces de manejar las cosas en el futuro. Puede incluso ayudar a crear un sentido de seguridad.

Si no descargamos esa energía (esto es, la procesamos y liberamos), entonces el cerebro primitivo congela la experiencia en nuestro sistema. Todas las emociones que estábamos sintiendo en ese momento se mantienen vivas y vibran dentro de nosotros. La doctora Candace B. Pert, autora de *Molecules of Emotion*, fue la persona que me abrió los ojos a este concepto. Su trabajo está basado en descubrimientos importantes sobre cómo los sentimientos y las emociones inesperadas que traen las experiencias pueden atorarse en el cuerpo al nivel de memoria celular. En *Molecules of Emotion*, la doctora Pert escribe: "Un sentimiento desatado en nuestra mente, o cuerpo, se convertirá en un péptido liberado en algún lugar. [Órganos, tejidos, piel, músculos y glándulas endocrinas], todos ellos, tienen receptores péptidos y pueden guardar y acceder a información emocional. Esto significa que la memoria emocional se almacena en muchos lugares en el cuerpo, no sólo, y ni siquiera principalmente, en el cerebro. Puedes acceder a la memoria emocional en cualquier lugar de la red peptídico/receptor en cualquier cantidad de maneras. Pienso que las emociones que no son expresadas se alojan, literalmente, en el cuerpo. Las emociones realmente auténticas que requieren ser expresadas están en el cuerpo, tratando de hacerse un lugar para ser expresadas y, por lo tanto, integradas, completadas y sanadas".[1]

Definir la experiencia no procesada

La manera en que la mayoría de nosotros ve y entiende la palabra "trauma" es sólo la mitad de la historia. Lo que suele venir a nuestras mentes cuando escuchamos la palabra *trauma* es abuso, abandono y catástrofe. Pero lo que realmente significa trauma es una "experiencia profundamente estresante y perturbadora". El tipo de sucesos que normalmente consideramos traumáticos no siempre son de los que en realidad nos traumatizan, como algo doloroso que dijo tu amiga sobre ti en el patio en segundo de primaria.

Cuando las emociones no procesadas de esas experiencias viven en nuestro cuerpo, puedes sentirlas en cierto grado todo el tiempo. Pero he aquí que algo más sucede. También hacemos interpretaciones de nuestras experiencias, que no siempre son exactas. Esos significados o interpretaciones se convierten, entonces, en creencias dañinas con las que vivimos. Aprenderás de ellas en el siguiente capítulo. La experiencia no procesada es el punto de referencia o "test" para la mente subconsciente de que la creencia todavía es válida para ti. Necesitas desobstruir y neutralizar las energías que aún están atoradas en tu

---

1. Candace B. Pert, PhD. *Molecules of Emotion*, Nueva York: Simon & Schuster, 1999, <http://candacepert.com/where-do-you-store-your-emotions>.

sistema, con el fin de comprobarle a la mente subconsciente que ahora estás bien y que es seguro relajarse y seguir adelante. Esto no aplica necesariamente para todas las creencias, pero para muchas sí. De cualquier manera, despejar experiencias no procesadas siempre es benéfico para tu bienestar.

Aprendamos más sobre qué significa *no procesado*. Cualquier experiencia emocional o suceso perturbador o estresante en tu vida que no has *aceptado*, *procesado* y *liberado* adecuadamente podría estar traumatizándote. Esto quiere decir que los sentimientos de ese suceso aún están atorados en tu cuerpo, o "sin expresarse", como lo dice Candace Pert. El trauma, en otras palabras, es menos sobre el suceso en sí, pero más sobre lo que *no se ha procesado* y aún está en tu cuerpo. Así que a partir de ahora nos desharemos de la estresante palabra *trauma* y sólo la llamaremos *no procesado*. ¿Acaso no es ya menos intimidante?

Podemos desglosar aún más lo que esto significa echando un vistazo a los tres pasos para sanar una experiencia no procesada: aceptar, procesar y liberar.

- Cualquier suceso que no hayas **aceptado** significa que seguramente te dijiste a ti mismo de alguna manera, incluso subconscientemente: "Esto no fue para tanto", cuando en realidad estabas sintiendo: "Me estoy muriendo de miedo" o "Eso fue realmente terrible".
- Cualquier suceso que no hayas **procesado** significa que aún no lo comprendes o no has quedado en paz con el hecho de no entenderlo, y se queda inconcluso en tu espíritu.
- Cualquier suceso que no hayas **liberado** significa, dado que no lo has aceptado ni procesado, que puede seguir atorado en tu cuerpo. Si esto es cierto para ti, seguramente sentirás una "carga" cuando lo recuerdes. Esto podría manifestarse como un hoyo en el estómago, un palpitar en tu pecho, lágrimas acumulándose en tus ojos, un corazón agitado, palmas sudorosas y más. También es posible, e incluso probable, que estos sucesos o experiencias no procesados no son siquiera los que recuerdas.

Ésta es mi analogía para demostrar cómo funcionan las experiencias no procesadas. Imagina que hay una pequeña cápsula de vidrio en tu cuerpo. Cuando vives una experiencia estresante y no la aceptas, procesas y liberas, todas las vibraciones de energía emocional (sentimientos), imágenes, aromas y otros detalles se almacenan en la cápsula y ahí se quedan. Cuando alguna experiencia actual o sus detalles coinciden con lo que tiene dentro la cápsula, la experiencia no procesada puede desencadenarse, "despertar" en tu cuerpo. Así es cuando te sientes traumatizado, ansioso y varias otras cosas, como si estuvieras viviendo la experiencia original una vez más. Para salir de ese patrón, necesitas encontrar los diversos desencadenantes y simplemente desobstruirlos o neutralizarlos.

El objetivo es que llegues al punto en que aceptes que esa experiencia ocurrió, sin que sientas que la acompaña una carga emocional intensa o energía perturbada. No es necesario que te guste o te sientas feliz de haber vivido esa experiencia, pero sí tienes que aceptarla y estar en paz con ella para seguir adelante. Esto nos regresa al punto de vista de Candace Pert: que las emociones deben ser expresadas e integradas, a fin de poder sanarlas. Esto no sólo te ayudará a liberar la reacción estresante de tu cuerpo, sino que también te permitirá seguir adelante y romper con creencias dañinas que se crearon a raíz de esa experiencia.

Lo realmente interesante es que varias de esas experiencias ni siquiera las recuerdas, lo cual hace que se conviertan en un mayor reto para ti. Pueden ser cosas que te ocurrieron cuando eras muy pequeño, o cosas que parecen tan pequeñas que simplemente no las recuerdas. Te estaré enseñando cómo despejar incluso las cosas que no recuerdas del pasado cercano.

Haz una lista de recuerdos

Un ejercicio muy útil que puedes realizar ahora mismo es hacer una lista para ti. Escribe todas las experiencias en tu vida que aún te molestan, que todavía recuerdas de vez en cuando o que quisieras que nunca hubieran ocurrido. ¿Qué recuerdas que te hizo no volver a "ser el mismo" desde entonces? ¿Qué experiencias puedes recordar que viviste justo antes de que se te presentara este reto en tu vida? ¿Qué es lo que aún te hace un vacío en el estómago o hace que tu corazón palpite más rápido cuando piensas en ello?

Esta lista puede ser larga, pero vale la pena hacerla. De esta manera, podrás tener una especie de esquema sobre el que podrás trabajar con calma y de manera segura. No juzgues nada como "demasiado pequeño" para ponerlo en la lista. Anota todo en lo que puedas pensar. Todo es importante. Le digo a los clientes que veo más "traumas" que vienen de experiencias como ser humillado enfrente de la clase de primer año de primaria, que de accidentes de auto fuertes o sucesos aparentemente más traumáticos. Esto es debido a que cuando las cosas son "grandes", solemos hablar de ellas, trabajar con ellas y procesarlas, más que ignorarlas.

Tu lista no tiene que estar en algún orden en particular o incluir mucho detalle. Sólo necesitas saber a qué experiencia te estás refiriendo.

Ya sea que consideres que tus recuerdos del pasado son significativos o no, ellos pueden tener un gran impacto en tu bienestar. Es lo mismo si los recuerdas o no. Siempre es importante despejarlos. Y eso es probablemente más sencillo de que lo piensas.

Identifica tus experiencias no procesadas con tres métodos

Entonces, ¿cómo sabemos qué es lo que realmente no está procesado en nuestros cuerpos para liberarlo y seguir adelante? Tienes ahora una lista de recuerdos que pueden darte un punto de partida. Aun así, tendrás que reducirla y decidir con cuáles trabajar. Existe un par de formas eficientes de descubrir las experiencias que más te están afectando: el test muscular y utilizar tu lista de recuerdos. Elige lo que funcione para ti; no hay camino equivocado en esto.

Método 1: test muscular

Este método es por el que más apuesto porque requiere la menor cantidad de trabajo y es el más preciso. No tienes que recordar la experiencia, ni necesitas la habilidad de mantenerte objetivo al decidir qué experiencias son las que realmente te están causando un problema. Sólo pregunta a tu mente subconsciente, la cual ya sabe las respuestas y sólo espera compartir la información contigo.

Con el test muscular puedes utilizar el test de pie o el test de brazo que aprendiste en el capítulo 5. Simplemente pregunta a tu cuerpo: "¿Tienes alguna experiencia no procesada que esté contribuyendo con _____?" Puedes completar el espacio en blanco con "estrés en mi cuerpo". También puedes completarlo con un reto específico con el que estés trabajando, como "inseguridad en situaciones sociales" o "dificultad para digerir la comida".

La respuesta a esta pregunta será casi siempre "sí". Probablemente tendrás muchas experiencias de este tipo, pero con una sola pregunta la bola está en juego. Entonces, a través del test muscular, puedes determinar a qué edad ocurrió este suceso, para tener alguna idea de a qué se debe.

Pregúntate: "¿Esto sucedió entre mis cero y 20 años? ¿20 a 30?" y así sucesivamente. Síguete preguntando hasta que tu cuerpo responda "sí" a un periodo específico, luego pregunta para cada año de ese periodo para encontrar el año exacto. Recuerda hacerte las preguntas lentamente y darle algunos segundos a tu cuerpo para recalibrarse.

Cuando hayas definido la edad, mantente abierto y permite que las ideas vengan a ti. Recuerda, puede ser cualquier cosa, desde una experiencia obvia, como la muerte de un familiar, hasta algo que consideres menor. Sólo déjate ir con lo que sea que venga a ti.

Si te sientes inseguro, puedes hacerte más preguntas, como cuestionarte con qué se relacionaba esta experiencia: con una persona, tu carrera, tu salud, etcétera. ¡Es un verdadero juego de adivinanza!

Tu cuerpo te estará respondiendo constantemente y, eventualmente, recordarás la experiencia o tendrás la suficiente información para empezar a trabajar con ella. Con tan sólo saber, por ejemplo, que tuviste una experiencia a los cinco años que tiene que ver con la escuela y tu maestra, será suficiente si no puedes recordar más.

Una vez que tienes esto, verifica la experiencia con el test muscular. Recuerda, tu mente consciente a veces piensa que sabe qué está relacionado con qué, pero el subconsciente tiene la última palabra (y el registro original). Pregúntate: "¿La experiencia _____ (describe la experiencia brevemente) está contribuyendo al estrés en mi cuerpo?" También puedes utilizar todo aquello que sea relevante para ti en la última parte de la frase, como "contribuyendo a estas migrañas" o "contribuyendo a este miedo a las alturas".

Una vez que obtengas tu confirmación, tendrás una experiencia tangible sobre la cual trabajar. Si no puedes identificar o recordar la experiencia específica, sólo identifica toda la información posible. Tal vez, a través del test muscular, terminarás con información relativa a una experiencia vinculada con tu mamá, pero no logras identificar exactamente de qué se trataba. No hay problema. Por lo general, el cuerpo nos permitirá trabajar con tan sólo unos detalles clave si los utilizamos de manera adecuada.

Tip: ¿recuerdas esas energías de vidas pasadas y generacionales de las que hablamos antes? Trabajar con experiencias no procesadas es una de las oportunidades que tendrás para abordar esas energías. Para las experiencias de vidas pasadas no procesadas, simplemente pregunta a tu cuerpo utilizando el test muscular: "¿Tengo alguna experiencia de vidas pasadas causando estrés en mi cuerpo?" Si obtienes un "sí", puedes aplicar el mismo proceso que empleaste para obtener más información sobre las experiencias no procesadas en esta vida. Esto significa que la energía de la experiencia vino contigo desde una vida pasada hasta ésta. Sólo descubre a qué podría estar conectada. Para experiencias generacionales, pregunta: "¿Tengo alguna experiencia generacional no procesada que causa estrés en mi cuerpo?" Sólo estamos preguntando si alguna experiencia (y sus energías) de uno de tus parientes fue canalizada hacia ti. Si obtienes un "sí", puedes preguntarle a tu cuerpo de qué lado de tus ancestros proviene, tu madre o tu padre. Piensa en cosas que sabes que vivieron tus ancestros y trata de ubicar a la persona de la cual te fue canalizada dicha experiencia. Para despejar o desobstruir experiencias de vidas pasadas y generacionales, utiliza las mismas técnicas que estás a punto de usar para tus propias experiencias, pero modifica algunas palabras para que funcione. Explicaré más de esto en las siguientes páginas.

Método 2: utiliza tu lista de recuerdos

Tengo dos trucos que te ayudarán a identificar una experiencia maravillosa para trabajar con ella.

Identifica cómo te sientes respecto a tus desafíos. Pregúntate: "¿Cómo me siento respecto al desafío al que me estoy enfrentando?" El reto o desafío suele referirse a todo el problema en general, como una enfermedad o ataques de pánico. Esta pregunta te ayudará a descubrir qué experiencias no procesadas pueden estar almacenadas en tu cuerpo y cómo contribuyen en tu desafío. ¿Te sientes triste? ¿Te sientes frustrado? Trata de identificar una emoción principal que te embargue ahora mismo. Una vez hecho eso, revisa tu lista. ¿En qué momento de tu vida sentiste esta emoción en particular? Tal vez fue una pelea que tuviste con un familiar o quizá la forma en que algo se manejó en el trabajo. Aunque hay muchas experiencias no procesadas, pasar por este procedimiento varias veces te ayudará a descubrir una variedad de experiencias para trabajar.

No importa de qué tipo de desafío se trate. Consistentemente descubro que saber cómo nos sentimos *acerca* de un problema es un buen indicador acerca del tipo de emoción que en primera instancia llevó a crear ese problema. Es importante añadir que empezar a sentirnos mejor sobre un problema es una gran señal de sanación.

He aquí un ejemplo de cómo puede funcionar esta dinámica. Jim vino a verme por dolores en las articulaciones. Le pregunté cuándo se había iniciado eso y contestó que hacía un par de años. Le pregunté si recordaba qué sucedía en su vida hacía dos años. Enumeró una lista de cosas que pudieron haber sobrecargado su cuerpo. Una vez que exploró algunas posibilidades, también le pregunté cómo se sentía respecto a su dolor de articulaciones.

Cada persona tiene una percepción única sobre su problema, aun cuando el problema real sea común y corriente, como el dolor de articulaciones. Con Jim supe que cualquiera que fuera su principal emoción sobre sus articulaciones, podría ser un buen punto de arranque para descubrir la experiencia no procesada que contribuía a su dolor.

Jim expresó estar "cansado de lidiar con esto". Le ayudé entonces a descubrir de qué más podría "estar cansado" o qué situación lo estaba cansando en esa misma época y antes de esa época (uno o dos años previos). No tienes que encasillarte en el periodo de los dos años, pero esto fue justo lo que hice con Jim. Descubrimos algunos problemas maritales en esa época que lo hacían sentirse "no merecedor". Con esto, nos pusimos a trabajar para desobstruir la energía alrededor de experiencias específicas en su pasado, utilizando los métodos que te enseñaré más adelante. Eso ayudó muchísimo no sólo con la frustración y cansancio que Jim sentía respecto a la situación, sino también con su dolor de articulaciones.

Una y otra vez, descubrí que la manera como nos sentimos tanto física como emocionalmente es un gran indicador de la energía o experiencia original que contribuye o genera el desafío o problema.

Identifica recuerdos con la "carga" más pesada. Aquí puedes volver a utilizar tu lista de recuerdos. ¿Qué experiencias para ti siguen teniendo carga emocional? ¿Qué recuerdos siguen dejándote un vacío en el estómago o un nudo en la garganta cuando piensas en ellos? Eso que sientes es un desequilibrio energético: prueba de que las emociones o recuerdos aún tienen un espacio cómodo en tu cuerpo. Elige los recuerdos más fuertes o más viejos de la lista para trabajar.

Asegúrate de permitir que se manifieste todo lo que sea necesario. Si tuviste traumas significativos en tu vida, pero una de las cosas que tiene mayor carga emocional es cuando no ganaste el concurso de deletreo en cuarto de primaria, trabaja con eso. Las cosas pequeñas pueden ser grandes, y las cosas grandes pueden ser pequeñas.

Permíteme compartir una historia que te ayudará a entender. Sandy, una de mis clientas, vivió una experiencia realmente humillante en su primer trabajo después de la universidad. Estaba en una junta haciendo una presentación como cabeza de mercadotecnia y empezó a entrar en pánico. No solía hablar frente a una multitud, especialmente no frente a los peces gordos de la compañía. Empezó a sentirse mareada, con náuseas y las palmas de sus manos sudaban. Cuando pidió una cita conmigo, estaba completamente aterrada, pues tenía otra presentación en unas semanas. Le pregunté si alguna vez tuvo un problema al hablar en público antes de esto y dijo que en realidad nunca había tenido la oportunidad de hacer esto. Sin embargo, cuando empecé a ayudarle a pensar en menor escala, recordó haber estado extremadamente nerviosa varias veces cuando tuvo que hablar frente a su salón de clases en sus años de estudiante. Pudo recordar conscientemente cinco de esas veces, así que le pedí que recordara sólo la primera. Sabía que con la primera vendrían muchas otras "atadas" a ella, porque seguramente todas las veces subsecuentes estarían desencadenando esa primera experiencia.

Despejamos esa primera experiencia, incluidos todos los viejos sentimientos, y ni siquiera tuvimos que tocar ninguna de las otras. Esto no siempre funcionará y tendrás que acudir a otras experiencias que identifiques, pero en ocasiones tendrás suerte con la primera. Para Sandy, todas las experiencias no procesadas similares que le recordaban la primera venían ya desenredadas y liberadas con ella. Debimos haber tocado el incidente más "fuerte", y cuando anulamos esa energía, también difuminamos el resto. En breve, sabrás cómo hacer esto por ti mismo.

Éste es un excelente ejemplo de por qué es tan importante procesar y liberar las experiencias y emociones de nuestro cuerpo. Si no lo hacemos, nuestras vidas actuales se llenan de ocasiones desencadenantes que causan estrés en nuestros cuerpos y suelen reforzar las creencias que tenemos de esas experiencias no procesadas.

Ahora estamos listos para despejar o eliminar.

Cómo despejar experiencias no procesadas utilizando dos técnicas

Ojalá que en este momento ya hayas sido capaz de identificar una o dos experiencias específicas no procesadas. Si eres como yo era,

¡probablemente tienes más de una! Empecemos a despejarlas o desobstruirlas. Para esto utilizaremos dos técnicas: el test y golpeteo del timo y la Técnica de Liberación Emocional.

Ya desde ahora te puedo escuchar… "¿Cómo podré despejar todo lo que ha pasado en mi vida?" Voy a sonar como disco rayado, pero necesito hacerlo para ser clara y directa: no tienes que liberarlas todas, ni al mismo tiempo. La idea detrás de este trabajo es liberar las cosas amablemente (y sin prisa) de tu pasado conforme se vuelven obvias para ti. No tienes que ir en ningún orden específico, ni cronológico cuando se trata de despejar experiencias. Así como antes, puedes confiar en que lo que venga a ti primero estará bien.

Te enseñaré dos diferentes técnicas para despejar experiencias no procesadas. Las utilizo juntas en mi trabajo conmigo misma y con mis clientes. Son técnicas muy distintas, que trabajan de diferentes formas. Esto nos ayuda a despejar la experiencia completamente. La combinación de ellas es más eficaz, al menos al principio, pero luego de que las aprendes y las usas constantemente, tal vez descubras que en ocasiones eres capaz de despejarlas completamente con tan sólo una.

Test y golpeteo del timo

La glándula timo, como lo aprendiste en el capítulo 4, es la glándula maestra del sistema inmunológico del cuerpo. Se localiza en el centro de la energía emocional del cuerpo, justo a la derecha del corazón, y es el primer órgano que se ve afectado por el estrés emocional. De hecho, se le suele llamar el "protector del corazón". Es el responsable, energéticamente, de regular el flujo energético a lo largo de todo el cuerpo. Lo afectan las emociones relacionadas con no sentirse a salvo, con sentirse atacado por la vida o por otros y con la energía de estar desprotegido. Esto explica por qué es tan importante en el rol de retener (y liberar) experiencias no procesadas, ¿cierto?

El timo es tan poderoso, además de estar conectado al resto de los sistemas energéticos del cuerpo, que casi cualquier bloqueo o desequilibrio en ese sistema puede resolverse trabajando en él. Esto lo hace la estrella de nuestra siguiente técnica. Piensa en cómo la gente "agita" naturalmente su pecho cuando está enojada o nerviosa, o cómo los gorilas golpean su pecho si perciben peligro. Se cree que existe una tendencia natural a fortalecer y balancear nuestra energía cuando más lo necesitamos.

Tal vez recuerdes del capítulo 4 que el doctor John Diamond, pionero en el campo de la sanación holística, cree que el timo sirve como enlace entre mente y cuerpo debido a su localización en el cuerpo. También quizá recuerdes que la glándula timo es responsable de producir células *T*, vitales para la salud del sistema inmunológico, incluido protegerte contra alergias, enfermedades autoinmunes e inmunodeficiencia. Pienso que esto hace que la salud de esta glándula sea esencial para sanar completa y permanentemente. El trabajo de Candace Pert en torno a emociones sin expresar, y años de explorar diversas ideas para liberarlas, me ayudaron a crear y perfeccionar la técnica del test y golpeteo del timo. La habilidad de esta técnica de procesar y liberar sentimientos, al tiempo que vuelve a equilibrar el sistema inmunológico en relación con ellos, está basada en la capacidad que tiene la glándula timo de sanar.

Con el propósito de ayudar a despejar experiencias no procesadas, usaremos un proceso sencillo de tres partes:

1. Primero, identificarás los sentimientos provenientes de experiencias no procesadas, atoradas en tu cuerpo.

2. Luego, usarás un procedimiento sencillo de golpeteo del timo para liberar esos sentimientos.

3. Por último, incorporarás emociones positivas para ayudar a darle soporte a la integración completa y al proceso de sanación de esa experiencia. Suelo incorporar emociones positivas al final de una sesión, en lugar de hacerlo inmediatamente después de trabajar con una experiencia. Ya sea que lo hagas enseguida o al finalizar la sesión, siempre debes completar o cerrar tu trabajo incorporando energía positiva.

¿Recuerdas la cápsula de vidrio metafórica de la que hablamos al principio de este capítulo? Esa técnica te ayudará a empezar a desobstruir las emociones.

Hablemos sobre cómo vamos a ser capaces de saber qué sentimientos específicos tenemos aún. Utilizando una lista de emociones, junto con el test muscular, puedes descubrir qué es lo que necesitas desobstruir.

Te doy algunos ejemplos sobre cómo funciona este concepto. La naturopatía suele utilizar una lista de variedad de remedios naturales (o el remedio real), junto con el test muscular, para detectar lo que es mejor para sus pacientes. Los médicos homeópatas usan con frecuencia una lista de variedad de bacterias y virus, junto con el test muscular, para detectar qué microbios afectan a sus pacientes. A veces, los nutriólogos de la medicina integrativa utilizan una lista, o ampolletas, con una variedad de alimentos que consumen regularmente, junto con el test muscular, para descubrir a qué son alérgicos sus clientes. Al utilizar el test muscular para hacer preguntas específicas sobre las listas o las ampolletas, los especialistas pueden descubrir qué es lo que el cuerpo necesita para recuperar el balance. De hecho, mucho antes de que aprendiera sobre sanación emocional, me hicieron estudios de bloqueos emocionales de esta misma manera, y me recetaron aceites esenciales y remedios homeopáticos para ayudarme a corregirlos. Este mismo método nos ayudará a encontrar energías emocionales atoradas en el cuerpo por experiencias no procesadas. Una vez identificadas, las desobstruiremos utilizando el test y golpeteo del timo.

Esta lista de emociones que utilizaremos para la técnica de test y golpeteo del timo proviene de mi estudio y análisis de emociones comunes que tienden a permanecer mucho tiempo después de que la experiencia ya terminó. Dejo mayor espacio en mi lista por si llegara a haber un sentimiento que esté olvidando con el que te identificas fuertemente y puedas añadirlo por ti mismo.

Ahora tienes las herramientas comprensivas para empezar a desobstruir.

Paso 1: evalúa la intensidad de tu experiencia. Primero recordemos una experiencia no procesada, identificada páginas atrás de este capítulo, utilizando el test muscular o tu lista de recuerdos. Para empezar, simplemente utiliza el título de tu lista de recuerdos o crea uno corto para tu experiencia, como una manera fácil de recordarlo. Esto puede ser algo así como "El día que papá murió" o "Cuando Jimmy se burló de mí". Si identificas una experiencia de alguna vida pasada o una experiencia que te fue heredada (generacionalmente), haz un título para ella.

Cierra tus ojos y piensa en la experiencia en que te enfocas para despejar. En una escala de cero a 10, dale una calificación de acuerdo con la intensidad con que la sientes, siendo 10 lo más fuerte. Si puedes localizar "dónde" la sientes en tu cuerpo, también toma nota sobre ello. No importa dónde te encuentras en este momento, simplemente es bueno tener una idea de tu punto de partida, a fin de evaluar tu progreso de desobstrucción. Si no sientes una carga emocional, no hay problema.

Paso 2: identifica las emociones. Empezarás utilizando la lista que aquí se muestra, junto con uno de los tres métodos que la siguen, para identificar qué sentimientos están atorados en tu cuerpo. Estarás identificando y desobstruyendo un sentimiento a la vez.

Nota: Mientras la "ansiedad" aparece en la mayoría de las listas de emociones que he visto, no apareció en la mía. No considero que la ansiedad sea una emoción o sentimiento real. Lo que solemos describir como ansiedad es simplemente otra emoción que fue suprimida. La supresión de emociones es lo que en realidad nos hace sentirnos ansiosos, incómodos o inquietos. Se siente como si quisiéramos expresar algo o que viene solito. Sin la opción de "ansiedad" en la lista, tu cuerpo elegirá la emoción correcta que necesita ser liberada. En otro ejercicio, es una gran práctica personal identificar conscientemente las emociones que sueles describir como ansiedad, con el fin de que estés más en contacto con lo que está en la raíz de este sentimiento.

Test y golpeteo del timo para emociones no procesadas	
Sección 1	*Sección 2*
Abandonado	Desamparado
Temeroso	Desesperanzado
De luto	Con pesadez
No amado	Impaciente
Intimidado	Descontrolado
Criticado	A la defensiva
Juzgado	Frustrado
Odiado	Apanicado
Regañado	Inseguro
Inútil	Incapaz
Atacado	Impactado
Traicionado	Fracasado
Sección 3	*Sección 4*
Rechazado	Vulnerable
Enojado	Sin apoyo
Culpable	Indigno
Resentido	Avergonzado
Acusado	Abrumado
Indeciso	Maltratado
Enojado	Solitario
Conflictuado	Solo
Confundido	Arrepentido
Nervioso	Decepcionado
En peligro	Desechado
Preocupado	Excluido
Lastimado	Desesperado

Método 1: test muscular. La primera y mejor técnica que puedes usar para identificar sentimientos antiguos es tu súper poder del test muscular. Recuerda que tu mente subconsciente es como una grabadora. Sabe exactamente qué viejos sentimientos en esta lista aún podrían estar ligados a la experiencia no procesada con la que trabajas. Simplemente ponte en la posición del test muscular y pregunta a tu cuerpo lo siguiente:

- "¿Existe en esta lista alguna energía [puedes utilizar la palabra *sentimiento* o *emoción* en su lugar] atorada en mi cuerpo por _____ (nombre o título de la experiencia)?"
  Nota: Puedes modificar la frase de acuerdo con lo que te acomode más. No tiene que ser exactamente como lo sugerí aquí. A veces yo digo: "¿Hay alguna emoción de _____ (nombre de la experiencia) que mi cuerpo quiere dejar salir?"
- "¿Está en la sección 1?" Si obtienes un "no", sabrás que está en una de las otras secciones y puedes preguntarte con cada una de ellas hasta que obtengas un "sí".
- Luego, lee cada sentimiento, uno por uno, preguntándole a tu cuerpo "¿Es _____?" Haz esto hasta que obtengas un "sí".

Método 2: desliza tus dedos sobre la lista. Otra manera de identificar los sentimientos es cerrar los ojos, tomar una respiración profunda y muy gentilmente deslizar tus dedos sobre la lista de emociones. Si lo haces de manera muy, muy delicada, realmente podrás sentir tus dedos "pegarse" un poco sobre la emoción con la que tu cuerpo vibra y quiere liberarla ahora mismo. Tus dedos están sintiéndola o eligiéndola por ti.

Método 3: utiliza tu intuición. Por último, puedes elegir emociones de la lista y rápidamente notar cuál es la que te brinca o hace ruido. No juzgues el sentimiento y elijas desde ese punto de vista, mejor sólo mantente alerta sobre lo que surge con él. Este método de identificación es menos eficaz para resaltar emociones escondidas, porque tendemos naturalmente a elegir las que pensamos que embonan o tienen sentido con la experiencia. Ya hemos aprendido que no siempre son esas emociones las que nos afectan negativamente.

Permítete recordar la experiencia brevemente. Esto es parte del proceso de aprendizaje, pero no hay necesidad de quedarte atrapado ahí. Sólo le estamos poniendo atención momentánea para ayudarnos a pasar por el proceso que no ocurrió originalmente.

Tal vez estés acostumbrado a analizar y a hablar de experiencias pasadas utilizando otros métodos. Por lo general, la mente desea entender lo qué pasó antes de dejar ir. Sin embargo, el cuerpo energético no trabaja de la misma manera. Se liberará sin necesidad de entender. Un breve reconocimiento de ese recuerdo nos permite darle "reversa" a la experiencia para ir paso a paso por el camino que debimos tomar originalmente a fin de liberarlo.

Paso 3: desobstruye con golpeteo del timo. Ahora que ya identificaste los sentimientos que aún están atorados en tu cuerpo, estás listo para golpetear tu timo y despejar o neutralizar esta energía emocional. Liberarás un sentimiento a la vez, y luego repite.

Puede hacerte bien decir lo siguiente mientras golpeteas, pero no es indispensable para nada: *Liberando este _____ (nombre de la emoción).*

Simplemente golpetea siete veces firmemente sobre tu glándula timo con la yema de los dedos de una mano. Conforme hagas esto, mantén la intención de desobstruir esa emoción mientras tomas un par de respiraciones muy profundas. Si sientes la necesidad, puedes repetir la palabra *desobstruir* o *liberar*. Una vez más, hablar no es forzoso.

Permíteme darte una explicación de cómo y por qué este método funciona. El golpeteo está enviando una fuerza de energía a lo largo de la glándula timo para desobstruir la energía emocional que podría estar creando un bloqueo o desequilibrio, donde sea que se encuentre en tu organismo. No tienes que saber dónde se encuentra. Tu intención de liberarlo representa una gran parte del trabajo de desobstrucción. Estás reconociendo el sentimiento mientras le das a tu cuerpo el permiso de dejarlo ir. Al mismo tiempo que estás golpeteando tu glándula timo para liberar la emoción, también estás reequilibrando y fortaleciendo esa glándula, permitiéndole que se recupere del desequilibrio.

Tal vez descubras que bostezas, suspiras, eructas o tienes alguna otra reacción involuntaria por un cambio de energía. Si no es así, también está bien. Después de cada desobstrucción, querrás detenerte y darle a tu cuerpo algunos segundos, tomando un par de respiraciones profundas.

Una sola energía emocional que se despeja puede liberar una gran cantidad de energía en tu sistema y ayudar a estimular en gran medida tu glándula timo, así que no subestimes el poder de cada liberación. Tal vez tengas tres sentimientos que desobstruir por cada experiencia sobre la que estés trabajando, o quizá tengas quince. No importa. Te puede tomar cinco minutos, o podrías tener que trabajar en una durante unas semanas. No hay prisa.

Si estás utilizando el test muscular, te estarás preguntando esto de forma constante: "¿Existe en esta lista alguna energía [puedes utilizar la palabra *sentimiento* o *emoción* en su lugar] atorada en mi cuerpo por _____ (nombre o título de la experiencia)?" Como lo dijimos antes, recuerda utilizar tus palabras, que se sientan naturales en ti.

Sigue liberando energías emocionales relacionadas con esa experiencia. Después de cada cinco a diez energías que liberes, haz una breve pausa y revisa dentro de ti mientras visualizas la experiencia sobre la que trabajas. ¿Te estás sintiendo mejor con respecto a ella? ¿Es la escena menos estresante? ¿La carga emocional en tu cuerpo se siente apagada? Éstas son buenas señales de que la energía está saliendo.

Si estás utilizando el test muscular, cuando tu cuerpo ha terminado de liberar obtendrás un "no" por respuesta, cuando regreses al test por más. Esto significa que tu cuerpo ha despejado todo el sentimiento que puede por ahora y necesita un tiempo de procesamiento. También significa que todos los sentimientos están completamente despejados. Puedes continuar con el paso 4 ahora.

Si no utilizas el test muscular, estarás usando tu intuición para saber cuándo detenerte. ¿Se siente como que es tiempo de tomar una pausa? Cuando recuerdas la experiencia, ¿el sentimiento o carga asociada a ella es menor? Esto significa que estás liberando el bloqueo o el desequilibrio relacionado con ella. Utiliza tu intuición para determinar cuándo es tiempo de dar el siguiente paso.

Recuerda, cuando acabes el test y golpeteo del timo, estarás usando la Técnica de Liberación Emocional, así que aún tendrás la oportunidad de desobstruir más energía de la experiencia, si es que aún la hubiera.

Paso 4: identifica la energía positiva a incorporar. Así como liberamos antiguos sentimientos usando el test y golpeteo del timo, también lo utilizaremos para incorporar sentimientos positivos. Instalar sentimientos positivos mejorará el trabajo que estás haciendo, al colocar en tu cuerpo emociones positivas en el lugar donde liberaste otras. Me gusta pensar que identificar e incorporar sentimientos positivos es la manera de "completar el proceso" en el cuerpo. Liberar energía negativa es obviamente importante; sin embargo, a veces podemos sentirnos vacíos o que falta algo cuando dejamos ir un sentimiento que guardamos por mucho tiempo, ¡aun cuando se trataba de algo que ni siquiera queríamos! Recuerda que los pensamientos y las palabras son sólo energía. Al usar la siguiente lista de sentimientos positivos, podrás identificarlos e incorporarlos uno por uno. Puedes hacer esto eligiéndolos conscientemente o, para mayor precisión, utiliza el test muscular para permitir que tu subconsciente elija exactamente lo que necesitas en este momento.

Tip: los sentimientos positivos deberían ser incorporados como parte del test y golpeteo del timo, pero además puedes utilizar esta técnica por sí sola como herramienta para mejorar tu vibración general. Siempre termino las sesiones con mis clientes incorporando con ellos algunas emociones positivas.

Si prefieres el test muscular, pregunta a tu cuerpo esto:

- "¿Existe un sentimiento positivo en esta lista que pueda ser benéfico al incorporarlo ahora?" Si obtienes un "sí", ve a la siguiente pregunta.
- "¿Está en la sección 1?" Si obtienes un "no", entonces sabrás que es una de las otras secciones y puedes preguntarte sobre cada una de ellas.
- Luego lee cada emoción, una por una, preguntándole a tu cuerpo: "¿Es _____?" Haz esto hasta que identifiques tu primera emoción al obtener un "sí". Nota: si ninguna de las emociones de la tabla funciona, puedes preguntarle a tu cuerpo sobre ellas primero para ahorrar tiempo.

Test y golpeteo del timo para emociones positivas	
Sección 1	*Sección 2*
Capaz	Confortado
Abundante	Conectado
Abierto a aceptar	Satisfecho
Aceptado	Decisivo
Adaptable	Empoderado
Apreciado	Entusiasmado
Asertivo	Enérgico
Tranquilo	Fluido
Relajado	Perdonado
Valiente	Libre
Inspirado	Perteneciente
Alegre	Feliz
Ligero	Merecedor
Protegido	Amado

Test y golpeteo del timo para emociones positivas	
Sección 3	*Sección 4*
Seguro	Confiado
Aliviado	Valorado
Fuerte	Dispuesto
Respaldado	Calmado
Agradecido	Centrado
Importante	Seguro
Incluido	Sanado
Independiente	Esperanzado
Reconocido	Abierto
Relajado	Optimista
Empoderado	En paz
Comprendido	Positivo

Paso 5: incorpora lo positivo. Una vez identificada la emoción, simplemente golpetea siete veces firmemente sobre tu glándula timo, en el área superior de tu pecho. Conforme haces esto, enfócate en el sentimiento. Respira hondo, al tiempo que lo haces. Esto "golpeará" esa vibración en tu glándula timo y enviará una fuerza de la energía positiva a lo largo de tu sistema.

Así como cuando liberas sentimientos antiguos del pasado y quizá bosteces o te den escalofríos, de igual forma puedes sentirte cuando incorporas sentimientos positivos. Suelo incorporar tres sentimientos positivos, porque eso hace que intuitivamente se sienta bien. Sin embargo, eres libre de incorporar cuantos sentimientos desees.

Tip: también puede utilizarse el test y golpeteo del timo para desobstrucciones más generales. Por ejemplo, puedes preguntarle a tu cuerpo a través del test muscular si puedes liberar viejas emociones relacionadas con una persona específica, un periodo en tu vida, un trabajo específico, una relación, un miedo o cualquier otra cosa.

Técnica de Liberación Emocional (TLE)

Esta técnica llegó a mi vida cuando más la necesitaba, y tengo la esperanza de que funcione de la misma manera para ti. Ahora la uso todo el tiempo de muy diferentes maneras, las cuales compartiré más adelante. Pero por ahora, aprenderemos cómo usarla como otra forma de desobstruir experiencias no procesadas.

El golpeteo de TLE funciona de manera diferente al test y golpeteo del timo, porque estaremos trabajando con la experiencia no procesada como un todo, en lugar de hacerlo como energías emocionales individuales. La TLE nos ayuda a ver diferentes aspectos de esa cápsula de vidrio de la que hemos hablado. Con esta técnica nos enfocaremos menos en los sentimientos individuales y más en el todo: imágenes, sonidos, detalles de la experiencia y otros desencadenantes específicos.

Mientras la experiencia del test y golpeteo del timo no involucra mucha concentración mental, la Técnica de Liberación Emocional nos da mayor oportunidad de pensar sobre la experiencia y enfocarnos en ésta de manera más profunda. Esto se hace de una manera muy segura y sin volver a traumatizarnos por la experiencia. Con la Técnica de Liberación Emocional durante el proceso somos más propensos a tener concepciones conscientes, modificaciones cognitivas y cambios de perspectiva acerca de la experiencia. Esta técnica suele encajar con gente que desea entender y sentirse cerca del final de una experiencia, con el fin de hacer las paces con ella y dejarla atrás.

Esto sucede en mayor medida con el test y golpeteo del timo, pero como verás pronto, la Técnica de Liberación Emocional nos da la oportunidad de pasar por este proceso de manera más consciente y tranquila. Esto puede ser más satisfactorio para algunas personas.

Dado que estos dos métodos son muy diferentes, es realmente benéfico utilizarlos juntos. ¡Así obtienes lo mejor de ambos mundos!

¿Qué es exactamente la Técnica de Liberación Emocional (TLE)?

La Técnica de Liberación Emocional (TLE) combina los principios de acupuntura (sin agujas) y hablar de problemas emocionales no resueltos, con el fin de liberarlos. Es una herramienta sencilla y eficaz basada en el sistema meridiano, un sistema de caminos de energía en el cuerpo, desarrollado por la medicina china hace miles de años. La TLE fue creada a principios de la década de 1990 por el ingeniero Gary Craig, graduado de Stanford. A lo largo de los meridianos existen puntos especiales utilizados comúnmente en acupuntura, que pueden emplearse para mover energía y remover bloqueos. Donde hay un desequilibrio, existe un bloqueo correspondiente en el sistema meridiano, que contribuye al desarrollo de los síntomas emocionales y físicos. Golpetear estas zonas delicadamente con las puntas de los dedos funciona para liberar los bloqueos y recuperar el balance.

Gary Craig argumenta que "la causa de todas las emociones negativas es una alteración en el sistema energético".[2] Esto puede ser difícil de entender en primera instancia porque hemos aprendido demasiado acerca de los recuerdos y traumas que causan estas emociones. Sin embargo, lo que en esencia está diciendo es que no es el recuerdo o el trauma en sí, sino lo que pasa en el sistema energético para que las emociones terminen atorándose. Es por esto que dos personas pueden tener la misma experiencia —por ejemplo, ver un oso cerca de un campamento— y una sentirse perfectamente bien después de ella, pero la otra no. Algunos de nosotros somos más propensos a que en esas experiencias nuestra energía fluya hacia el desequilibrio y la perturbación. Al recobrar el balance en el sistema de energía del cuerpo —relativo a los recuerdos y experiencias—, en esencia estamos reprogramando nuestra relación con el estrés.

En términos sencillos, así es como veo que funciona. Imagina a tu perro, Rufus, totalmente desquiciado cada vez que el cartero llega a tu puerta. Cada día, le pides a Rufus, con tu voz más gentil, que estará

---

2. Gary Craig, "What is EFT? Theory, Science, and Uses", *Official EFT,* <www.emofree.com/eft-tutorial/tapping-basics/what-is-eft.html>.

bien y a salvo cerca del señor cartero. Lo más probable es que Rufus te volteará a ver como pensando que no tienes idea de lo que hablas y seguirá ladrando con miedo. Pero si te arrodillas a su lado, le das unas palmaditas y lo calmas, al tiempo que ve a este terrible cartero, estarás enviando una fuerte señal a su cuerpo de que está a salvo, aun cuando esté enfrentando este trauma (el señor cartero y su espantosa mochila). Cambiarás el modo en que Rufus se siente en relación con o en presencia de esta cosa que suele ser estresante. Básicamente, cambiarás el patrón de lo que pasa en el cuerpo de Rufus cuando ve al cartero. Su sistema se reprogramará para estar bien y equilibrado en la presencia del señor cartero. Haremos fundamentalmente lo mismo contigo. Vamos a cambiar lo que sucede en tu cuerpo energético cuando te sientes amenazado por algo que causa estrés.

Me tomaré un momento aquí para preguntar si te sincronizas con tus intuiciones cada vez que trabajas con experiencias no procesadas. En el caso de recuerdos muy sensibles o amenazantes, te invito a trabajar con un profesional entrenado en esta técnica. En mi propia experiencia, fui capaz de despejar todas las experiencias por mí misma, menos una. Nuestros cuerpos suelen sentirse a salvo en presencia de otra persona que puede apoyarnos, y un profesional tendrá una buena cantidad de técnicas para asegurarse de que ésta sea una experiencia positiva para ti. Por supuesto, no quiero que tengas miedo de liberar cosas por ti mismo, pero por favor utiliza tu juicio con cuidado. No trabajes en ningún trauma grave solo si tu intuición te está pidiendo apoyo profesional.

La TLE es una de las técnicas más diversas que conozco. Si te enamoras de ella, puedes encontrar la manera de usarla en casi cualquier liberación que hagas para ti. La puedes llevar adonde quieras, cambiarla para que se adapte a tus necesidades y nunca volver a estar sin ella.

Los puntos a golpetear

Aunque la Técnica de Liberación Emocional ya te sea familiar, sigue conmigo. La hago un poco diferente a como la hacen diferentes practicantes, así que quizá aprendas algo nuevo o divertido. Esta técnica tiene infinidad de posibilidades, y aunque yo me enfocaré en la creación de bloqueos y algunos otros tips y trucos en este capítulo, hay mucho más que puedes seguir aprendiendo.

Lo primero que tienes que saber para utilizar la TLE es en qué parte de tu cuerpo o de tu cara te estarás golpeteando. Aún no necesitas hacer nada con esto: sólo quiero que entiendas dónde golpetear cuando estés listo.

Sólo ten claro que aunque quieras atinarle justo a los puntos que describo, no es grave si no están en el lugar exacto. El golpeteo crea un efecto de percusión que vibra a lo largo del camino de energía asociada y hace el trabajo de desobstrucción. Incluso los niños aprenden esta técnica, ¡así que te juro que es muy fácil! Sólo ve paso a paso.

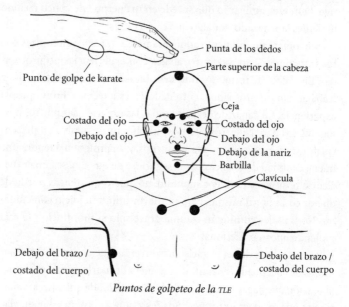

Puntos de golpeteo de la TLE

(1) **Punto de golpe de karate.** La parte externa de tu mano, cerca del punto medio entre la base de tu dedo meñique y tu muñeca. Con esta parte es con la que podrías romper una tabla si practicaras artes marciales.
(2) **Parte superior de la cabeza.** Esto es precisamente en medio de la parte más alta de tu cabeza.

(3) **Ceja.** La esquina interior de tu ojo, justo donde inicia tu ceja.

(4) **Costado del ojo.** La parte externa del ojo, justo en el hueso. Está del lado derecho interno de tu sien, cerca de tu ojo.

(5) **Debajo del ojo.** La parte superior del pómulo, justo debajo de tu ojo.

(6) **Debajo de la nariz.** Aquí es donde estaría el bigote, si lo tuvieras.

(7) **Barbilla.** En la hendidura de tu barbilla, a la mitad de la distancia entre tu labio inferior y la punta de la barbilla.

(8) **Clavícula.** Ahí donde un hombre se anuda la corbata, luego ve hacia afuera de cada lado una pulgada y caerás directamente en la clavícula.

(9) **Debajo del brazo / costado del cuerpo.** Aquí es donde recae la banda del brasier, alrededor de cuatro pulgadas debajo de tu axila en el costado de tu cuerpo.

(10) **Punta de los dedos.** En cada dedo, golpetea la zona donde la uña se encuentra con la cutícula. No es necesario ser preciso, siempre y cuando apuntes hacia la esquina baja de la mano derecha.

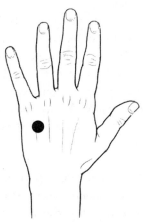

Dorso de la mano (punto Gamut) y yema de los dedos

Dorso de la mano. Esta zona suele conocerse como punto Gamut en la TLE. Se encuentra en la parte media de la mano entre el dedo meñique y el anular. Dado que está localizado justo en la línea del meridiano de triple calentador, con frecuencia se usa fuera de la TLE como herramienta para neutralizar el pánico y el miedo. Cuando llegues a este punto en tu rutina de golpeteo, te daré instrucciones específicas sobre cómo usarla. Por ahora, sólo necesitas ubicarla.

Para los puntos de golpeteo localizados en ambos lados del cuerpo, puedes golpetear sólo en uno de los lados o en ambos. Soy un poco perezosa para el golpeteo y sólo utilizo un lado del cuerpo. Funciona de igual manera, así que siéntete libre de hacer lo que sea más cómodo para ti.

Te golpetearás entre cinco y siete veces en cada punto (sólo intuye, no cuentes por favor) y con presión media. Ve tanteando cómo te sientes. No hay manera de que te equivoques, así que sólo relájate y utiliza esto como una práctica para no buscar siempre la perfección. Sólo asegúrate de usar las puntas de tus dedos, y no tus uñas. Si los puntos están adoloridos, generalmente significa que los meridianos asociados están congestionados y necesitan desobstruirse, así que golpetea delicadamente.

Existen varios atajos para la Técnica de Liberación Emocional, y algunas personas se brincan puntos de golpeteo para ahorrar tiempo. Yo siempre uso todos los puntos, ya que cada uno corresponde a un camino de energía y a diferentes órganos, glándulas, músculos y más. Nos queremos asegurar que se cubran todas las zonas y despejar todos los desequilibrios y bloqueos de energía relacionados con esos sentimientos, por lo que no vale la pena ahorrarse 10 segundos por querer tomar un atajo.

Golpetea para desobstruir experiencias no procesadas

Ahora que ya ubicas los puntos para realizar el golpeteo, vayamos al siguiente paso. Sólo recuerda que el objetivo último de esta técnica es: a) sacar a la luz y meter en la cápsula de vidrio el asunto escabroso —imágenes, sonidos, sentimientos, colores, gente y otros detalles— y luego, b) golpetear para neutralizarlo o desobstruirlo de tu sistema energético. Eso es todo. Habla como si le estuvieras hablando a un amigo sobre tu experiencia, y golpetea. Yo suelo hablar en voz muy alta, pero si no puedes hacer esto o te sientes incómodo, puedes hablar dentro de tu cabeza. ¡Creo que todos somos buenos para hacer eso!

Al usar la Técnica de Liberación Emocional para despejar o desobstruir experiencias, ser tan específico como puedas al recordar detalles ayudará a despejar eso que tienes muy en el fondo y queremos neutralizar. Si no fueras capaz de identificar la experiencia específica, mantente firme. Te voy a mostrar cómo, aun así, puedes lograr una gran liberación o desobstrucción.

Vamos a hacer esto utilizando algunos pasos sencillos:

1. Clasifica la intensidad de tu experiencia.
2. Crea una declaración de inicio.
3. Utiliza tu declaración de inicio mientras golpeteas el punto de golpe de karate.
4. Golpetea en el resto de los puntos.
5. Verifica cómo te sientes y repite.
6. Revisa tu trabajo.
7. Cierra la sesión.

Paso 1. Clasifica la intensidad de tu experiencia

Empecemos por crear un título sencillo para tu recuerdo o experiencia como una manera fácil de recordarla. Esto puede ser algo como "El día que me corrieron" o "Cuando Johnny me dijo que era imposible amarme". Cierra tus ojos y concéntrate en ese recuerdo. Permite que los sentimientos vengan a la superficie (no te preocupes, en breve desobstruiremos los sentimientos incómodos junto con la experiencia no procesada). En una escala de cero a 10, da una calificación de qué tan intenso es el sentimiento para ti *ahora*, siendo 10 lo más fuerte. Si puedes localizar dónde lo sientes en tu cuerpo, también toma nota de eso. No todo el mundo siente las emociones en su cuerpo, así que si no sientes nada, pero puedes tener una idea de la intensidad, también está bien. Si trabajas con una experiencia de vida pasada o una experiencia generacional, tal vez te sientas desconectado o poco emocional.

No importa en qué parte del proceso te encuentres ahora; simplemente es bueno tener una idea de tu punto de partida para evaluar tu progreso conforme avanzas hacia tu liberación.

Paso 2. Crea una declaración de inicio

Siempre empezamos con lo que llamamos *declaración de inicio*. Hay dos partes en esta declaración y sólo tendrás que llenar los espacios en blanco para modificarla según tu propia experiencia.

Aunque _____ (declaración de la experiencia), yo _____ (incluye una idea positiva).

Al utilizar esta declaración reconocemos el problema con el que estamos lidiando, pero que nos envía el mensaje de que podemos dejarlo ir, seguir adelante y sanar de todas formas.

Primera parte de la declaración: Aunque _____ *(declara la experiencia)...*

Puedes usar cuantos detalles descriptivos sean posibles para "sacudir" la energía de esa experiencia de tu sistema para desobstruirla. Quieres atraerla, con el fin de reconocerla para ser procesada y se mueva a lo largo de tu sistema como debió haber sucedido originalmente. Podría ser algo como esto:

Aunque mamá me olvidó en la escuela después del baile cuando tenía cinco años y siento este pesar en mi corazón...

Si no recuerdas la experiencia específica, pero descubriste la edad a la que sucedió o cualquier cosa relacionada, mediante el test muscular utiliza una declaración como ésta:

Aunque algo me ocurrió con mi mamá cuando tenía 20 años y no recuerdo qué fue, le doy permiso a mi subconsciente de desobstruirlo.

Si es una energía de vida pasada o generacional, podrías utilizar algo como esto:

Aunque tengo este recuerdo de vida pasada (o generacional) acerca de _____ (incluye detalles si es que los tienes), estoy dispuesto a liberarlo.

Tip: trata de mezclar un síntoma físico y un sentimiento emocional en esta declaración. Piensa en utilizar esta declaración de inicio como una manera de hablarle a tu cuerpo sobre el problema que quisieras despejar.

Segunda parte de la declaración: *... yo _____ (incluye una idea positiva).*

Aquí, incluirás cualquier declaración positiva para equilibrar la declaración de inicio. Esencialmente, estás diciéndote a ti mismo que aunque algo malo sucedió (primera parte), todo está bien (segunda parte).

He aquí algunos ejemplos de ideas positivas que puedes utilizar:

- *Me amo y me acepto plenamente.* (Éste es el tipo de parafraseo más común en la TLE, pero prefiero algunas de las otras, dado que ésta no parece encajar siempre muy bien con la frase.)
- *Puedo relajarme ahora.*
- *Estoy bien, de cualquier modo.*
- *Elijo liberarlo.*
- *Le doy a mi subconsciente permiso de dejarlo ir ahora.*

Una vez listas ambas partes de la declaración, entonces continúa con el siguiente paso.

Paso 3. Utiliza tu declaración de inicio mientras golpeteas el punto de golpe de karate

Para comenzar el proceso de la TLE, repite tres veces seguidas tu declaración mientras te golpeteas constantemente en el punto de golpe de karate. Utiliza tres o cuatro dedos de una mano y golpetea en el punto de golpe de karate de la otra mano.

Puedes repetir la misma frase tres veces, o bien, variar las palabras ligeramente. Mientras lo que estés diciendo suene verdadero para ti, funcionará.

Siempre golpeteo con los ojos cerrados para que pueda concentrarme muy bien, en lugar de distraerme con mi entorno. Trato de enfocarme en la vieja experiencia o recuerdo con el propósito de ayudar a la energía a salir y ser liberada. Sin embargo, si tu mente divaga, no hay problema.

Ahora tratemos de hacerlo con los ojos cerrados. Repite tres veces tu declaración de inicio. Éste es un ejemplo:

Aunque mamá me olvidó en la escuela después del baile cuando tenía cinco años y siento este pesar en mi corazón, elijo relajarme ahora.

Ahora estás listo para avanzar en el resto de los puntos de golpeteo.

Paso 4: Golpetea en el resto de los puntos

Ahora simplemente golpetea a lo largo del resto de los puntos que aprendiste antes, mientras te cuentas la historia de lo que pasó y descargas toda tu experiencia. Al *descargar* o *desahogar*, me refiero a que pretenderás que platicas con un amigo y estás cómodo. Habla y habla (mientras golpeteas) sobre lo que te está molestando. Trata de utilizar una mezcla de sensaciones emocionales y físicas en tus descripciones; esto es, habla sobre cómo te sientes emocionalmente y cómo te hace sentir físicamente. Es mejor seguir el orden cronológico de la historia para observar qué partes de tu experiencia están sumamente "atadas" a ti. Conforme golpeteas y descargas, observa qué aspectos de la experiencia son los que más te alteran. Éste es un ejemplo.

En una experiencia en la que fuiste *buleado*, ¿qué parte de la historia queda atada a ti? Tal vez sea la ropa que el chico que te molestaba traía puesta, su mirada o el rostro de otro chico cuando se reía de ti, y el sentimiento que parecía nunca terminar. Habla o piensa sobre esto y golpetea, enfocándote en los diferentes segmentos de tu historia.

Sólo cuando reconozcas todos los aspectos de la historia serás capaz de procesar y neutralizar la experiencia completamente.

Es importante recordar que simplemente estás reconociendo la realidad de esta experiencia, con el objetivo de neutralizarla y liberarla. Decir estas cosas en voz alta ayudará a que no vuelvan a alojarse en tu sistema o a creer en algo que no está resuelto y te causa un disturbio energético. De hecho, golpetear sólo hará lo opuesto: te ayudará a liberar. Aunque te tuviera golpeteándote todo el día, diciendo: "Tengo miedo a los gatitos", nunca se convertiría en realidad. Pero si es una realidad, ¡golpetear ayudará a liberarlo!

Asegúrate de que te mantienes golpeteando mientras recuerdas los detalles, porque aunque la experiencia sea dolorosa, la estás liberando. No quieres sentarte ahí para pensar en ella sin hacer el golpeteo (lo que es probable que hagas constantemente, aun sin darte cuenta). Ya despejaste al menos algo de la experiencia a lo largo de la primera parte de la liberación, cuando utilizaste el test y golpeteo del timo, lo que hará que sea menos doloroso recordarla.

Esta ronda de golpeteo puede incluir hablar de cosas como:

- *Detalles concretos de la experiencia*: colores, sonidos, olores, clima, expresiones faciales, alguna frase que alguien te dijo que te lastima o molesta, etcétera.
- *Conceptos o sentimientos intangibles*: sentirte usado, ser incapaz de confiar en ti mismo o en alguien más, alguien que miente, ser humillado, amigos que te segregan, etcétera.

Simplemente estás llamando a la energía negativa para que puedas sacarla. Tal vez no se sienta bien enfocarte temporalmente en eso, pero es la única manera de, en realidad, liberarte de manera profunda. Recuerda que te has sentido mal sobre esto por mucho tiempo mientras ha estado alojado en tu sistema, así que es mejor que lo enfrentes de una vez por todas.

No necesitas utilizar oraciones completas. Puedes usar palabras sueltas o descripciones que sólo tú comprendes. Trata de golpetear de cinco a siete veces en cada punto; o decir una frase, una palabra o idea por cada punto. Sólo habla de aquello que es verdadero y relevante para ti. Eso importa más que cualquier otra cosa. Un ejemplo de golpeteo a lo largo del resto de los puntos puede parecerse a lo siguiente, pero recuerda utilizar tus propias palabras y sentimientos.

Parte superior de la cabeza. *No puedo creer que mamá me olvidara.*

Ceja. *Recuerdo haber sido el único esperando y tenía frío.*

Costado del ojo. *Vi esa camioneta roja acercarse y pensé que era ella, pero no era.*

Debajo del ojo. *Mi amiga Amy se reía porque mamá siempre me olvidaba.*

Debajo de la nariz. *Siento un dolor en mi estómago pensando en lo asustado que estaba.*

Barbilla. *La señora Brown me vio y ni siquiera trató de ayudarme. Recuerdo su horrendo suéter.*

Clavícula. *Siento tantos nervios en mi estómago.*

Debajo del brazo / costado del cuerpo. *¡Agh!* (Ruidos en lugar de palabras son buenos también).

Punta de los dedos. *¡Sólo desearía tener una mamá diferente!*

Dorso de la mano. Cuando llegues aquí, seguirás golpeteando y enfocándote en lo negativo, al tiempo de que también haces esta rutina, aparentemente insignificante, que te ayuda a hacer participar los hemisferios derecho e izquierdo del cerebro al usar el movimiento de los ojos. Esta rutina ha demostrado ser extremadamente útil para liberar y procesar traumas y sentimientos antiguos. Haz lo siguiente mientras sigues golpeteando:

Cierra los ojos, abre los ojos, muévelos hacia abajo y a la derecha (sin mover la cabeza), muévelos hacia abajo y a la izquierda (sin mover la cabeza), haz grandes círculos con tus ojos viendo al frente, luego cambia de dirección, tararea una canción por algunos segundos, cuenta hasta cinco en voz alta y rápidamente (1, 2, 3, 4, 5), luego tararea por unos segundos más.

Nota: no hago esta rutina en cada ronda de golpeteo. Lo hago cuando mi intuición me pide hacerlo.

Ahora, repite el golpeteo a lo largo de los puntos desde el principio hasta el final, sólo una vez más. Habla en voz alta, cuenta tu historia y descarga todo aquello que venga a tu mente nuevamente.

Nota: si no recuerdas los detalles del suceso, puedes utilizar las siguientes frases, al tiempo que golpeteas el resto de los puntos, y te funcionará perfectamente:

Mi subconsciente sabe exactamente qué es.
Este suceso a la edad de _____.
Todos los detalles de esta experiencia.
Todos los olores, imágenes y sonidos.
Todos los detonantes subconscientes.
Sé que tiene que ver con _____.
Mi cuerpo recuerda los detalles.
Tal vez tiene algo que ver con _____.

Lo que estamos haciendo aquí es seguir hablando o adivinando los detalles de la experiencia. Al sugerir ideas y detonantes, la mente subconsciente trabaja detrás de las escenas para encontrar esos detalles y despejarlos.

Si se trata de una experiencia de vida pasada o generacional, utiliza todos los detalles que tengas, como a quién pertenecía la experiencia, etcétera. También puedes incluir los términos *esta experiencia de vida pasada* o *esta experiencia generacional* para ayudarte a llenar los espacios en blanco.

Ahora estás listo para evaluar tu progreso en el siguiente paso.

Paso 5: Verifica cómo te sientes y repite

Toma un breve descanso, abre tus ojos, respira profundamente una o dos veces y verifica contigo mismo. Dale a la energía un poco de tiempo para que procese y se modifique.

Ahora cierra los ojos y vuelve a la experiencia. Evalúa tu intensidad nuevamente en una escala del cero a 10, siendo 10 lo más fuerte. Revisa si la sensación física o el grado emocional se han reducido. ¿Mejoraste? Si no es así, no pasa nada. En ocasiones una persona sentirá un cambio con una sola ronda, pero la mayoría no lo siente. Yo soy mi propia peor clienta, ya que a veces me toma muchas rondas, y en ocasiones incluso mucho tiempo de procesamiento después de eso, para sentir un cambio en mi sistema. Si no estás sintiendo ningún alivio, querrás repetir el proceso completo una vez más desde el principio, ya sea con las mismas palabras o diferentes, siempre y cuando suenen reales para ti.

Si sientes que la intensidad aumenta después de la primera ronda, está bien. Cualquier cambio es, de hecho, una gran señal de que la energía desequilibrada se está moviendo y transformando. La gente a menudo sentirá que surge una emoción o algunos síntomas mientras se golpetea. Una vez más, esto es simplemente porque estamos trayendo cosas a la superficie o removiéndolas como parte de un proceso de liberación. Tal vez han estado enterrados hasta el fondo y están surgiendo cerca de la superficie para ser despejados. ¡Bravo! Eso es exactamente lo que queremos.

¿Sientes que empiezas a tranquilizarte o a sentirte al menos un poquito mejor acerca de tu situación? A veces, mientras estamos desobstruyendo, la liberación de energía o el equilibrio mejorado se manifestará de las siguientes maneras: haciéndote sentir que la experiencia "pesa" menos, sintiéndote más en paz en tu cuerpo, sintiéndote más optimista, viendo de pronto las cosas de una manera que antes no las habías visto o estando más desconectado de la experiencia cuando la recuerdas.

Ahora repite el golpeteo de cabeza con la punta de los dedos y descarga lo que puedas por unas rondas más. Respira profundamente algunas veces más y concéntrate en el problema de nuevo. Evalúalo y decide si debes seguir adelante. Tienes que asegurarte de que esta experiencia se despeje tanto como sea posible, y esto significa que no debe afectarte más. Es muy probable que esto requiera algo de perseverancia y golpetearte repetidamente, así que no desistas.

Paso 6: Revisa tu trabajo

Es crucial que revises tu trabajo. Realmente analízate para asegurarte de que has desobstruido la experiencia y no sólo que estás escondiéndote de ella y queriendo terminar con esto. Piensa en todo lo que te estaba molestando antes y trata de encender una reacción interna. Cuando te sientes neutral o realmente muy cerca de lograrlo, puedes realizar el test muscular para asegurarte de que está liberada.

Para hacer esto, simplemente hazle a tu cuerpo la siguiente pregunta con el test muscular.

"¿Esta _____ (título de la experiencia) _____ está causando algún tipo de estrés en mi cuerpo?"

Si obtienes un "no", entonces no hay moros en la costa. Si obtienes un "sí", simplemente sigue golpeteando, asegurándote de cubrir todos los detalles, conceptos y sentimientos que vienen a ti. Como lo dijimos antes, a veces necesitamos algo de tiempo para procesar el trabajo que hemos hecho. Está bien dejarlo descansar por un rato y regresar más tarde a revisarlo. Podría ser más fácil después de una pausa saber si hay más trabajo por hacer.

Todo está en tus manos. No puedes equivocarte.

Paso 7: Cierra la sesión

Cuando estés seguro de haber despejado por completo la experiencia, o que necesitas dejar de golpetearte hasta la siguiente sesión, es recomendable cerrar tu sesión con algo de golpeteo positivo. Eso sí, no hagas esto sino hasta el final de tu sesión. Golpetear y decir cosas positivas todo el día no liberará nada negativo de tu sistema. Necesitas guiar las cosas de la manera en que lo describí para obtener resultados.

Para cerrar con una ronda positiva, simplemente haz una última ronda de golpeteo enfocándote en algunas frases positivas o tranquilizantes. Podría parecerse a algo así:

Parte superior de la cabeza. *Estoy bien.*
Ceja. *Puedo superar esto.*
Costado del ojo. *Quiero sentirme mejor.*
Debajo del ojo. *Me siento más tranquilo ahora.*
Debajo de la nariz. *¡Voy muy bien!*
Barbilla. *Estoy bien.*
Clavícula. *Estoy bien.*
Debajo del brazo / costado del cuerpo. *Estoy bien.*
Punta de los dedos. *Estoy bien.*
Dorso de la mano. *Estoy bien.*
¡Y eso es todo!

¿Cuánto tiempo debe llevarme despejar una experiencia no procesada?

Deberás seguir con el golpeteo hasta que te sientas completamente aliviado. Siempre bromeo sobre que —aunque la escala de intensidad sea de cero a 10— si puedes alcanzar aunque sea el uno, ¡eso será suficiente! Mucha gente comete el error de golpetear sólo por un par de minutos y luego dicen: "Golpetear no funciona". Aunque golpetear puede sentirse como un milagro una vez que aprendes a hacerlo y usarlo de manera exitosa, suele tomar más de unos minutos para llegar a ese nivel, Gary Craig dice que los tres aspectos más importantes de la TLE son ¡la perseverancia, la perseverancia y la perseverancia! Necesitas seguir golpeteando y trabajando en el proceso tantas veces como sea necesario.

Cuando la energía de la experiencia está realmente despejada de tu sistema, tendrás una visión más distante o más nublada de tu recuerdo. Se sentirá como si le hubiera pasado a alguien más o que simplemente "está ahí", en lugar de arrastrar una fuerte carga emocional, como lo hacías antes. Sin embargo, hacer los seis pasos y utilizar el test muscular para revisar tu trabajo es una excelente manera de estar seguro.

Tips para la TLE

La Técnica de Liberación Emocional es realmente una técnica maravillosa, y es muy fácil de adaptarse a ella. He aquí algunos puntos clave que debes tener en mente conforme la practicas:

- Recuerda que no tienes que hablar en voz alta cuando usas la TLE. Eso a veces ayuda, pero puedes hablar en voz baja dentro de tu cabeza si es necesario.
- Si por alguna razón golpetear te agita o lastima tus puntos, utiliza una técnica alternativa de "toca y respira". Esto significa que para cada punto debes tocarlo y respirar, luego pasar al siguiente punto.
- Recuerda que con el fin de desobstruir la energía emocional, debes traerla a ti. No te distraigas por sentirte incómodo durante el proceso.
- No pases al golpeteo positivo hasta que hayas terminado todo. La ronda positiva se utiliza sólo para cuando estás listo para cerrar la sesión, con el propósito de terminar con un final positivo.
- Si sientes que la energía antigua aún no se ha despejado de tu sistema, pregúntate sobre el problema en el que estás trabajando: "¿Esto me recuerda una experiencia previa en mi vida?" De ser así, es probable que la energía de esa experiencia necesite ser desobstruida para ver mejoría en el reto sobre el que trabajas. Simplemente utiliza la TLE en esa experiencia previa en tu vida. Para hacer esto, crea y utiliza una declaración de inicio y luego sigue avanzando por el resto de los puntos mientras descargas los detalles de esa experiencia.

Te invito a que sigas practicando y alcanzando nuevos niveles de liberación con tu trabajo.

Otras maneras de usar la TLE

Ahora sabes cómo utilizar la TLE para despejar experiencias no procesadas. Sin embargo, ¡golpetear puede utilizarse prácticamente para cualquier cosa! Yo utilizo el golpeteo casi todos los días por una u otra cosa. Tú puedes utilizarlo para cualquier cosa: desde tratar síntomas físicos y emocionales hasta liberar el pánico y emociones fuertes del momento.

Mientras que la Técnica de Liberación Emocional es una técnica excepcional, los clientes con frecuencia se estancan en "qué decir" mientras se golpetean, y se desmotivan. Mientras las palabras que usas pueden no ser tan importantes como todo mundo piensa —porque traer a ti el sentimiento o la emoción es como en realidad se obtiene una desobstrucción eficaz—, esto sigue siendo un fuerte bloqueo para algunos. He aquí algunas opciones.

Utilízala "al momento"

Quizá te encuentras asustado o molesto sobre algo en un momento, sin el tiempo, ni la habilidad para hacer una sesión completa de desobstrucción. Para estas ocasiones, una versión más simple de la Técnica de Liberación Emocional puede ayudarte. No hay razón por lo que debas sentarte y sentirte mal y no despejar la energía al mismo tiempo.

Cómo: este sencillo proceso involucra crear y utilizar una declaración de inicio para verbalizar cómo te sientes ahora, luego ir al resto de los puntos mientras sueltas o descargas información sobre lo mismo. Utilizarás la declaración de inicio tres veces mientras golpeteas continuamente el punto de golpe de karate. Una vez hecho esto, simplemente golpetea el resto de los puntos de la TLE y descarga lo que tengas. Mientras lo que digas sea verdadero para ti, lo estarás haciendo bien. Recuerda incluir cómo te sientes física y emocionalmente, si ambos casos aplican.

Si alguna vez tienes que utilizar esta técnica en un lugar donde no puedes golpetearte en todos los puntos, sólo pon tu mano en un lugar discreto y golpetea los puntos de las yemas de los dedos.

Usa recordatorios para tu pasado

A veces es difícil trabajar en un suceso traumático de tu pasado por ser muy aterrador, ya que quizá no recuerdes detalles o tal vez estás renuente a atraer esos sentimientos para desobstruirlos.

Cómo: usa cualquier medio con el cual puedas traer sentimientos asociados con lo que deseas liberar. Éstos pueden incluir el golpeteo mientras lees en voz alta tu diario, mientras escribes tu historia o tus sentimientos y te golpeteas al leerlos una y otra vez, mientras grabas con tu voz tus experiencias o sentimientos, o reproduces canciones de tu pasado que te evocan emociones, y te golpeteas.

Pide ayuda a tu mente subconsciente

Pedir ayuda a tu mente subconsciente es una excelente manera de obtener algo de desobstrucción profunda, aunque no sepamos exactamente qué necesita ser despejado. Recuerda que la mente subconsciente lo sabe todo.

Cómo: repite una corta intención u oración pidiendo que tu mente subconsciente venga a tu rescate y te ayude a desobstruir. Algo como lo siguiente será más que suficiente:

Confío en mi subconsciente y le permito que me ayude a desobstruir este desafío. ¡Gracias!

Un ejemplo de declaración de inicio podría ser así:

Aunque no tengo idea de lo que me detiene para aliviarme, le doy permiso a mi subconsciente de liberarlo.

Para el resto de los puntos de golpeteo, concéntrate en el problema en que trabajas, y trata de incorporar las emociones que tienes, así como cualquier otra información.

Golpetear a lo largo de estos puntos podría parecerse a algo como esto:

"No sé qué me pone ansioso". "Tal vez sea _____ (incluye algunas sospechas)". "Mi subconsciente sabe". "Simplemente no puedo descubrirlo".

Sólo mantente golpeteando y hablando en voz alta, lo cual impulsará a tu subconsciente a sacar todo aquello que necesita eliminar para ayudarte a desobstruir.

Incorpora metáforas

Como ya has aprendido, los síntomas son metáforas o señales de nuestro cuerpo. Son el lenguaje de nuestro cuerpo. Utilizando la guía que te estoy dando, y tu propia intuición, puedes trabajar alguna de estas ideas en tu golpeteo.

Cómo: incorpora cualquier metáfora o señal que pueda aplicar para ti del capítulo 6, en tu declaración de inicio y golpetea.

Éstos son un par de ejemplos de cómo debería verse una declaración de inicio:

Aunque no pueda superar lo que me pasó cuando _____…

Aunque esté tan enojado de que esta aflicción de _____ esté sofocándome…

Aunque mi mamá me haya apuñalado por la espalda…

Recuerda que cuanto más practiques el uso de la técnica de TLE en varias formas, más cómodo te sentirás utilizándola. No existe una buena o mala manera de hacerlo mientras funcione para ti.

En el siguiente capítulo aprenderemos a liberar creencias dañinas que en ocasiones vienen de experiencias no procesadas con las que acabamos de trabajar.

Prevé la existencia de experiencias no procesadas en el futuro

Ahora que entiendes mucho más sobre experiencias no procesadas y cómo se atoran en el cuerpo, hablemos acerca de cómo prevenirlas en el futuro.

Primero, y sobre todo, sé consciente de cómo te estás sintiendo y reconoce tus emociones. No caigas en la tentación de decirte "¡No es tan grave!", aunque desearías que no lo fuera. Reconoce cómo te sientes y acéptalo, incluso si no tiene sentido lógico o no te gusta. En su libro *Bird by Bird*, Anne Lamott compartió este consejo de su terapeuta: "Dijo que siguiera adelante y sintiera los sentimientos. Lo hice. Se sintió horrible". Esto que dice es hermoso porque los sentimientos no siempre son agradables; pero si incluso así nos permitimos sentir y aceptar estos sentimientos, existe una mucho mayor probabilidad de que se sientan terribles sólo temporalmente, en lugar de que sea de por vida.

También puedes utilizar la TLE, como la acabamos de describir, durante los momentos de estrés. Esto ayuda inmediatamente a tu cuerpo a calmarse, en lugar de seguir estresándose o seguir luchando y peleando, o permanecer en modo congelado. Además de la TLE, otras prácticas que ayudan a tu cuerpo a liberar la energía emocional son masajes, meditación, baños calientes (especialmente con aceite esencial), bailar, respirar profundo y ejercitarte.

Capítulo 8

* * * * * * * * * * * * * *

Libera creencias dañinas

La ciencia enseña que debemos ver para creer,
pero también debemos creer para ver.
—BERNIE S. SIEGEL, *LOVE, MEDICINE & MIRACLES*

Las creencias dañinas son el punto débil de la mayoría de mis pacientes. La mayoría de nosotros, y yo no fui la excepción, tenemos muchas razones para *no* sanar. Esto se debe a que nuestro problema o asunto tal vez pueda beneficiarnos de cierta manera, o creemos muy en el fondo que así es. Sé que puede sonar un tanto ridículo, pero al terminar este capítulo entenderás muy bien esto.

En este capítulo, primero te familiarizarás con lo que son las creencias dañinas y cómo pueden manifestarse en tu vida. Cerca del final te enseñaré dos técnicas para ayudarte a despejar esas creencias que te bloquean:

- El barrido
- Golpeteo de chakras

En tanto que trabajar para sacar a luz esas creencias puede ser doloroso, si añades algo de humor y curiosidad al proceso, tal vez pueda volverse más entretenido. Ahora me considero una detective de creencias dañinas, y pronto te convertirás en uno.

Cómo las creencias pueden bloquearte

¿Te pasa que cuando más tratas de sentirte mejor te sientes peor? ¿Lo has intentado todo y se siente como si nada funcionara? ¿Empiezas a mejorar y de pronto tienes una recaída en tus síntomas emocionales y físicos? ¿Luchas contra un patrón de autosabotaje e incluso te es difícil ayudarte cuando sabes que lo necesitas?

Si esto te describe, casi puedo garantizarte que *tú* estás tomando tu propio camino para sobrepasar tu problema. Sé que esto es difícil de entender. Sólo mantente conmigo y te prometo que ésta será la mejor verdad que jamás hayas esperado.

Tu mente subconsciente puede estar bloqueando no sólo tus esfuerzos de tratamiento, sino también tu habilidad para sanar. Una razón por la que esto ocurre es porque, en cierto nivel, tienes un conflicto interno con la idea de sanar. Este tipo de conflicto interno ocurre cuando una parte de nosotros quiere cambiar, pero la otra parte (a menudo el subconsciente) no quiere cambiar porque cree que el cambio no es bueno para nosotros. De manera sencilla: es una resistencia que está saboteando tus esfuerzos para alcanzar tu objetivo.

Aunque tu mente consciente está haciendo todo lo que piensa que es posible para sanar, tu mente subconsciente puede estar reteniendo lo que cree que son muy buenas razones para *no* sanar o superar tu conflicto. Una parte de ti ve el problema o enfermedad como una ventaja o beneficio, que de alguna manera es mejor que estar bien. Esto significa que en este caso tu percepción o punto de vista es un beneficio para tu conflicto.

Explorar creencias dañinas fue la acción más importante que enfrenté en mi propio camino de sanación. He comprobado una y otra vez en sesiones con clientes que también esto es esencial para el proceso de sanación de otros. Así como sueles deshacerte de correos electrónicos que no te hacen sentir bien, te provocan estrés o tienen contenido con el que no quieres involucrarte, de la misma manera puedes deshacerte de tus propias creencias.

Conforme aprendes sobre creencias dañinas, lo más importante a recordar es no juzgarte por ellas. Creamos significados del mundo que nos rodea; esas interpretaciones y percepciones son registradas por la mente subconsciente y luego se convierten en creencias o reglas en las que creemos, con frecuencia sin ser conscientes de estar haciendo esto. El problema surge cuando cargamos estas creencias en nuestra vida adulta.

Muchas de las creencias que te bloquean no tienen ningún sentido lógico, al menos al principio. De hecho, algunas podrían, probablemente, clasificarse como perturbadoras. Sin embargo, todo esto son magníficas noticias. Al igual que con mi propia sanación, estarás descubriendo bloqueos en los que nunca pensaste antes. Esto te dará la oportunidad de trabajar en cosas que nunca supiste que existían, para tomar nuevos caminos y obtener resultados que jamás habías tenido. Aquí la idea es liberar poco a poco todas las razones subconscientes que tu cuerpo, mente y espíritu *no* han sanado. Tal vez haya muchas razones y eso es bueno. Llegaremos a ellas, una por una.

La enfermedad o los retos emocionales suelen surgir después de que vivimos de una manera que no es verdadera para quienes somos en realidad. Esto puede incluir estar en una relación que sabemos que no es sana, "atenuar nuestra luz" o apaciguar nuestra personalidad para agradar a otros, o hacer un trabajo que sentimos que no es ético o que es incongruente con nuestro verdadero yo. Muchas veces estamos viviendo de esta manera porque hay creencias dañinas que dirigen nuestro tren.

Las experiencias de la infancia temprana son la primera forma en que creamos ideas o creencias sobre nuestra vida y sobre nosotros mismos. Las creencias no son un hecho. Las creencias están basadas únicamente en nuestras generalizaciones del pasado, experiencias, los mensajes de otras personas sobre nosotros y el significado que le damos a esas experiencias. Lamentablemente, no decidimos conscientemente en lo que creemos, lo que significa que mucha de "nuestra basura" está atorada en nuestros cerebros.

Permíteme enseñarte cómo funciona esto. Digamos que tienes cuatro años y dibujas algo de lo que te sientes muy orgulloso. Llegas a casa emocionado de preescolar y le enseñas el dibujo a tu mamá, que está ocupada tratando de terminar sus propias tareas y cuida de tu hermana mayor. Te sonríe y enseguida te pide que lo pongas en otro lado y que te prepares para cenar. Este tipo de escenas se repite en otros escenarios diferentes esa misma semana porque tu papá está fuera de la ciudad trabajando y tu mamá está preocupada por todas las responsabilidades que tiene. Puedes sentirte rechazado y no darte cuenta de que tu mamá simplemente está ocupada; sin embargo, tú te percibes como un terrible artista. Entonces, empiezas a buscar evidencia de esto conforme creces. Tu mente subconsciente se queda en esta nueva regla que te has impuesto: *soy terrible en arte*. Después, vas por la vida con esa perspectiva, dirigiendo tu comportamiento de acuerdo con tu creencia. Esta experiencia puede traducirse en que te cierras a la creatividad, sintiéndote avergonzado de expresarte a través del arte. Sanar es, en parte, desaprender o dejar de creer en cualquier cosa que no te ayude a sentirte bien. Tu yo más joven vio las cosas de una manera, pero ahora eres mayor. A menos que permitas que un niño de cuatro años guíe tu vida (¡oh no!), probablemente sea tiempo de actualizar tus recuerdos mentales.

La mente subconsciente no es crítica, ni juiciosa; no analiza, ni razona. Simplemente recopila información y luego actúa de acuerdo con el condicionamiento, la programación, las instrucciones y los mensajes que recibe. Miles de estas interpretaciones de experiencias de cuando eras joven se convierten en creencias que, entonces, se convierten en reglas para nuestra vida. Conforme vamos volviendo a esos recuerdos, experiencias e interpretaciones del pasado, creamos nuevas células junto con esos caminos neurales que refuerzan esa vieja creencia y patrón de respuesta. Esas creencias son unos de los más grandes impedimentos para sanar. Las buenas noticias son que liberar esas creencias ayuda a crear nuevos patrones saludables.

Las creencias dañinas funcionan así:

- Crean una lente contaminada a través de la que empezamos a ver nuestras vidas y a nosotros mismos, desviando nuestras percepciones.
- Esta lente nos mantiene atorados en pensamientos y patrones que limitan nuestra vida.

- Al creer en estos límites, seguimos viviendo dentro de sus confines, reforzando esa creencia, la cual ayuda a crear nuestra realidad.
- Las creencias crean patrones de autosabotaje.

Permíteme darte un ejemplo de este fenómeno. Joe era un nuevo cliente que también era nuevo en el trabajo con energía. Está casado con el amor de su vida desde hace 10 años, pero ha estado experimentando algo de ansiedad y problemas digestivos graves. Su esposa parece ser muy divertida y él la considera "el alma de la fiesta", que suele robar el *show* en cualquier grupo. Esto era algo que realmente amaba de ella, dado que él tendía a ser un poco tímido. Sin embargo, conforme Joe y yo hablábamos, admitió que se volvió tímido en la infancia después de un baile de la escuela. Todos los demás chicos estaban en grupos y ninguno invitó a Joe a reunirse con ellos. Pasó todo el baile dando vueltas solo por la mesa de la comida, yendo al baño e incluso atando y volviendo a atar su agujeta con tal de parecer ocupado.

He oído variantes de esta historia de muchos, muchos clientes y creo que la mayoría de nosotros nos sentimos identificados. Desde entonces, Joe se ha sentido incómodo en las situaciones sociales y aterrorizado de sentirse excluido. Sintió que era tiempo de volver a ser él mismo y no el chico raro de las fiestas. Trabajamos en liberar la experiencia no procesada del baile de la escuela en nuestra primera sesión. Esta experiencia pudo haber creado una idea como: "Me abandonarán en las fiestas". Le hice el test muscular para revisar algunas creencias, incluida ésa, y obtuvimos un "no" para todo aquello en lo que pudiera pensar. Entonces empezamos a hablar de otras ideas no relacionadas con ese baile específico.

Conforme hacíamos lluvia de ideas, realizamos el test muscular de una creencia que veo con frecuencia: "Si soy mi verdadero yo, arriesgaré una relación". Sí, eso era. Su cuerpo respondió "sí". Así que hicimos el test muscular para relaciones y descubrimos que su cuerpo estaba relacionando este miedo con su esposa. Joe me dijo que, de hecho, esta creencia también la tenía a un nivel consciente, así que incluso sin el test muscular probablemente hubiéramos concluido lo mismo.

En realidad, estaba bloqueado para dejar esto atrás porque en el fondo creía que si era él mismo, peligraría su esposa y la magnífica personalidad de ella. Creía, a nivel subconsciente, que ambos no podrían ser "el alma de la fiesta". Me dijo que había percibido este patrón en la relación de sus padres, pues durante las reuniones la "platicadora" era su madre y su padre era quien no participaba. Pero cuando una vez su padre se decidió a hablar, su madre regañó a su marido en frente de los invitados. Independientemente de que esa situación se pudiese o no presentar en su matrimonio, era muy estresante para el cuerpo de Joe estar suprimiendo su propia personalidad, y todo por el bienestar de su esposa.

Despejar la experiencia no procesada del baile utilizando el test y golpeteo del timo, así como la Técnica de Liberación Emocional, fue un gran comienzo. Luego despejamos dos experiencias más que recordó acerca de su mamá avergonzando a su papá por hablar demasiado alto y tratar de participar en las conversaciones. Seleccionamos una eligiendo el recuerdo más actual y fuerte, y el otro utilizando el test muscular para irlo afinando poco a poco. Luego, trabajamos en la creencia "Si soy mi verdadero yo, arriesgaré la relación con mi esposa", utilizando técnicas que aprenderás pronto. Esto ayudó a que Joe se sintiera mucho más cómodo en situaciones sociales.

Dado que ya sabes cómo interpretar el lenguaje del cuerpo en relación con los síntomas (del capítulo 6), te compartiré esta nota al margen. Los problemas digestivos de Joe eran muy específicos de esta experiencia. Aunque el sistema digestivo resulta muy afectado por reacciones de estrés de todo tipo, el de Joe también estaba actuando como mecanismo de protección, dado que le ayudaba a evitar lugares donde tal vez tendría que esperar en la fila para ir al baño. Esto era muy conveniente, de cierta manera, pues le evitaba situaciones que detonaran sus miedos sociales. ¿Puedes ver ahora lo íntimamente relacionados que están las experiencias no procesadas, las creencias dañinas y los síntomas físicos? Somos rompecabezas complejos que deben ser amorosamente resueltos.

La mente subconsciente puede tener una programación que nos hace creer que un desafío, síntoma, padecimiento o problema es, de hecho, *mejor* para nosotros que estar libres de él. El miedo de Joe en las situaciones sociales y sus problemas digestivos se manifestaron en un esfuerzo por proteger su matrimonio.

Las creencias pueden afectarnos de muchas maneras diferentes. Conforme te vuelves consciente de las creencias en tu propia vida cuando estás atento a las experiencias que vienen a ti, procura mantener la mente abierta y barajar todas las posibilidades. En mi trabajo con los clientes escucho con frecuencia: "¿En serio? ¿Es eso?", cuando encontramos algunas de las creencias.

El poder de creer

Quiero que veas lo importante que es dedicar tiempo a las creencias, como si tu vida y salud dependiera de eso. De hecho, sí dependen.

Una de las historias más convincentes del poder de creer que he escuchado es la historia de Sam Londe, quien fue diagnosticado con cáncer de esófago.[1] En 1974, este tipo de cáncer era considerado mortal. Unas semanas después de su diagnóstico, Sam murió. Cuando se hizo la autopsia, se supo que Sam tenía muy poco cáncer en su cuerpo, al menos no el suficiente para matarlo. Había algunos puntos esparcidos en su cuerpo, pero ningún cáncer en su esófago. El doctor Clifton Meador, su médico, declaró: "Pensé que tenía cáncer. Pensó que tenía cáncer. Todos a su alrededor pensaron que tenía cáncer… ¿eliminé la esperanza de alguna manera?"

En 2014, el *New England Journal of Medicine* publicó una prueba mostrando que fingir una cirugía puede ser tan eficaz como hacerla realmente.[2] En este estudio, los pacientes eran candidatos a cirugía de rodilla, por un desgarre o rotura de menisco y dolor que debilitaba la zona. Cuando llegaban a la sala de operación, los cirujanos en Finlan-

---

1. Desonta Holder, "Health: Beware Negative Self-Fulfilling Prophecy", *The Seattle Times*, 2 de enero de 2008, <http://seattletimes.com/html/health/2004101546_fearofdying02.html>.
2. Raine Sihvonen, MD, *et al.*, "Arthroscopic Partial Meniscectomy versus Sham Surgery for a Degenerative Meniscal Tear," *New England Journal of Medicine*, vol. 369, núm. 26 (diciembre 26, 2013): 2515—2524, <www.nejm.org/doi/full/10.1056/NEJMoa1305189>.

dia realizaban una meticulosa reparación del cartílago roto o hacían creer que la habían hecho. Se hacían las incisiones y se cerraban, sin ningún otro tipo de intervención. En el caso de pacientes anestesiados que pudieran escuchar o entender, los médicos y las enfermeras pasaban los instrumentos haciendo los típicos sonidos y pretendían estar operando durante el tiempo que normalmente dura una de estas cirugías. Los pacientes que se sometieron a cirugías reales y aquellos cuya cirugía fue ficticia tuvieron los mismos progresos.

En el libro *The Biology of Belief: Unleashing the Power of Consciousness, Matter, and Miracles,* su autor Bruce Lipton cuenta una historia que demuestra el poder absoluto del acto de creer. La diseñadora de interiores Janis Schonfeld fue parte de una prueba clínica para verificar la eficacia de los medicamentos antidepresivos.[3] Las píldoras aliviaron los problemas de depresión que tenía desde hace 30 años, y los escaneos de cerebro confirmaron que la actividad del córtex prefrontal de su cerebro mejoró drásticamente. Sólo al final de la prueba Janis supo que había estado tomando un placebo, y no el medicamento real. Su creencia sobre lo que el medicamento sería capaz de hacer por ella fue la responsable de su mejora.

Existe un sinfín de hallazgos que ahora demuestran que nuestras creencias realmente crean nuestra realidad. La innovadora investigación del doctor Lipton es quizá uno de los ejemplos más inspiradores que prueba que tu mente cambiará la biología de tu cuerpo de acuerdo con tus creencias subconscientes. La química de tu cuerpo busca ser guiado por esa parte dominante de tu cerebro. ¿Ves por qué es esencial que las creencias que tengas sean buenas para ti?

Despejar creencias dañinas para que puedas estar en total alineación con tu sanación es tu nueva herramienta hacia la libertad. Ahora, ¿estás listo para empezar?

---

3. Bruce H. Lipton, PhD. *The Biology of Belief: Unleashing the Power of Consciousness, Matter, and Miracles*, Santa Rosa, CA: Mountain of Love, Elite Books, 2005, p. 111.

Averigua lo que está detrás de tus creencias

Aprenderemos a despejar creencias dañinas al final de este capítulo, pero primero necesitamos descubrir qué hay detrás de tus creencias. Conforme trabajes en descubrir bloqueos, te recomiendo que tengas una libreta a la mano para que la uses como tu propio diario de "No puedo creer que eso esté en mi cerebro". Escribirlos conforme piensas en ellos te ayudará a que fluyan las ideas y también a crear una lista, a partir de la cual trabajes en la desobstrucción.

Las creencias que bloquean la sanación, debido a que el subconsciente no está alineado con la sanación, se crean típicamente alrededor de conceptos principales.

Seguridad (no es seguro sanar). Si parte de nosotros no se siente segura de sanar en lo profundo de nuestro ser, esto puede actuar como un bloqueo gigantesco. Éste es el bloqueo que veo con mayor frecuencia. Sé que puede parecer ilógico, dado que cualquier problema de salud física o emocional suele hacernos sentir muy inseguros. Sin embargo, en ciertos aspectos también sentimos que nos mantiene a salvo. Este tipo de problemas suele dejarnos fuera del enorme y malvado mundo de allá afuera, y estar en casa, en nuestra zona segura; nos ayuda a decir no a las cosas, que de otra manera no tendríamos que negarnos a dejar ir.

Disposición (no estoy dispuesto a sanar). Esto abarca la idea de que no estamos dispuestos a hacer lo que sea por sanar, a nivel energético, financiero o de cualquier otro tipo. Este bloqueo tiene que ver, primero que nada, con el "trabajo" que implica sanar. No es una creencia basada en flojera, pero en ocasiones proviene de una sensación de estar agotado al haber lidiado con este problema durante un largo periodo.

Merecimiento (no me merezco sanar). Este bloqueo tiene todo que ver con creer que no merecemos sanar o ser felices porque no lo valemos. Suele centrarse en nuestra sensación de no sentirnos lo suficientemente buenos.

Preparación (no estoy listo para sanar). No sentirse listo para sanar puede jugar un gran papel cuando sentimos que las cosas cambiarán demasiado pronto o hay más que hacer antes de estar preparados para volver a la vida.

Habilidad (soy incapaz de sanar). Este bloqueo se centra en creer que no tienes dentro de ti, o no posees, las herramientas necesarias para sanar; que no eres capaz de sanar porque no tienes los recursos internos o externos para hacerlo. Este bloqueo está relacionado con el pensamiento o creencia de que "otros pueden sanar, pero yo no".

Posibilidad (es imposible sanar). Sentir que no es posible sanar es una creencia que proviene, en muchas ocasiones, de los médicos profesionales que trata de ayudarte. Escuchar cosas como "tienes el caso más grave" de algo o que tu problema es "incurable" te dará el arma perfecta para tener este tipo de creencias. Este bloqueo se crea por el sentimiento de que tus circunstancias son simplemente demasiado malas.

Deseo (no quiero sanar). No desear sanar se debe a que tu problema tiene una ventaja. Todo lo que percibimos como negativo en nuestras vidas (como la enfermedad) también tiene un aspecto positivo (un beneficio). A veces, aunque sea a nivel subconsciente, el beneficio que ganamos por tener este problema nos evita querer salir de él.

Lo importante es saber que puede haber millones de creencias sobre las cuales trabajar. Despejar creencias es un maratón, no una carrera de dos kilómetros. Sólo puedes empezar a desbloquear tan pronto como las creencias se te revelen por sí mismas. No tendrás que conocer hasta la última de las creencias para sanar. Sólo necesitas hacer una buena búsqueda dentro de la pila de creencias.

Reduce tu lista de creencias

Supongamos que tienes la creencia dominante de que "no es seguro sanar". Tal vez tengas que explorar muchas subcreencias, o muchos por qué, para llegar a tu creencia dominante. En otras palabras, tal vez existan razones de peso por las que tu cuerpo se siente inseguro de sanar. Algunos ejemplos son cosas como "Alguien resultará perjudicado si sano", "Tendré que encontrar un nuevo trabajo" y "No obtendré el mismo apoyo de mamá y papá". ¿Ves cómo todo esto son creencias, pero cómo algunas también pueden considerarse beneficios o ventajas por tu problema? Siempre estás buscando tener ambas partes.

El siguiente ejemplo de lista abrirá tus ojos a la enorme cantidad de posibles creencias dañinas que podrían estar dificultando tu sanación. Recuerda que la mayoría tenderán a caer en una de las categorías grandes (seguridad, disposición, merecimiento, preparación, habilidad, posibilidad y deseo), pero las razones detrás de ellas pueden ser miles y muy variadas. Comenzaré con una lista para que puedas hacer una lluvia de ideas a partir de ella. También siéntete libre de utilizar cada creencia como una sugerencia y cambia algunas de las palabras por aquellas que sean más adecuadas para ti. Tal como lo expliqué cuando desobstruimos experiencias no procesadas, en el capítulo anterior, no debes despejar o liberar todas tus creencias para sanar. Estoy segura de que aún podría encontrar algunas mías escondidas. No permitas que este proceso te sobrepase. Sólo comienza en algún punto.

He aquí algunos ejemplos de creencias que bloquean la sanación:

- *Sólo seré amado si estoy enfermo.*
- *Sólo seré amado si soy perfecto.*
- *Es imposible que me quieran.*
- *No soy merecedor de amor.*
- *Yo no importo.*
- *No valgo nada.*
- *Siempre tomo una mala decisión.*
- *Cuando las cosas empiezan a ir bien, algo malo sucede.*
- *Si hago lo que quiero, otras personas pueden ser infelices.*
- *Estar sano y feliz al mismo tiempo es imposible.*
- *Necesito este problema o enfermedad para cubrir mis necesidades.*
- *Necesito estar enfermo para sentirme seguro.*
- *Merezco estar enfermo/infeliz por algo malo que hice en el pasado.*
- *Estar enfermo/infeliz es mi castigo por hacer algo malo en el pasado.*

- *Si sano, simplemente volveré a enfermar.*
- *Si sano terminaré solo (la gente sólo se queda cerca porque se sienten mal por mí).*
- *No es seguro relajarse.*
- *No es seguro ser feliz.*
- *Si hago algo bueno por mí, alguien más estará molesto.*
- *Querré dejar mi relación si sano.*
- *Sólo puedo sanar con mayor apoyo.*
- *Sólo valgo la pena cuando _____ (soy perfecto, estoy haciendo las cosas para otros, etcétera).*
- *Sólo puedo sanar con más dinero.*
- *Si sano y aun así no puedo encontrar pareja, ya no tendré excusa.*
- *Sanar probará que esto era mi culpa desde el inicio.*
- *Estaré demasiado vulnerable si sano.*
- *De todos modos no tendría nada que hacer si sanara.*
- *No hay razón alguna para sanar (no tengo ningún propósito por el que valga la pena sanar).*
- *Tengo que perdonar a otros para sanar y entonces estarían libres de culpa.*
- *Perderé mi identidad si sano.*
- *Necesito esta enfermedad o problema porque me hace especial.*
- *Estoy muy atrasado en todo para recuperarme si sano.*
- *Tendré que cumplir con las expectativas de otras personas (o las mías propias) si sano.*
- *Tendré que ser perfecto para compensar todo esto que he hecho.*
- *Me voy a defraudar.*
- *Perderé a mis amigos si sano.*
- *No sé cómo sanar.*
- *La gente sólo se preocupará por mí cuando esté enfermo.*
- *Tendré que ser más asertivo si sano.*

- *No soy suficientemente fuerte para sanar.*
- *No tengo lo necesario para sanar.*
- *Soy demasiado sensible para sanar.*
- *Soy demasiado delicado para sanar.*
- *Soy incapaz de soportar los tratamientos.*
- *Necesito este problema o esta enfermedad como distracción (de mi vida infeliz, mi matrimonio, mi trabajo, etcétera).*
- *Es injusto para las demás personas que aún están sufriendo que yo sane.*
- *Mi vida cambiará si sano (y eso me asusta demasiado).*
- *Lastimaré los sentimientos de mi médico/amigo/familia si no sano a su manera.*
- *Tendré que ser exitoso si sano.*
- *Tendré que dejar una relación nociva si sano.*
- *Es demasiado trabajo y no tengo la suficiente energía para sanar.*
- *Perderé mis beneficios financieros si sano.*
- *Tal vez pierda mi círculo de apoyo si sano.*
- *De cualquier manera, nada funcionará.*
- *La gente sólo cree que tengo dolor si me ven sufriendo físicamente.*
- *Siempre he tenido este problema y siempre lo tendré.*
- *No soy lo suficientemente bueno para sanar.*
- *Todos los demás son más inteligentes que yo, por eso es más fácil para ellos.*
- *Estoy demasiado lastimado para sanar.*
- *Alguien tiene que sufrir y tal vez yo nací para eso.*
- *Sólo puedo crecer espiritualmente cuando estoy enfermo/infeliz.*
- *Necesito esta enfermedad o problema como un escape de la familia, el trabajo, etcétera.*
- *Necesito esta enfermedad o problema porque es la única manera en que puedo decir no.*

- *Mejorar lastimará mi relación con alguien a quien amo.*
- *Mi vida será demasiado estresante si estoy sano.*
- *Tendría que ser sociable si sanara.*
- *No tendré excusas si fallo o renuncio a algo.*
- *Tendré que vivir a mi máximo potencial si sano.*
- *Nadie se preocupará por mí si sano.*
- *Necesitaré enfrentar mi vida si sano.*
- *Tendré que intimar con mi pareja si sano.*
- *Tendré que estar presente para mis hijos si sano.*

¿Te empiezas a dar cuenta de que nada está tan fuera de los límites como las creencias? Bien. Esto ayudará mucho durante este proceso.

Preguntas clave para identificar creencias dañinas

Durante las sesiones con mis clientes, me surgen todo el tiempo, e intuitivamente, creencias "casuales". Aunque a veces parecen tontas e inverosímiles, en ocasiones resultan ser ciertas para mi cliente y realmente nos ayudan a seguir adelante.

Ahora que ya tienes una buena base, observa qué más viene para ti cuando te haces las siguientes preguntas, diseñadas para detonar ideas de creencias. Si alguna surge en tu mente, ve con ella, algo significa. Si una respuesta parece ridícula, también acéptala, es tu mente subconsciente tratando de encontrar pista para ti. Cuando un recuerdo o creencia surge, escríbela. Aprenderemos a desobstruirla en el siguiente paso.

- ¿Por qué parte de mí podría creer que *necesito* esta enfermedad/lesión/situación/problema?
- Si renuncio a esto, ¿quién dejará de ser castigado, pero pienso que no lo merece?
- ¿A quién lastimaré si supero esta situación?
- ¿Me siento de alguna manera más poderoso teniendo este problema?

- ¿Soltar esto significa que estoy olvidando algo o perdonando a alguien?
- ¿Qué perdería si no tuviera esta "historia"? ¿Cuál es el lado negativo?
- ¿Qué creo que debo hacer para desaparecer esta situación? ¿Existe un lado negativo de esto?

Durante mi propio proceso de sanación, me pregunté a mí misma varias veces: "Si mi cerebro tiene alguna idea loca de por qué no debería sanar, ¿cuál sería?" Te sorprenderá el tipo de respuestas que obtendrás de ti mismo.

Otra excelente manera de identificar creencias es utilizar el súper poder del test muscular. Simplemente hazle a tu cuerpo las preguntas que acabo de sugerirte y sigue preguntándotelas hasta que llegues directo a la creencia. Recuerda que tu cuerpo te dirá lo que es verdad para ti. Si crees que no es benéfico lo que dice acerca de algo, entonces necesitas liberarlo o modificarlo, lo cual haremos pronto.

El test muscular para identificar una creencia podría ser de la siguiente manera:

Pregúntate: "¿Lastimaría a alguien si sanara de _____?"

Si tu cuerpo dice "sí", puedes seguir preguntando.

Pregúntate: "¿Lastimaría a papá si sanara?"

Si tu cuerpo dice "no", sigue adivinando con familiares, amigos, colegas o con quien sea que venga a tu mente.

Tip: ésta es una actividad en que las creencias generacionales pueden salir a luz. Si sospechas esto, tal vez quieras usar el test muscular para trabajarlas. Pregúntate algo como: "¿Existe alguna creencia generacional que cause estrés en mi cuerpo?" (Recuerda que puedes adecuar la pregunta para llegar a alguna situación sobre la que estés trabajando, a fin de ser más específico que sólo "estrés en mi cuerpo".) Si obtienes un "sí", tendrás que descubrir en qué está basada esa creencia, sobre todo aquello que sepas sobre las generaciones pasadas.

Cuando trabajes con creencias, trata de utilizar declaraciones positivas, como lo hicimos en el test muscular, para que no confundas a tu cuerpo durante el proceso de desobstrucción. Esto significa que en lugar de "No cubriré mis necesidades sin esta enfermedad o problema", debes trabajar con la creencia "Sólo puedo cubrir mis necesidades cuando tengo esta enfermedad o problema". Otro ejemplo: "Siempre tomo la decisión incorrecta" es más acertado que "Nunca tomo la decisión correcta". Con el test muscular, utilizar la forma más clara de la creencia ayudará a que todas tus respuestas sean más exactas.

Con suerte ahora tu cabeza está llena de creencias dando vueltas. La mente subconsciente suele tener muchas ideas "increíbles" (¡eso cree ella!) del porqué no deberíamos superar nuestros problemas.

Ahora vamos a hablar sobre qué hacer exactamente con esas creencias dañinas.

Descubre si necesitas saber más

Con algunas creencias, el único requerimiento de nuestro cuerpo para despejarlas será estar simplemente alerta acerca de las creencias mismas. Para otras, en primer lugar, nuestros cuerpos no permitirán que se vayan hasta que identifiquemos el punto de origen. Dado que las creencias provienen de nuestras experiencias cuando éramos jóvenes, cuando acumulábamos la mayoría de nuestra información sobre la vida, entonces necesitaremos encontrar la experiencia no procesada original sobre la que se creó cada creencia.

No he podido encontrar una razón específica del porqué el cuerpo nos necesita para identificar algunas experiencias antes de dejar ir las creencias relacionadas con ellas, pero no nos requiere para hacer lo mismo con otras experiencias. Lo interesante es que he visto, una y otra vez, que somos más propensos a entender y diseccionar creencias cuando comenzamos con este trabajo, pero conforme pasa el tiempo, el cuerpo se enfoca más en sólo despejar y dejar ir. Es como si la mente subconsciente dijera: "No necesito saber cada detalle. ¡Ahora confío en este proceso!"

De cualquier manera, es importante descubrir cuánto le costará a tu cuerpo dejar ir cada creencia, con el fin de seguir adelante. De hecho, realmente sólo existe una manera de saberlo, y es a través del test muscular.

Esto es lo que hay que preguntarle a través del test muscular: "¿Debo saber más acerca de la creencia _____ (declara la creencia) antes de que pueda liberarla?"

Si obtienes un "sí", tu cuerpo está diciendo que hay más cosas que debes traer a tu consciente antes de realmente sanar de ella, y está bien. En ocasiones bromeo con mis clientes sobre esto, reconfortándolos con la idea de que simplemente ese día su subconsciente anda muy entrometido. No es gran cosa. Utiliza el test muscular y pregúntate: "¿Necesito encontrar una experiencia no procesada que haya creado esta creencia?"

Si obtienes un "sí", lo que debes hacer es regresar al capítulo 7, en el que aprendiste a encontrar y despejar experiencias no procesadas. Utiliza el proceso de encontrar experiencias no procesadas, pero altera la pregunta del test muscular para referirte a la creencia con la que trabajas ahora. Podría resultar algo así: "¿Esta experiencia está ligada a otra que ocurrió entre mis cero y 20 años?" Sigue así hasta que descubras de dónde sacó tu cuerpo la idea de que esta creencia era cierta. Luego, una vez que hayas encontrado y despejado la creencia, regresa y habrás hecho todo lo que necesitabas para continuar.

Si obtienes un "no" de tu cuerpo sobre la necesidad de trabajar con una experiencia no procesada, te dice que necesitas saber algo más acerca de la creencia. En ocasiones, éste es un proceso de adivinar y verificar. Con el test muscular, pregunta si la creencia está ligada a una persona. O quizá está relacionada con la escuela. Sólo mantente adivinando hasta obtener más detalles.

Cuando obtienes un "sí" para alguna de tus preguntas, repite esta pregunta: "¿Necesito saber más sobre la creencia _____ (declara la creencia) antes de que pueda liberarla?"

Al final obtendrás un "no", lo que significa que tu cuerpo está listo para liberar la creencia. Ha traído a la luz todo aquello que necesitaba traer.

Nota: si aún sigues trabajando en el arte del test muscular y no te sientes seguro para obtener buenos resultados, puedes pecar de precavido y asumir que tu cuerpo te dice: "Sí, soy entrometido y necesito saber más". Regresa al capítulo 7 para encontrar y despejar las experiencias no procesadas relacionadas con la creencia, luego vuelve aquí cuando estés listo para continuar. Recuerda que nunca dolerá despejar experiencias, así que aun cuando no sea absolutamente necesario para este proceso, puedes estar seguro de que te beneficiará de alguna manera.

Para las creencias generacionales, no siempre es necesario encontrar una experiencia relacionada, pero puede ser bueno verificar.

Despejar creencias dañinas con dos técnicas

Al igual que la mayoría de los desequilibrios, las creencias dañinas son capaces de crear fuertes bloqueos, pero por lo general no son tan difíciles de liberar. ¡Uuuuf! Sólo hay algunas partes que debemos reprogramar exitosamente.

- **Reconocimiento.** ¿Estás viendo algún patrón aquí? Necesitamos reconocer que tenemos esta creencia y ya no funciona para nosotros. A veces necesitamos reconocer el origen de esta creencia: ya sea un suceso específico en nuestras vidas, algo que alguien más dijo de nosotros o proveniente de alguna otra fuente.
- **Confianza.** Habla con tu mente subconsciente como con un compañero confiable, compasivo y amable. Necesitamos que la mente subconsciente se sienta lo suficientemente segura para relajarse y aceptar las indicaciones que le das para liberar viejas creencias.
- **Remplazo.** Encuentra una nueva o más sana creencia que quieras que la mente subconsciente instale o remplace en lugar de la vieja. Queremos ofrecerle una opción más gratificante, en vez de dejarla sin nada.

Vas a aprender dos maneras muy eficaces de despejar creencias: *el barrido* y el *golpeteo de chakras*. Éstas son dos increíbles opciones que pueden usarse de manera independiente o, de ser necesario, como una poderosa combinación.

El barrido

El barrido es una técnica simple que despeja creencias fuera de la mente subconsciente.

Las mentes subconsciente y consciente están diseñadas para trabajar juntas, como un sistema de camaradas. Como sabes, la programación de la mente subconsciente se originó basándose en experiencias, pensamientos y mensajes. En otras palabras, está abierta a la influencia de la mente consciente y nuestras percepciones, indicaciones y más. Recorremos el mismo camino que nos llevó aquí para poder salir de él. Con el barrido estaremos enviando señales a la mente subconsciente para que libere esas creencias que no nos sirven. Puedes adaptar esto a una meditación enfocada, en la que pedimos a tu mente subconsciente que permita a las viejas ideas ser amablemente guiadas hacia fuera y a que acepte de manera gentil la entrada de una nueva idea.

Usaremos el lenguaje específico para esto. El barrido no es una forma de hipnosis, pero utiliza las palabras que relajarán lo suficiente a tu cuerpo y tu cerebro para permitirnos cambiar su programación. La oración "Ahora soy libre…", que aparece en casi cada frase, es clave para el proceso. La libertad es un deseo humano natural y es contraintuitivo, pues como humanos nos resistimos a ella. Dado que la mente subconsciente se resiste tanto, hablaremos el idioma del cuerpo para que trabaje con nosotros.

Quizá quieras grabar las palabras en tu teléfono celular u otro dispositivo para escucharlas mientras las dices y relajarte profundamente mientras vives este proceso.

Sólo tómalo con calma, tratando de penetrar en las palabras. Si tu mente divaga, está bien. Eso puede ocurrir a veces con esta técnica. Además, tu mente dispersa puede ser una señal de que hay energías asociadas con esos pensamientos que tratamos de despejar. Sólo déjate ir y permite que el proceso se desenvuelva por sí solo.

Bostezar, suspirar, sentir escalofríos, ponerte emotivo, eructar o escuchar sonidos en tu estómago son todas buenas señales de liberación. Si lo necesitas, sólo desacelera para permitir que tu cuerpo lo vaya procesando. No hay ninguna prisa.

Paso 1: conecta con tu ser interior o poder superior. Tengo clientes que suelen colocar sus manos sobre el corazón para conectar con su ser interior o ser superior. Sin embargo, si sientes la necesidad de colocar tus manos en algún otro lado, tal vez sobre un área que requiera sanación, siéntete libre de hacerlo.

Paso 2: repite el fragmento del barrido. Simplemente repite el siguiente fragmento lentamente, haciendo pausas, si las necesitas, para procesar (bostezar, respirar profundo, etcétera). Asegúrate de no apresurarte con nada de esto, ya que debes hacerlo de tal manera que la mente subconsciente se sienta segura e invitada a participar.

Aunque tengo esta _____ (declara la creencia), reconozco que ya no funciona para mí.

Le doy total permiso a mi subconsciente de ayudarme a despejarla de cada una de mis células de todo mi cuerpo, permanente y completamente.

Ahora soy libre para agradecerle por haberme servido en el pasado.

Ahora soy libre para liberar todas las resistencias y dejarla ir.

Ahora soy libre para liberar todas las ideas acerca de que necesito esto para sentirme seguro.

Ahora soy libre para liberar todas las ideas acerca de que necesito esta creencia por alguna razón.

Ahora soy libre para liberar todos los sentimientos acerca de que no merezco liberar esta creencia.

Ahora soy libre para liberar todas las causas conscientes y subconscientes por las que originé esta creencia.

Ahora soy libre para liberar todas las razones conscientes y subconscientes por las que seguía manteniendo esta creencia.

Ahora soy libre para liberar todos los patrones, emociones y recuerdos dañinos conectados con ella.

Ahora soy libre para liberar todas las energías generacionales y de vidas pasadas que se mantenían atoradas.

Ahora todo mi ser está sanando y despejando esta energía, incluyendo cualquier respuesta estresante acumulada en mis células.

Sanación, sanación, sanación.

Desobstrucción, desobstrucción, desobstrucción.

Ahora es tiempo de instalar _____ (insertar una creencia que es opuesta a todo aquello que liberaste; por ejemplo, si la creencia era "Estoy demasiado lastimado para sanar", puedes mejor instalar "Soy perfectamente capaz de sanar").

Instalar, instalar, instalar.

Instalar, instalar, instalar.

Y que así sea.

Una vez que termines, respira profundamente un par de veces.

Paso 3: verifica. Es buena idea utilizar el test muscular para confirmar que despejaste por completo la creencia. Simplemente declárala una vez más, en su forma original, y observa si tu cuerpo sigue vibrando con ella (o necesitará un poco más de trabajo) o ya no es cierta para ti (¡bravo!).

Si, por alguna razón, la creencia no se despejó por completo, no te preocupes. Puedes repetir el barrido y hacer de nuevo el test. Este proceso puede llevarte algunos minutos de intención y concentración suave y deliberada. De modo alternativo, puedes pasar al golpeteo de chakras, que aprenderás ahora. Esto te ayudará a seguir despejando o desobstruyendo las capas de energía. Cada creencia será diferente, también se desobstruirá de manera distinta.

Tip: el barrido también puede usarse de manera eficaz para desobstruir capas de energía que contribuyen con los síntomas. Tal vez quieras experimentar con esto. En lugar de insertar una creencia en el fragmento, puedes usar algo así: *Aunque tengo este _____ (inserta el síntoma, temor, emoción o cualquier otra cosa), reconozco que ya no funciona para mí.* Luego revisa tus palabras para que funcionen con tu objetivo específico. Utilizo esta técnica para despejar casi cualquier cosa, sea una emoción que siento con fuerza en ese momento o un pensamiento estancado en mi cabeza.

Golpeteo de chakras

Los chakras, la energía giratoria centrada en el cuerpo, guarda viejas historias y experiencias en sus energías. Éstas se relacionan directamente con programación y condicionamiento de la infancia temprana, que las hace un punto de acceso ideal para las creencias dañinas.

Durante mi propia sanación, empecé utilizando la Técnica de Liberación Emocional para desobstruir las creencias. Esto funcionó bastante bien. Sin embargo, conforme fui descubriendo más sobre los chakras y cómo guardan nuestro historial energético, empecé a utilizarlos para desobstruir creencias. Recuerda que las creencias son sólo viejas historias, generalmente creadas años atrás en nuestras vidas.

Con esta conexión entre creencias y el sistema de chakras, me pregunté si podría tener sentido golpetear directamente sobre los chakras, en lugar de utilizar los puntos de golpeteo de la TLE, asociados con el sistema meridiano. Lo intenté y ¡funcionó! Me enamoré de la técnica. Sentí como si tuviera incluso más claridad que con la TLE al tiempo que le ponía atención a los chakras, tan importantes en nosotros. Vamos a utilizar un proceso muy similar a lo que aprendiste para la TLE, pero golpetearemos en los puntos de los chakras para trabajar con su sistema, en lugar del meridiano. ¡Fácil!

Revisión de los chakras y puntos de golpeteo

Hablamos de los chakras en el capítulo 6, pero revisémoslos brevemente para tener presente cómo esas viejas historias pudieron encontrar su hogar energético en varios lugares de tu cuerpo. Para cada chakra que revisamos aquí, también añado sus puntos de golpeteo para que sepas exactamente dónde golpetear con esta técnica para desobstruir.

Chakra de la corona o coronilla (séptimo). Localizado en la parte superior de la cabeza, este chakra simboliza la espiritualidad y tu conexión con un poder superior. Está relacionado con la energía de saber que puedes confiar en la vida, de que te cuidan y guían. El objetivo del chakra de la corona es ayudarte a conectar con tu propósito en la vida y tu conexión con una fuente más poderosa. **Punto de golpeteo:** parte superior de la cabeza.

Chakra del tercer ojo (sexto). Este chakra se localiza directamente entre las cejas. Representa intuición, imaginación, reflexión y capacidad de ver las cosas como son o por lo que significan (interpretación). Su objetivo es la visión y la guía interna. **Punto de golpeteo:** entre las cejas (sé sumamente gentil en este punto).

Chakra de la garganta (quinto). Localizado en el centro de la garganta, este chakra se relaciona con la expresión, la comunicación y la verdad. Su objetivo es regular la comunicación y la expresión. **Punto de golpeteo:** parte frontal de la garganta.

Chakra del corazón (cuarto). El chakra del corazón se ubica en el centro de tu pecho. Está relacionado con amor, intimidad, perdón y capacidad de enviar y recibir amor. También es responsable de los deseos de tu corazón y te ayuda a manifestarlos. Su objetivo es regular el amor, las relaciones y la sanación interior. **Punto de golpeteo:** centro del pecho, a la altura del corazón.

Chakra del plexo solar (tercero). Localizado justo debajo del esternón, gobierna tu sentido de poder personal, incluidas tus elecciones y acciones personales en el mundo. Su energía está atada a la confianza en uno mismo, la autoestima y la sensación de tener el control de tu vida. Guarda tus juicios y opiniones acerca del mundo y de ti mismo. Su objetivo es regular el poder personal y una mentalidad positiva. **Punto de golpeteo:** justo debajo del esternón, en el plexo solar.

Chakra sacral (segundo). También conocido como el chakra del útero, se localiza en la pelvis, detrás del ombligo. Se relaciona con tu creatividad y sentimientos, así como con tu alegría infantil. Representa la sexualidad y está íntimamente ligado a tus historias y condicionamientos de la infancia. Su objetivo es regular sentimientos, creatividad y alegría. **Punto de golpeteo:** justo debajo del ombligo.

Chakra raíz (primero). Se localiza en la base de la columna vertebral. Representa tus sentimientos de seguridad y tu instinto de supervivencia. Está conectado con creencias de la infancia temprana, dinero e identidad. Trabaja con los problemas de abandono, falta de merecimiento e inseguridad. Su objetivo es regular seguridad, confianza y supervivencia. **Punto de golpeteo:** a la altura del sacro bajo o parte superior de tus caderas. (Con las manos abiertas, golpea gentilmente tus caderas y simula que llamar a un perrito para que se siente en tu regazo).

Después de crear y utilizar una declaración de inicio, de la cual volveré a hablarte, vas a golpetear en todos los puntos anteriores. Comienza por la parte superior de la cabeza y habla sobre la creencia con tanto detalle como puedas. Si antes, con el test muscular, descubriste que necesitabas identificar y despejar una experiencia no procesada, tendrías que haber regresado al capítulo 7 para hacerlo. Ahora puedes trabajar sólo con la creencia misma.

Conforme avanzas en este proceso, sólo finge que me hablas sobre la creencia, o se lo dices a tu mejor amigo. Dinos cómo te hace sentir la creencia, recuerdos que tengas que puedan estar conectados con ella, dónde la sientes en tu cuerpo y todo lo que venga a tu mente. Esto te será familiar, pues lo has trabajado con la Técnica de Liberación Emocional.

Nota: si se trata de una creencia generacional, habla sobre de dónde crees que provenga, cómo te hace sentir y cualquier otro detalle que espontáneamente venga a ti. Adivinando y reflexionando en voz alta funcionará bastante bien para este proceso.

Paso 1: crea una declaración de inicio. Así como con la Técnica de Liberación Emocional, vamos a comenzar por crear una declaración de inicio. Recuerda que esta declaración tiene dos partes.

Aunque _____ (declara la experiencia), yo _____ (inserta la idea positiva).

Para la primera parte, sólo deberás insertar la creencia. Para la segunda, incluirás cualquier declaración positiva para balancear la primera. Esencialmente, te dices a ti mismo que aunque algo malo suceda (primera parte), también hay un lado positivo (segunda parte).

Primera parte de la declaración: *Aunque _____ (declara la creencia)…*

Segunda parte de la declaración: *… yo _____ (inserta la idea positiva).*

A manera de recordatorio, he aquí algunas ideas positivas que podrías utilizar para la segunda parte de la declaración de inicio.

- *Me amo y me acepto totalmente.*
- *Puedo relajarme ahora.*
- *Estoy bien de cualquier manera.*
- *Elijo liberarla.*
- *Permito a mi subconsciente dejarla ir ahora.*

Éste es un ejemplo de creencia que tomé de la larga lista que vimos al principio de este capítulo:

Terminaré solo si sano (la gente sólo se queda cerca porque estoy enfermo).

La declaración de inicio completa para esta creencia podría ser:

Aunque terminaré solo si sano, elijo liberar esta creencia.

Paso 2: utiliza la declaración de inicio mientras golpeteas el punto de golpe de karate. Ahora te golpetearás continuamente en ese punto mientras repites completa tres veces la declaración de inicio.

Paso 3: golpetea en todos los puntos restantes. Ahora simplemente golpea el resto de los puntos de los chakras y habla sobre tu creencia. Puedes utilizar una mezcla entre declarar la creencia, hablar sobre cómo te sientes respecto a ella, imaginar en voz alta cómo se instaló en ti, entre otras. En esencia, ¡esto ya es una mejora!

El objetivo es concentrarte en la creencia para atraer a ti la energía y despejarla. Está bien enfocarse temporalmente en la creencia, no se quedará estancada en tu sistema sólo por el hecho de reconocerla. De hecho, esto es básico para liberarla. Las palabras que usas no son tan importantes para esta primera ronda. Sólo necesitas hablar de ella y traerla a ti.

Para mostrarte cómo podría funcionar esto, usemos el ejemplo de la creencia: *Terminaré solo si sano*. Así es como podría ser:

Ronda 1

Parte superior de la cabeza: *tal vez termine solo.*
Tercer ojo: *no he cuidado de mí por tanto tiempo que ni siquiera recuerdo cómo hacerlo.*
Garganta: *si nadie me ayuda, volveré a enfermar.*
Corazón: *me recuerda a mí mismo cuando cumplí 18 y mamá dijo: "Ahora debes velar por ti mismo".*
Plexo solar: *estoy tan frustrado de que esto evite que sane.*
Ombligo: *pero creo que si mejoro, la gente sólo me dará la espalda.*
Parte superior de las caderas: *parte de mí realmente cree que no puedo cuidarme.*

Rondas 2, 3 y 4

Ahora vas a repetir lo que hiciste en la ronda 1 varias veces más. Harás algo muy similar a lo que hicimos con el proceso de desahogo que utilizamos para la TLE. Está bien, y en ocasiones incluso es benéfico, no utilizar las mismas palabras y frases de la primera ronda. Sólo déjate ir con aquello que venga a ti naturalmente.

Paso 4: pausa. Deja de golpetear por un momento y haz algunas respiraciones profundas. Bosteza o suspira si lo requieres. Este breve lapso ayudará a tu cuerpo a procesar la energía y liberarla por completo.

Paso 5: última ronda (quinta). Por último, golpetearás por todos los puntos una vez más mientras declaras una afirmación positiva que quisieras adoptar. Idealmente esta frase debe ser opuesta a la energía que acabas de liberar. Por ejemplo: *es seguro sanar ahora*. De manera alternativa, puedes utilizar la palabra *sanación* en cada punto de golpeteo.

Paso 6: revisión. Tal vez para este momento hayas despejado perfectamente la creencia. Con el test muscular, simplemente declara la creencia una vez más en su forma original y observa si tu cuerpo sigue vibrando con ella (lo que significa que sigue ahí) o si ya no es verdadera para ti (lo cual significa que está despejada).

Si está despejada, entonces puedes aplaudirte. De lo contrario, no pasa nada, ya que es normal que tome algo de tiempo y perseverancia. Puedes repetir el proceso de golpeteo de chakras algunas veces más. Si estás cómodo con el test muscular, puede ser más fácil para ti preguntarle a tu cuerpo qué técnica sería mejor repetir para lograr una desobstrucción completa: el barrido o el golpeteo de chakras. Una vez que me sentí segura con el test muscular, éste se convirtió en una parte esencial de mi proceso: simplemente pregunté a mi cuerpo qué técnica sería la mejor para mí, en lugar de estar adivinando. Ahora también hago eso en mis sesiones con clientes.

> *Tip*: el golpeteo de chakras y la Técnica de Liberación Emocional pueden ser intercambiables en ocasiones. Ambas técnicas son magníficas: una trabaja con el sistema meridiano y la otra con el sistema de chakras. Es un ejercicio divertido estar jugando con una y otra técnica para ver cuál funciona mejor para ti y cuándo.

Puedes golpetear en los chakras para mover cualquier tipo de energía estancada. Sólo sé gentil con el golpeteo por varios minutos en cualquier chakra que sientas que podría estar bloqueado, de acuerdo con lo que aprendiste en el capítulo 6.

Una observación final sobre creencias dañinas

Conforme nos hemos enfocado en despejar o desobstruir creencias dañinas que se oponen directamente a tus objetivos de sanación, existe otro tipo de creencia que me gustaría resaltar. Éste que tal vez no está directamente opuesto a tu sanación, puede causar una reacción de bastante estrés en tu cuerpo, ya que oculta esa creencia. Esto significa que tu relación estresante con o tu reacción a este tipo de creencias no es benéfica para ti.

Éstos son algunos ejemplos de este tipo de creencias:

- *Mamá ama más a mi hermano que a mí.*
- *Siempre estaré un paso atrás en mi carrera profesional.*
- *Soy estúpido.*
- *Siempre estaré solo.*
- *Todo el mundo me excluye siempre.*
- *Estoy dañado.*
- *Siempre me dejas aparte.*
- *Siempre soy el último.*
- *Si me permito sentir mis sentimientos, moriré.*
- *Si me permito sentir mis sentimientos, nunca más volveré a ser feliz.*
- *Sólo me siento seguro cuando los otros están felices.*
- *Necesito permiso para ser quien realmente soy.*
- *Algo malo sucederá si expreso mis sentimientos.*

¿Puedes ver cómo creer en estas cosas podría entorpecer tu ambiente de sanación? Quizá estas de creencias no produzcan el mismo tipo de autosabotaje para sanar que aquellas con las que hemos trabajado hasta ahora, pero definitivamente no son benéficas. Aun cuando la creencia es en realidad factual en el momento, como: "No genero suficiente dinero", utilizar la técnica para despejar la reacción de estrés alrededor de esta creencia hará maravillas por ti.

Recuerda que tu realidad está directamente relacionada con tus creencias, así que puede parecer un escenario del tipo: "Qué fue primero: el huevo o la gallina", en cuanto a qué ocurrió primero, ¡pero cambiar una, cambia la otra! Estamos en un baile constante de energía con el universo, siempre cocreando. Nuestras creencias son una increíble parte de ese baile. Un excelente ejercicio para encontrar creencias no benéficas es echar un buen vistazo a tu realidad. Dado que nuestra realidad es un reflejo de nuestras creencias, podemos fácilmente descubrir en qué creemos con sólo mirar a nuestras vidas. Si tu realidad es que no tienes suficiente dinero o amor, tal vez tengas una creencia de que "no tengo mucho que aportar" o "siempre seré pobre". Si sientes que nada va bien para ti, tal vez tengas la creencia de que "las cosas buenas le pasan a todo el mundo, menos a mí". En otras palabras, si detectas cierto patrón en tu realidad, tal vez tengas la creencia de que ese patrón es verdad.

Quiero compartir una última historia contigo para demostrarte cómo despejar creencias puede realmente transformar tu bienestar por el resto de tu vida.

Cuando regresé de India después de nueve semanas de terapia con células madre, mis médicos me estuvieron bombardeando con mensajes que se convirtieron en creencias para mí, causándome mucho estrés. Me decían constantemente que si me resfriaba, hacía demasiado de "algo", comía azúcar o me sometía a mucho estrés, recaería. Ésta es una declaración o creencia asociada con la enfermedad de Lyme. Sin embargo, este discurso se convirtió en estrés por sí mismo. *No puedo manejar el estrés. Me enfermaré de nuevo si me resfrío. Recaer es inevitable.*

Estoy segura, sabiendo lo que sé ahora, que esas creencias afectaron a mi cuerpo físico. Ahora sé esto. Una vez que haces el trabajo interior y fortaleces tu ser a nivel central, que incluye cambiar tus reacciones frente al estrés (recuerda que el estrés no es el problema; es tu relación con él), no serás la frágil persona que te sentiste anteriormente. Es básico actualizar tus recuerdos mentales sobre este tipo de diálogo interno y sobre creencias para que no sigas cayendo en el mismo patrón que ya no es verdadero o ha dejado de ser necesario para ti.

Tras haber sanado completamente utilizando la terapia energética, pasé por muchas experiencias difíciles en mi vida, incluida la muerte de varios miembros de la familia en un lapso muy corto. Pero aun así, me mantuve sana. Mi sistema permaneció en equilibrio gracias a todo el trabajo hecho. Me aseguré de reconocer y procesar las emociones difíciles conforme surgían y no mantuve la creencia de que esas experiencias me derrumbarían. Estoy convencida de que ésta es la razón por la que no recaí, incluso durante una de las épocas más difíciles de mi vida.

Mi respuesta a este tipo de experiencias ha cambiado completamente en comparación con aquellos días cuando estaba prácticamente a punto de tocar fondo, y de igual manera con la creencia de que esto podría convertirse en mi realidad. Estás bien en tu camino hacia esa libertad. Sólo ten siempre en mente que puedes estar bien sin importar lo que suceda a tu alrededor.

Capítulo 9

* * * * * * * * * * * * * * * *

Transforma los patrones emocionales nocivos

Descubrirás que es necesario dejar ir las cosas;
simplemente por el hecho de que pesan.
—C. JOYBELL C.

El bienestar se da a partir de ser quien realmente eres y aceptarte a ti mismo en ese espacio, sin importar cuál sea. Hay varios patrones nocivos de la vida que considero como "destructores del espíritu" que hacen que ese nivel de amor, aceptación y bienestar sea muy difícil de lograr. Ésta es una pregunta que suelo abordar antes de empezar a hablar sobre patrones emocionales nocivos: "Si se supone que debemos amarnos y aceptarnos por quienes somos, ¿por qué intentamos cambiar tanto de nosotros mismos?"

La respuesta es sencilla: no queremos cambiar quiénes somos, pero sí cualquier cosa de nuestra vida que no esté funcionando. No necesitamos mantener patrones nocivos que se han convertido en parte de nuestras vidas, pero que no son parte de lo mejor de nosotros. Por ejemplo, por naturaleza a veces soy una persona impaciente. Cuando mis clientes me escuchan decir eso, se preguntan por qué no lo "arreglo". Pero lo cierto es que es parte de quien soy, y no tengo problema con ello. No inhibe mi calidad de vida. No quiero pasar toda mi vida escudriñando mi personalidad. Quiero pasar mi vida viviendo de la manera más libre posible, aceptando todo lo que puedo sobre mí misma y cambiando solamente lo que afecta mi calidad de vida.

Quizá hayas puesto en práctica algunos de esos patrones por mucho tiempo, posiblemente toda tu vida. Probablemente te han determinado hasta el grado en que cuando los leas, quizá ni siquiera reconozcas que no tienen por qué ser así. Pero eso es lo increíble. Puedes cambiar cualquier patrón que no te esté funcionando, sin importar dónde lo aprendiste.

Estos patrones de vida nocivos incluyen los siguientes:

- Vocabulario menguante.
- Hablar mal de ti mismo.
- Mentalidad de víctima.
- Tomar las cosas personalmente.
- Círculos de pensamiento negativo.

Si te suena alguno de estos patrones, sería inteligente detenerte y preguntarte si estás listo para dejarlos ir. No te reproches si no estás listo. Puede dar miedo cambiarlos. No obstante, si recibes como respuesta un suave *sí*, es momento de "darle vuelta a esa porquería" (como suelo decirme), y en ese caso estoy lista para ayudarte.

Para cada patrón que aplique, te daré ideas sobre qué tipo de experiencias no procesadas (capítulo 7) y creencias nocivas (capítulo 8) pueden relacionarse con ellos. Entonces podrás desobstruirlas utilizando las técnicas que aprendiste en esos capítulos. Al final de éste también te compartiré una técnica nueva (el Método de 3 corazones) para desobstruir energía emocional. He esperado a presentártelo hasta ahora porque no quería agobiarte con demasiadas técnicas a la vez. Una vez que lo aprendas, quizá quieras combinar el Método de 3 corazones con las otras prácticas, o usarlo de manera independiente.

Vocabulario menguante

Mi lema: *ten cuidado con lo que te dices porque siempre estás escuchando*. ¿No es cierto? Mientras que esto definitivamente aplica a hablar de ti mismo, también aplica a tu lenguaje del día a día para con los demás, y eso también afecta cómo nos sentimos. Aquí hablaremos de ambos tipos de lenguaje: el vocabulario que usamos en nuestras conversaciones diarias con otros y en cómo nos hablamos a nosotros mismos.

Cuando me convencí del inmenso poder del enfoque de sanación mente-cuerpo, también me di cuenta de cada faceta de mi persona que no estaba alineada con ayudarme a sanar. Entonces empecé a notar frases y oraciones que solía enunciar y las calificaba según si me acercaban al lugar en el que quería estar o si me alejaban de él. Con esa nueva perspectiva, elegí varias palabras que decidí eliminar de mi vocabulario, y te invito a hacer lo mismo.

Lo único que necesitas para cambiar patrones de lenguaje que ya no quieres utilizar es hacerte consciente de cuándo los usas y detenerte en el acto. Simplemente no los uses. Estos patrones de lenguaje del día a día son simplemente un hábito, y puedes deshacerlo formándote uno nuevo con lenguaje que genere una mejor sensación.

Ocupado. Implica tener muchas cosas que hacer. El estar ocupado es una adicción. Nuestra sociedad se enorgullece de estar ocupada: significa que estamos produciendo, haciendo que las cosas sucedan, siendo "útiles". La excusa común de "estoy demasiado ocupado..." implica que no tienes opción. No es cierto. No tener una opción es estresante. Elegir desde un punto en el que te sientes bien, resulta calmante.

Mejor, usa *comprometido*. "Realmente tengo muchos compromisos esta semana, así que elijo dedicar mi tiempo libre a hacer lo que realmente quiero hacer".

Sobrepasado. Esto significa estar sepultado o ahogado en un gran caos; estar rebasado o derrotado. Sí, no es agradable. Olvídate del prefijo *sobre* y quédate con *pasado*, que puede interpretarse como "abundante". Nada puede derrotarnos, y decirle a tu cuerpo que está "sobrepasado" no le da un buen mensaje. Nunca pensarías en repetirte constantemente "estoy siendo derrotado", ¿o sí?

Mejor, usa *colmado*. "Estoy colmado de una magnífica lista de oportunidades".

Ansiedad. Es una sensación de incertidumbre, normalmente relacionada con un acontecimiento inminente o con un resultado incierto. La palabra ansiedad no dice exactamente cómo te sientes. Utilizar la palabra general de "ansiedad" nos quita el compromiso de pensar qué algo implica realmente, y enfrentarlo. En mi opinión, la ansiedad es emoción contenida. No usarla te ayudará a enfrentar el reto de descubrir "qué" hay debajo de esa situación que requiere ser reconocido y procesado.

Mejor, usa *emocional* o *incertidumbre*. Esto no es negativo, ni positivo. Simplemente es. "Me siento emocional (o tengo incertidumbre) y quiero saber por qué".

Crónico. Esta palabra significa persistir por mucho tiempo o que es recurrente. Yo estoy a favor de alinearnos con creencias que promueven lo que realmente queremos. La palabra *crónico* implica básicamente que el asunto o cosa no tiene un final visible. Utilizar esta palabra y adjuntar su etiqueta a tu persona no es en manera alguna alinearte con la creencia de que pasará, ¿cierto?

Mejor, usa *experimentando*. Esta palabra sirve perfectamente como sustituto y no indica para nada que planees aferrarte a esa situación por mucho tiempo o tenerla como algo recurrente. "Estoy experimentando este ____ (reto)".

Debería. Esta palabra se usa para indicar una obligación, deber o forma correcta respecto de las propias acciones. *Debería haber* implica un error, algo que se hizo mal y alguien tiene la culpa de ello. Es más fácil ser comprensivos con nosotros mismos cuando no estamos calificando una acción como "equívoca", sino simplemente como pudo haber sido en otro caso.

Mejor, usa *podría haber*. Éste es un paso pequeño en la dirección correcta. *Podría haber* implica elección, y las elecciones siempre surgen a partir de estar en un buen lugar. Si una elección no resulta bien, podemos elegir, y volver a elegir. "Podría haber hecho esto o eso".

Mi ____ *(inserta el nombre del reto)*. Mientras que los adjetivos posesivos son necesarios para explicar algo, lo mejor es no reclamar como tuyo algo que no quieres que sea tuyo, como emociones, enfermedades u otros retos. Ejemplos de esto incluyen *mi cáncer, mi ansiedad* o *mis problemas de enojo*, entre otros. Esto se puede decir de manera distinta utilizando lenguaje que relaje al cuerpo, en lugar de estresarlo.

Mejor, usa palabras como *el* o *este*. Una manera de parafrasear puede ser *el cáncer* o *este cáncer, la tristeza que siento* o *el enojo que estoy experimentando*. Todas estas frases promueven la separación del problema o determinan su condición pasajera, implicando que está pasando a través de ti, así que no lo posees.

Estoy ____ *(inserta emoción)*. Hay una línea delgada entre *sentir* algo y *ser* algo. Así como sustituiste la palabra *mi, estoy* es otra palabra que implica propiedad de las cosas que quizá no queremos como nuestras.

Mejor, usa *siento*. "Siento tristeza". "Me siento enfermo".

Una sugerencia adicional: aunque no solemos considerar estas cosas como "lenguaje", asegúrate de que tu dirección de correo electrónico, contraseñas, nombre en foros y otros distintivos no establezcan una propiedad energética de lo que no quieres. Esto incluye ser *chicalyme, fatigacronicaxsiempre, sobrevivientedeansiedad*, o cualquier otra cosa similar que pueda usarse en el ciberespacio. No puedes *ser* algo y a la vez separarte de ello.

Una manera de cambiar el patrón de utilizar el vocabulario menguante es corregirte de manera inmediata. Replantea la frase en voz alta, si te sientes cómodo con ello, pues ésta es una manera perfecta de "borrar" la energía que acabas de poner en ella. O simplemente di algo como "borrar" o "¡ay!" en tu cabeza. Eso te ayudará a enviar el mensaje de notificar a todas tus partes inconscientes de que es momento de reprogramar tu lenguaje.

Energías que debes considerar desobstruir

Otra manera de trabajar con el vocabulario menguante es buscar creencias o experiencias no procesadas que te hagan usar este lenguaje. Por ejemplo, si estás obsesionado con usar la palabra *ocupado*, quizá te convenga analizar creencias que tienes sobre estar "demasiado ocupado" para elegir tus necesidades, en lugar de las de los demás. ¿Qué crees que pudiera pasar si te eligieras a ti? ¿Alguien se enojaría contigo? ¿Tienes una experiencia pasada en tu historia en la que esté arraigada esta creencia?

Hablar mal de ti mismo

Imagina por un momento que nuestro cuerpo obedece cada cosa que nos decimos a nosotros mismos como si fuera una orden. No filtra ni traduce; simplemente lo toma como un hecho. Lo terrible de esto es que no tienes que imaginarlo. Con lo que te dices a ti mismo en tu interior das órdenes a tus células de que crean o hagan lo que dices, sea verbal o internamente. Asegúrate de no tener un "comité de villanos" en el cerebro dirigiendo tus pensamientos. Tenemos que darnos órdenes que complementen nuestra sanación. Las únicas órdenes que se alinean con sanar son las que nos recuerdan que vale la pena que sanemos porque somos geniales, no que somos un asco.

Después de practicar por mucho tiempo un patrón con el que te abates a ti mismo, sería casi imposible transformarte de manera instantánea en una obra de arte que se ama a sí misma, así que ve paso a pasito. En lugar de intentar pensar que todo lo que haces es maravilloso, empieza ayudándote a ser menos severo contigo mismo y aceptando tu humanidad. La meta es reírte más de ti mismo y regañarte menos.

Acepta tu humanidad

Mi enfoque para aceptar mi humanidad vino de algo que mi querida amiga Julia me dijo cuando tenía veintitantos años. Le estaba contando una historia sobre alguien en mi vida que me había hecho daño. Quería escuchar una reacción de enojo de su parte, y que ella viniera a mi rescate actuando en mi defensa. Pero lo que sucedió cambió toda mi perspectiva, y la forma en que juzgaba no sólo a otros y sus acciones sino también las propias. Casi sin pausa después de que enuncié mi última oración, me dijo con voz calmada: "Pues me parece algo muy humano". En ese momento, me rescató de mí misma, y todo lo que había juzgado antes como "bueno" o "malo", "correcto" o "incorrecto", de repente cayó en la categoría única de "ser humano". Esas palabras me ayudaron a dar los primeros pasitos hacia transformar la manera en que me trataba a mí misma. Cuando me daba cuenta de que estaba juzgando, criticando o calificando mis experiencias o a mí misma, levantaba los brazos y decía: "¡Eso fue muy humano!" Eso impidió que juzgara algo como bueno o malo, porque simplemente era verdad. ¿Cómo podía discutir con ello?

Hasta el día de hoy, utilizo las palabras de Julia en las sesiones con mis clientes. Muchas veces, ellos me dicen nerviosamente que quieren compartir conmigo algo que nunca le han dicho a alguien. Y después de que me lo dicen, respondo con calma: "Me parece algo muy humano". Reconocer al ser humano es una pequeña chispa milagrosa que da paz y alivio de manera casi inmediata. Con ello, puedo sentir que la energía cambia por completo. Y afortunadamente para ti, esas palabras siempre estarán disponibles. Pero recuerda, úsalas con frecuencia y aplícalas en todo lo que puedas.

Dilo en voz alta

Esta pequeña gema es un truco sencillo que usaba con frecuencia para evitar caer en un patrón de hablar mal de mí misma. En cuanto reconocía estar perdida en un montón de negatividad en mi cerebro, me llamaba la atención en voz alta. Porque a estas alturas, todos somos conscientes de que no debemos dejar que ese círculo gire y gane inercia, ¿cierto? Lo decía en voz alta, en un tono divertido y cariñoso: "¡Eso es mierda!" Así como así. Es una manera sencilla y tonta de hacerte responsable de cambiar ese patrón.

Recuerda, tu cuerpo siempre está escuchando. Si escucha algo por mucho tiempo, empezará a creerlo. Así fue a lo largo de todos esos años en que le dijiste cosas feas, y éste puede ser el momento para enviarle los mensajes contrarios.

Energías que debes considerar desobstruir

Mientras que usar vocabulario menguante en tu día a día es un hábito malo que se puede alterar de manera consciente, hablar mal de ti mismo puede provocar un daño mucho más profundo.

Puede convenirte despejar experiencias pasadas en las que…

- Cometiste un error o tomaste una decisión por la que no puedes perdonarte.
- Otros te dijeron cosas negativas sobre ti.
- Sentiste vergüenza de ti mismo.

Es más, quizá te aferras a creencias negativas que generan esa negatividad hacia ti mismo. Éstos son algunos ejemplos:

- Necesito castigarme.
- Ser cruel conmigo mismo me motivará a ser mejor.
- No debería ser perdonado por el pasado.
- Le debo a los demás ser perfecto.

Mentalidad de víctima

Éste es un patrón que de alguna manera había dominado, aunque me tomó años darme cuenta de ello. Mi patrón personal era bastante sutil, pero una vez que lo vi, ¡vaya que lo vi! Lo que te puedo decir es que este patrón puede ser una adicción para algunas personas: el patrón de culpar a las circunstancias externas, hacer el papel de "pobre y desgraciado de mí" o no aceptar responsabilidad alguna sobre las circunstancias propias de la vida. Lo difícil para identificar este patrón es que se presenta de muchas maneras distintas que no siempre son obvias.

Este patrón suele manifestarse como hablar todo el tiempo sobre una enfermedad o reto, sacarlo como tema de conversación en el que siempre acabas diciendo que has sido el afectado: los doctores te hicieron un daño, la enfermedad es injusta, una persona arruinó tu vida, tu pasado "te provocó esto", y más. Claro, es bueno compartir experiencias, pero hay una línea delgada entre compartir y ponerte en una posición de impotencia. La gente con este patrón suele percibirse como estando peor que cualquier otra persona y necesita que otros los vean de esta forma. Buscan confirmación de otros que han luchado más que sus amigos y familia. Quizá tengan la necesidad de ser un héroe, un sobreviviente, una persona que ha "vivido un infierno", pues a veces sienten que esto acrece su valor. No es vergonzoso tener un patrón de mentalidad de víctima. Es muy común, pero también es extremadamente dañino.

La enfermedad de Lyme, al ser muy controversial y poco entendida, me ofreció la oportunidad perfecta para mantener este patrón (y, posteriormente, liberarlo). No sólo hay dos tipos de médicos, cada uno profesando una verdad distinta sobre el medio de contracción, diagnóstico y tratamiento, sino que las aseguradoras no suelen pagar el tratamiento que recomiendan los médicos que se especializan en enfermedad de Lyme. Así que ahí estaba yo, no sólo de la nada me había mordido un horrible insecto, sino que además me decían que los tratamientos que mi médico recomendaba (algunos costando miles de dólares al mes) no estaban cubiertos por mi seguro. Esto me hizo sentir muy frustrada. Al principio, compartí esta injusticia con quienes me rodeaban. Advertí obsesivamente a las personas sobre las garrapatas, les hablé sobre la dificultad de obtener un diagnóstico y les compartí mis batallas con el tratamiento. Me sentía bien por tener un lugar al cual dirigir la culpa de mi miserable situación.

No obstante, conforme pasó el tiempo, me di cuenta de que esta energía no estaba haciendo más que crear más lucha interior e impotencia. Aunque quizá todas las experiencias que me habían generado esta mentalidad y comportamiento de víctima eran válidas, el hecho de que yo alimentara esa energía constantemente al incluir a otros en ella, hablar de ella e investigar sobre ella definitivamente no afectaba a la garrapata o a las aseguradoras. Yo era la afectada... por mí misma.

De repente vi las cosas con claridad. Estaba empeorando la injusticia al hacer que la enfermedad de Lyme fuera una parte de mi vida, más importante que la que debía tener. La incluí en mis pensamientos internos y en mis conversaciones externas. Dejé que la percepción de que todos y todo estaba en mi contra se apoderara de mí. Si analizas este patrón con un corazón abierto, te darás cuenta de que mientras es posible que hayas experimentado una injusticia alguna vez o incluso muchas veces, cada vez que actúas desde un lugar de energía de víctima te vuelves a victimizar. Chris Grosso, autor de *Indie Spiritualist: A No Bullshit Exploration of Spirituality*, ofrece una pregunta en su libro acorde con esta discusión. Él escribió: "¿Vamos a seguir en piloto automático, permitiendo que nuestros pensamientos negativos incesantes y nuestras emociones dicten nuestro bienestar mental y emocional? ¿O vamos a poseer nuestros problemas y retomar el poder?"

Desechar la mentalidad de víctima consiste en retomar el poder. Quizá no sea fácil, pero es tu trabajo, y hasta que te hagas responsable de ese trabajo no llegarás a toda tu capacidad de sanación.

Quejarte, sea abierta o sutilmente, es un patrón de víctima. Es dirigir energía hacia lo que no queremos. Necesitamos dejar de quejarnos, no porque no nos pasen cosas malas o no sean horribles ni nos acongojen, sino porque quejarnos es destructivo. ¿Qué mensaje estamos enviando a nuestro cuerpo, a cada órgano y célula, cuando nos alineamos con la idea de ser una víctima? Debemos considerar, con cada acción y cada palabra, qué mensaje nos enviamos.

Compartir mis pensamientos en torno a la energía de víctima es una conversación que tengo con muchos, muchos de mis clientes. Algunos rechazan de inmediato la idea de que participan en este tipo de energía, y yo he estado en su lugar, así que los entiendo a la perfección. Pero para quienes están listos, hacer el esfuerzo de cambiar este patrón ofrece grandes recompensas.

Compartiré contigo un ejemplo. En una sesión difícil que tuve con Maggie, con quien estuve trabajando alrededor de un mes para solucionar varios retos emocionales, le dije: "Comprendo que te sientas triste y te hayan pasado muchas cosas en la vida que desearías nunca haber experimentado, pero cargas tanta energía de víctima, que ése es el mayor bloqueo de todos". Luego le expliqué a Maggie que en cada sesión ella estaba tan concentrada en recordar cosas que no eran justas en su vida y en demostrarme que eran tan horribles y peores que los problemas de sus amigas, que estaba añadiéndoles energía y peso. Estaba mucho más interesada en culpar, que en desobstruir desequilibrios de energía. Claro, espero que los clientes compartan conmigo aquello que no está funcionando en sus vidas para ayudarlos, pero esto fue mucho más allá que compartirlo. Ni siquiera concebía cuánto hacía ella afuera de las sesiones. Con razón siempre estaba al borde del pánico.

Ni siquiera era que Maggie estuviera hablando de sus sentimientos, sino que estaba haciendo que su vida girara en torno a lo afectada, enferma y abandonaba que estaba. Maggie no se sentía feliz conmigo cuando le compartía mis observaciones, pero una vez que tuvo tiempo de pensarlo, me mandó un correo. Me explicó que nunca se había puesto a pensar que estuviera generando tanta energía de "pobre de mí" y dijo que realmente quería ayuda para solucionarlo. Entonces empezamos a concentrarnos en eso durante las sesiones, y Maggie se volvió más consciente de ello por cuenta propia. Simplemente ya no se dejaba llegar a ese punto. Su vida entera cambió cuando cambió este patrón. Su salud cambió por completo en la dirección adecuada, finalmente llegó a un estado de vida saludable para ella, dejó de atraer a amigas que le hacían daño y consiguió un trabajo increíble, todo lo cual, admitió, nunca podría haber imaginado que vendría a partir de este cambio. Pero todo se debía a que dejó de tratarse como víctima. Como Maggie, todos tenemos una opción.

Hay una pregunta sencilla que puedes hacerte para ayudarte a determinar qué elección haces: *¿Esta acción, lenguaje o comportamiento desgastará mi energía de sanación o la alimentará?* Eso es todo. Nueva regla, si la va a vaciar, bórrala.

Considera hacer un pacto contigo mismo: no mantengas conversaciones (contigo o con otros) que sustenten este patrón. Simplemente rehúsate a permitirte llegar a ese punto. Más bien, cuando descubras que estás hablando de tu vida en una manera que te haga sentir impotente, siéntate en silencio e intenta descubrir por qué debes hacer esto. ¿Estás buscando apoyo y confirmación? ¿Necesitas ayuda, pero no puedes pedirla? Intenta usarlo como una oportunidad para desobstruir energía en torno a estos problemas.

Energías que debes considerar desobstruir

Con frecuencia, hay experiencias no procesadas detrás de esta mentalidad de víctima. Vale la pena identificar y despejar experiencias de tu pasado que contribuyan con esta forma de pensar.

Estos tipos de experiencias pueden incluir…

- Sentiste que la gente no "pagó" por algo que te impactó.
- Te sentiste superado en poder y no contaba tu opinión.
- Sentiste que la vida no era justa contigo.

También es posible que haya creencias detrás de este patrón. Trabajar en despejar creencias que te pusieron en un sitio de impotencia te ayudará en gran medida. Éstos son algunos ejemplos:

- Solamente puedo seguir adelante si quienes me lastimaron se sienten arrepentidos.
- Otras personas son las responsables de solucionarme/solucionar este asunto.
- Necesito culpar a otros para sentirme seguro.
- Necesito ser recompensado por lo que he pasado.
- La vida no es justa conmigo.
- Siempre me toca lo peor.
- La gente me debe (sentido de merecimiento).

Tomar las cosas personalmente

Todos nacemos siendo hermosas obras de arte centradas en nosotros mismos. Como seres humanos, solemos concentrarnos en nosotros, y eso está bien en muchas ocasiones. Pero también puede meternos en problemas, porque tendemos a interpretar todo como algo personal. Desde nuestra perspectiva humana es fácil ver las opiniones y acciones de otros como reflejos directos de nuestras propias equivocaciones.

Solía ser la reina del síndrome de "es mi culpa". Si alguien a quien amaba o que me importaba parecía estar molesto, temía haberlo provocado de alguna manera sin darme cuenta. Si alguien parecía estar enojado conmigo, inmediatamente intentaba solucionarlo, a expensas de mi pobre y sobrecogida alma. Hasta ahora, no tengo idea de dónde salió esa actitud. De niña no me culpaban, ni me ridiculizaban, aunque ahora definitivamente puedo ver el patrón de mi madre de culparse a sí misma por las cosas.

Hasta que cumplí veinte años examiné este patrón de mi vida. La mayoría de nosotros piensa que el mundo entero gira a nuestro alrededor, y ése es un gran problema. Hacerme consciente de cómo eso me afectó, cambió mi manera de percibir todo. Hasta entonces, vivía la vida con paranoia de que otros estuvieran enojados conmigo o enojados *debido a* mí. Pero por primera vez, se me ocurrió que el mundo no giraba en torno a mí. Empecé a ver que cada uno de nosotros reacciona desde su espacio emocional: por el simple hecho de tener un mal día, sentir inseguridad, estar frustrado respecto a otra persona, etcétera.

Mis días de tomarme las cosas a pecho empezaron a cambiar lentamente. Cuando temía haber hecho enojar a alguien o me enojaba por cómo pensaba que me trataban, me preguntaba, normalmente entre risas: "¿Qué te hace pensar que el mundo entero gira en torno a ti?"

Hagamos un ejercicio rápido. Piensa en algo relacionado con tus interacciones personales recientes cuando alguien en tu vida parecía estar enojado o molesto. ¿Qué te hizo sentir? ¿Asumiste que habías hecho algo malo? ¿Intentaste solucionarlo de inmediato? ¿Pediste disculpas cuando la gente se portaba impaciente contigo? Si es así, quizá en tu mente pensabas que se trataba de ti. Esto puede hacer que andemos con tiento con otros y temamos ser nuestro verdadero yo. Y ya sabemos el gran impacto que eso puede tener en nosotros, ¿cierto? Por eso es un patrón muy importante en el que debemos trabajar.

Visualización de un incendio forestal

Utilizo la visualización de un incendio forestal cuando tengo problemas al tomarme las cosas de manera personal. Imagino que la persona por la que me siento afectada es un fuego en un gran bosque. En esta visualización, dibujo un círculo a mi alrededor con una vara.

Luego sé que puedo estar en cualquier parte del bosque (simbólico de mi vida y mi propio campo de energía) y estar a salvo del calor y las llamas. También dejo que el fuego (simbólico de la persona involucrada en esta situación específica) esté enojado o haga lo que tenga que hacer para arder hasta apagarse o disolverse. Sin embargo, no dejo que me afecte. Es algo muy poderoso para mantenerme en calma cuando otros están molestos, sea en general o conmigo.

Con el patrón de tomarse las cosas a pecho, resulta muy útil preguntarte: "¿De dónde pudo haber venido este patrón?" En otras palabras: "¿De dónde saqué la idea de que era responsable de todos los demás y de cómo se sienten?"

Energías que debes considerar desobstruir

Algunas experiencias no procesadas de tu pasado podrían estar desempeñando un papel directo en este patrón de tomarte las cosas de manera personal. Quizá quieras pensar en experiencias en las que...

- Sentiste que te echaron la culpa o que te avergonzaron.
- Percibiste que la felicidad de otro era tu responsabilidad.

Como siempre, las creencias dañinas también pueden contribuir con este patrón. Aquí tienes unos ejemplos de creencias dañinas que debes liberar:

- Algo está inherentemente mal en mí.
- Cuando alguien más es infeliz, es mi culpa.
- Siempre estoy equivocado.
- Es mi responsabilidad mantener la paz.
- Es mi responsabilidad solucionar las cosas por los demás.
- Si me rechazan, quiere decir que hay algo mal en mí.

Círculos de pensamiento negativo

Puede ser fácil quedarte atorado en un círculo de pensamiento negativo, el cual no sólo nos vuelve un poco locos, sino que además provoca reacciones estresantes en nuestro cuerpo, las cuales pueden aparecer como síntomas.

Como sabemos, los pensamientos son energía pura. La técnica de Lanzar Piedras la creé en un momento de desesperación. Se basa en "lanzar" energía del cuerpo. Es un gran transformador de patrones de pensamiento nocivo.

Hace algunos años, y sin motivo aparente, justo antes de hacer mi viaje a la infame y espiritual ciudad de Sedona, Arizona, empecé a sentir un malestar extremo. Me inundó el miedo y la incertidumbre, lo cual me hacía sentir muy incómoda conmigo misma. Le daba vueltas a pensamientos negativos a una velocidad que parecía ser más rápida que la luz.

Las personas viajan de todas partes para visitar Sedona y, específicamente, sus vórtices que se cree tienen altas concentraciones de energías promotoras de sanación. Sedona ha sido famosa desde hace cientos de años como un lugar sagrado. Mientras nos preparábamos para el viaje, usé mis mejores trucos, pero muy al estilo Amy no estaban funcionando de manera inmediata. Me funcionan extremadamente bien, pero a veces no tan rápido como quisiera. Sedona, un lugar reconocido para la sanación, resultó ser, para mí, un lugar en el que me estaba volviendo loca. Muy espiritual, ¿verdad? Estaba en un lugar en el que se decía que ocurrirían milagros, y no quería salir de la habitación de mi hotel. No podía dejar de llorar.

No obstante, después de unos días, me rendí ante lo que estaba sintiendo y dejé de combatirlo con tanto ahínco. Sabía que tenía que dejar que toda esa energía fluyera. Algo dentro de mí cambió, como suele pasar cuando dejamos de luchar con tanta fuerza. Me calmé lo suficiente para disfrutar una caminata a orillas de un hermoso arroyo. Del agua sobresalían piedras de distintos tamaños. Mientras estaba sentada en una de las más grandes tomando un momento de descanso, metí las manos, aún temblorosas, en el agua para jugar con algunas de las rocas más pequeñas. Entonces pensé: "¿Y si pudiera 'arrojar' o 'lavar' la energía de lo que sea que me está atacando y dejarla ir por el arroyo?"

Por cada roca que levantaba, cerraba los ojos y me imaginaba transfiriendo un pensamiento, sentimiento o emoción en ella. En silencio, le decía a la roca que, por favor, "se llevara esa energía" de cada cosa: miedo de lo que estaba pasando, enojo, incertidumbre, náuseas, el sentimiento de "no estar suficientemente bien para solucionarlo", entre otras. Luego lanzaba la roca al agua, observando cómo se alejaba hasta perderse de mi vista. Una por una, asigné a cada roca una energía que no quería en mí; luego de lanzarlas sentí que mi energía regresaba a su estado de equilibrio. Energéticamente, estaba transfiriendo los sentimientos, pensamientos y emociones a esas rocas para que se los llevara y lavara. Sentí un gran alivio a partir de este proceso, y tú también puedes sentirlo.

Lanzamiento de piedras

Es fácil hacer esto y no tienes que usar rocas. Puedes usar granos de café, piedritas, bolas de nieve o cualquier otra cosa que no haga daño a la tierra si la lanzas en un cuerpo de agua.

Cuando tengas un buen montoncito, tómalos de uno en uno, asignado a cada uno un pensamiento o emoción que quieras liberar. Simplemente concéntrate en infundir ese pensamiento o emoción a la piedra o al objeto. Tómate tu tiempo, pero cuando estés listo, lanza el objeto al agua con tanta fuerza como desees, y libera todo lo que esté asociado con ello.

Ésta ya se había convertido en una de mis técnicas favoritas cuando leí un artículo sobre un concepto similar. En un estudio de la Universidad Estatal de Ohio,[1] los investigadores descubrieron que cuando la gente escribía sus pensamientos en un trozo de papel y luego tiraban el papel a la basura, mentalmente se deshacían también de esos pensamientos.

Creo que esto funciona como una técnica de energía porque estamos indicando a la mente subconsciente que debe liberar la energía de ese pensamiento o emoción. Así que tira todo lo que desees. Lo más que puedes perder es energía que de todas maneras no necesitabas.

---

1. Jeff Grabmeier, "Bothered by Negative, Unwanted Thoughts? Just Throw The Away", Universidad Estatal de Ohio (noviembre 26, 2012), <http://researchnews.osu.edu/archive/matthoughts.htm>.

Energías que debes considerar desobstruir

Los círculos de pensamiento negativo surgen a partir de una creencia o experiencia no procesada que no dejamos ir. Con el fin de liberarla, resulta útil prestar atención a los pensamientos y encontrar su fuente. ¿A qué le estás dando vueltas? ¿Es una experiencia que se puede despejar? ¿Es algo que crees crea negatividad? Profundizar en estos pensamientos puede producir cambios grandes y positivos.

Método de 3 corazones

Has aprendido cuatro técnicas principales hasta este momento: el test y golpeteo del timo, la Técnica de Liberación Emocional, el barrido y el golpeteo de chakras. Como mencioné antes, estas técnicas pueden usarse para ayudarte a liberar los diversos patrones emocionales nocivos, aprendidos en este capítulo. El *Método de 3 corazones* es otra técnica que considero muy importante. Es la quinta (y última) técnica principal que aprenderás.

Aprendí el Método de 3 corazones a través de una guía superior en un momento de dificultad. Una noche estaba recostada en un sillón, con la cabeza colgando del mueble (una pose usual para mí), y de manera espontánea empecé a trazar, con las manos, tres corazones de cabeza sobre mi rostro. Parecía casi involuntario. No tenía idea de qué estaba haciendo, pero sentía energéticamente que estaba haciendo algo.

Empecé a explicar y a usar esta nueva técnica, y probó ser extremadamente poderosa para liberar energía emocional guardada y asociada con esos incesantes pensamientos negativos. Mientras el procesamiento emocional se da en el cerebro, la expresión de la emoción está limitada primordialmente a la cara. Los movimientos musculares que se dan bajo la piel provocan expresiones. Ciertas expresiones faciales asocian con emociones específicas. Y las emociones, como sabemos, simplemente son energía. Debido a que nuestras células y músculos tienen "memoria", es lógico que parte de la energía que causa pensamientos negativos fácilmente se puede quedar guardada en el lugar de la expresión.

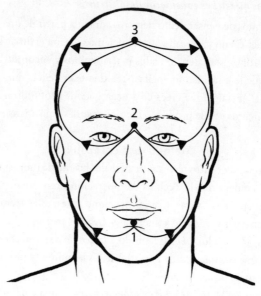

Método de 3 corazones

La figura del corazón, simbólica del amor, tiene una vibración altamente curativa. Cuando dibujamos líneas alrededor de los ojos y la boca trabajamos sobre las áreas más emocionalmente expresivas de la cara. Esencialmente estamos "borrando" o "dibujando sobre" cualesquiera que sean los pensamientos negativos, utilizando amor. Es indispensable que los corazones se dibujen de cabeza, de tal manera que la "punta" siempre dirija la vieja energía lejos del cuerpo. En la secuencia del tercer corazón, específicamente dibujamos alrededor de la cabeza donde se procesan las emociones y acabamos la secuencia en la parte posterior de la cabeza. Aquí, de nuevo, la dirección de la punta es crucial porque enviamos esa energía detrás de nosotros, lo cual simboliza avanzar y dejar atrás esas experiencias y las emociones relacionadas. Es ahí, en el cuerpo energético, donde se guardan de manera saludable los recuerdos y pensamientos, incluso los negativos.

Con el fin de demostrar esta técnica, te la explicaré utilizando como ejemplo el círculo de pensamientos negativos. Luego, te daré consejos para usar el Método de 3 corazones para desobstruir otras energías, tales como experiencias no procesadas y creencias dañinas.

Paso 1: califica tu intensidad. Cierra los ojos y concéntrate en los pensamientos negativos. En una escala del 0-10, date una calificación para determinar qué tan intensa la sientes, siendo 10 la más alta. Si puedes ubicar dónde la "sientes" en tu cuerpo, también toma nota de ello. No importa en qué punto estés, simplemente vale la pena tener una idea de tu punto de inicio para medir tu progreso conforme desobstruyes energía.

Si tienes muchos pensamientos negativos y no son sólo sobre un tema, puedes dejar que recorran tu mente o concentrarte en ellos de uno en uno y realizar este proceso para cada patrón de pensamiento. Quizá quieras intentarlo de ambas formas para ver qué te funciona mejor.

Paso 2: dibuja los corazones. Como se muestra en la ilustración del Método de 3 corazones, mantén los ojos cerrados y concéntrate en los pensamientos negativos conforme dibujas, con presión media, tres corazones de cabeza en tu rostro. Usa ambas manos. Haz el mismo movimiento de cada lado de tu cara de forma simultánea.

Al dibujar los tres corazones de forma continua (equivale a una "serie"), repite el trazo hasta completar cuatro series, o dibujar un total de 12 corazones. No tengo una explicación lógica para decirte por qué hay que dibujar 12 corazones, pero después de hacer muchos test musculares, ¡descubrí que es el número mágico!

Para hacer el primer corazón, empieza apoyando todas las puntas de tus dedos en la base de tu labio inferior. Arrastra los dedos hacia abajo por tu mentón, alrededor de él y hacia arriba de tu quijada, acabando en el segundo punto: el puente de la nariz. Para el segundo corazón, empieza en el puente de la nariz, baja rodeando los ojos y sube hacia el centro de tu frente, donde empieza la línea del cabello. Para hacer el último corazón, haz un movimiento similar bajando por la frente y luego subiendo por ambos lados de tu cabeza, pasando por tus sienes, hasta acabar en punta en la parte posterior de tu cabeza. Los tres corazones se deben dibujar de manera consecutiva en un movimiento fluido.

Realmente debes pensar en el asunto que quieres desobstruir. Deja que surja toda la emoción y analiza el problema en tu mente, pensando en los detalles de la experiencia.

Paso 3: analiza tus resultados. Haz una pausa, abre los ojos y respira profundamente. Cierra los ojos y analiza qué tan fuertes son los pensamientos negativos ahora. ¿Te molestan menos? ¿Sientes menos apego a ellos? Vuelve a calificar tus pensamientos del 0-10 para medir su intensidad.

Paso 4: sigue. Repite el proceso durante varios minutos más. Puedes continuar tanto como desees, descansando tras varias rondas y asegurándote de respirar profundamente y de dar tiempo a tu cuerpo para procesar la energía.

Con los círculos de pensamiento negativo suele requerirse bastante tiempo para notar un cambio. Quizá quieras seguir con tu día y ver cómo te sientes al respecto. Al hablar de círculos de pensamiento negativo, suelo preguntarme si se logra algo para la desobstrucción, pero luego me doy cuenta de que me ayuda mucho.

Aunque esta técnica puede parecer muy simple (¡sí, he recibido esa queja!), es extremadamente efectiva. Que no te angustie que sea "muy fácil de hacer". Es una buena práctica para permitir que la vida sea fácil.

Tip: recuerda que la mayoría de los patrones emocionales están relacionados con creencias dañinas o experiencias no procesadas. Por ejemplo, si no puedes dejar de pensar en esa cosa cruel que te dijo tu jefe la semana pasada, te convendría trabajar en esa experiencia o en experiencias previas. Quizá también te convenga identificar y despejar una creencia que genere ese desencadenamiento, tal como: "No valgo nada en el trabajo". Además de usar técnicas que ya sabes que sirven para trabajar experiencias no procesadas (TLE) y creencias (golpeteo de chakras), puedes explorar utilizando el Método de 3 corazones para liberarlas.

Para usar el Método de 3 corazones para experiencias no procesadas, simplemente modifica los pasos 1 y 2 para concentrarte en una experiencia no procesada, en lugar de un pensamiento negativo específico. Intenta usar la analogía de la cápsula de cristal de la que hablamos antes, asegurándote de concentrarte en todos los detalles (imágenes, sonidos, olores) relacionados con esa experiencia.

Para usar el Método de 3 corazones para creencias, usa un proceso similar al del golpeteo de chakras, pero en lugar de golpetear en los puntos de los chakras, dibuja los tres corazones. Recuerda preguntar a través del test muscular, como harías al despejar cualquier creencia, si necesitas regresar y descubrir una experiencia no procesada con la que debas trabajar primero. Si no, al dibujar los corazones puedes usar claves verbales como las usadas para el golpeteo de chakras, o puedes simplemente concentrarte en la creencia en sí misma sin decir nada. De nuevo, aprópiate de este método.

A continuación, hablaremos de un importante elemento transformador: el enfrentamiento del miedo.

Capítulo 10

* * * * * * * * * * * * * *

Enfréntate al miedo

Cada uno de nosotros debemos confrontar nuestros propios miedos, debemos estar cara a cara con ellos. Cómo manejemos nuestros miedos determinará a dónde podremos llegar el resto de nuestras vidas.

—JUDY BLUME, *TIGER EYES*

Cuando la gente me pregunta, como suele, si tuviera que elegir una cosa que contribuya más que nada a las enfermedades, inmediatamente respondo que el miedo. El miedo no es malo, pero lo hemos aprendido a usar de todas las maneras erróneas. No hay nada en nuestra experiencia que esté presente de manera más constante y destructiva que el miedo, una energía que se opone directamente al bienestar. Casi cada reto, en su origen, puede ser rastreado hasta miedo, al no estar a salvo en este mundo (física o emocionalmente).

En este capítulo aprenderás exactamente qué es el miedo, qué lo causa y cómo se presenta en nuestras vidas. Luego compartiré contigo las dos partes que debes abordar para liberarte por completo del miedo.

- *Despejar experiencias no procesadas y creencias que causan miedo.* Para cada ejemplo de cómo puede estarse manifestando el miedo en tu vida, te daré ideas sobre cómo desobstruirlas.
- *Utilizar técnicas para reprogramar la respuesta de miedo en tu cuerpo.* Hacia el final del capítulo, aprenderás varias herramientas maravillosas para hacerlo.

Qué es el miedo

Creo que el miedo es un denominador común, hasta cierto punto, de toda enfermedad. El miedo es, quizá, la energía más practicada en nuestras vidas, desde que somos niños y nuestros padres bien intencionados nos recuerdan que debemos ser cuidadosos, nos dicen que no hablemos con extraños y nos convencen de que los Reyes Magos no nos traerán juguetes si nos portamos mal. A veces incluso heredamos el miedo de nuestros padres. Vivimos en un mundo de "alimentadores de miedo": los medios de comunicación, los seres queridos bien intencionados, la gente que admiramos como médicos y abogados, y la lista sigue. En cada espacio de nuestras vidas estamos bombardeados por el mensaje de que necesitamos del miedo.

Lo interesante es que entre más energía de miedo liberas, más claramente verás que gobierna a los que te rodean. Hacerte menos miedoso quizá incluso provoque miedo en otros porque es muy contradictorio con lo que hemos practicado toda nuestra vida. De hecho, solemos tomar decisiones a partir del miedo. Si te tomas un minuto para pensar en todas tus acciones y decisiones basadas en el miedo, quizá no tardes en ver cuánto de tu vida está determinado por él. Esto incluye aceptar un trabajo porque tememos no conseguir uno mejor, escuchar a un médico solamente porque tememos no hacerlo, no decir nuestra verdad porque tememos perder a un ser querido, y más. El miedo puede aparecer de la manera más agresiva respecto a cuestiones de supervivencia: relaciones, dinero y salud.

En muchos casos, excepto en situaciones de peligro real, el miedo simplemente es energía sin mérito. Es un sistema indicador de disfunciones comunes. El miedo, en su forma más cruda, es una respuesta en el cuerpo que surge a partir de sentirse profundamente inseguro en el mundo. Esta respuesta está conectada con el patrón de pelear, huir o quedarse helado, gobernado por el meridiano de triple calentador (es decir, tu "guardián" interior). Hablamos sobre esto en el capítulo 2.

Qué provoca el miedo

No importa cómo se manifieste el miedo en tu vida, usualmente hay dos razones por las que se queda.

Primero, tu cuerpo conserva cierto tipo de razón para justificar la respuesta de miedo. Esto quiere decir que hay "evidencia" en forma de creencias dañinas y experiencias no procesadas.

Segundo, el miedo es un patrón de energía. Probablemente por cierto tiempo ha desempeñado un papel en tu sistema. Así que la respuesta de miedo en sí misma puede estar en piloto automático. Saber qué lo provoca nos ayudará a desobstruir lentamente este patrón. Cuando sigues despejando experiencias no procesadas y creencias dañinas que te causan miedo haces parte de este trabajo. Estás despejando la raíz o "evidencia" del miedo. Pero también necesitas técnicas para cambiar ese patrón de energía.

Conforme se desarrolle el patrón de miedo, aprenderás a hacer cosas específicas para reentrenarlo o redirigirlo. Deberás trabajar como un amigo aliado del meridiano de triple calentador para lograrlo, siendo paciente y amable.

Tenemos que encontrar la manera de atravesar el miedo si queremos tener vidas enriquecedoras. Es algo que definitivamente resulta esencial desobstruir para poner a nuestros cuerpos en un estado de relajación.

Formas comunes en las que aparece el miedo

Quizá pienses: "No soy una persona miedosa". Pero el miedo es mucho más que estar asustado. Al determinar las maneras específicas en que el miedo puede presentarse en tu vida, espero que descubras lo importante que es trabajar con amor sobre esto.

Simplemente sígueme. Analicemos tu cerebro y veamos si se activa con alguno de estos miedos comunes. Luego trabaja en liberarlos.

Miedo a ser quien verdaderamente eres

Ya hablamos mucho de esto, pero creo es importante reiterarlo. Nuestros miedos más profundos se relacionan con quien realmente somos. Y éstos están íntimamente conectados con el miedo central con el que empezamos esta discusión: el miedo a no estar seguro en este mundo (física o emocionalmente). El miedo a ser quien realmente somos se reduce a estas preguntas: *Si soy quien realmente soy, ¿no estaré seguro? Si soy quien realmente soy, ¿no seré amado?*

En muchos de los ejercicios y prácticas de este libro, sea al despejar experiencias no procesadas, creencias dañinas u otras energías, desobstruiste de manera simultánea energía relacionada con el miedo. Simplemente sé consciente de cuando surjan desencadenantes, raíces y energías relacionadas con él, y hazte a la idea de que es momento de seguir adelante sin él.

Miedo a no tener el control de tu vida

En mis últimas semanas en India aprendí más sobre mí misma, me hice dolorosamente consciente de mi miedo a confiar en el flujo de la vida. Este país que me acogió tan hermosamente con amor y me ofrecía la oportunidad de tener una nueva vida, también me empujó a los límites de mi cordura.

La temperatura del agua en las regaderas era templada, como máximo. Las calles eran como tornados de polvo agitándose entre el gentío que se pegaba entre sí a causa del calor y la humedad. Los perros ladraban toda la noche y la gente tocaba el claxon sin cesar. Las barreras culturales y lingüísticas generaban una sensación de aislamiento nunca experimentado. Había una rata viviendo en mi habitación en el hospital. Y la mayor parte del tiempo sentía que moría lentamente y no había manera de saber si el tratamiento me estaba matando o curando.

Llegué a ese país que se rige por el caos y la incertidumbre lista para controlar y manipular mi vida como si fuera un chicle que quisiera escupir. India, como al final reconocí, no era el lugar adecuado para hacerme cargo. Pero lo intenté.

El miedo de no tener el control de mi vida surge a partir de la preocupación de que las cosas no están bien, a menos que sucedan exactamente como queremos o necesitamos y/o como una energía de falta de "algo", por ejemplo, sentir que no tenemos suficiente dinero, apoyo, amor, seguridad o lo que sea, así que debemos tomar todo en nuestras manos para estar bien. Pero ¿qué pasa si dejamos nuestros hermosos egos humanos a un lado por un minuto y consideramos que todo podría resultar bien? ¿Que el universo, Dios o cualquier fuente superior con la que resonemos podría tener un plan para ayudarnos si se lo permitimos? Noté un gran cambio en mi ser cuando finalmente dejé de temerle a la vida. Aprendí a confiar en que si iba a estar alineada con algo, y estaba destinado a ser, me encontraría de cientos de diferentes maneras.

Vivir con miedo a no tener el control es como intentar remar en una canoa contra corriente, en lugar de dejar que la corriente te ayude a fluir sin esfuerzo por el río. El río va adonde tenga que ir y te lleva gratis, pero quieres hacerlo a tu manera, ¿cierto? Quieres controlar tu avance. Puedes encontrar un millón de cosas para no sentirte seguro con ello. ¿Cuánto tiempo podrás mantener esto? Y ¿qué pasa si la gran olla de oro hacia la que avanzas está en la otra dirección? Solamente tienes que... soltar... los... remos. Tu cuerpo te lo agradecerá.

Aprende, en lo más profundo de tu ser, que puedes manejar lo que sea que se te presente. Puedes sobrevivir. Puedes sobrevivir. Puedes sobrevivir. Puedes soltar los remos y estar bien. Intentar controlar y manipular las circunstancias de tu vida para obligarte a tener una sensación de seguridad solamente te funcionará por un tiempo. Aprender que puedes estar bien, sin importar qué creará una sensación verdadera y duradera de seguridad.

Cuando te sientas atorado en algo, pregúntate: "¿Es porque estoy enfocado en hacerlo como creo que debe ser, en lugar de fluir con lo que realmente es?"

Siempre digo: *Cuando fluyes, sabes*. En otras palabras, si las cosas parecen demasiado difíciles, quizá vas contra la corriente de la vida, y el miedo a no tener el control quizá sabotea tus remos. Es tu decisión, ¿vas a pelear o a fluir?

Energías que debes considerar desobstruir

Éstos son ejemplos de energías (sobre las que ya aprendimos) que quizá estén relacionadas con el miedo a no tener el control.

Experiencias no procesadas:

- Cuando te relajaste y algo malo sucedió.
- Cuando alguien te culpó porque algo salió mal.

- Cuando desilusionaste a alguien y esa persona te hizo pagar por ello.
- Cuando no tenías suficiente comida, dinero, amor o seguridad (controlar todo puede parecer una buena manera de evitar que eso vuelva a suceder).

Creencias dañinas:
- Solamente estoy a salvo cuando tengo el control.
- Tener dinero es la única manera de tener el control.
- No hay suficiente para salir adelante.
- Necesito entender las cosas para estar bien con como son.
- Puedo evitar que sucedan cosas malas.
- No puedo lidiar con las cosas malas.

Miedo a dejar a otros ser quienes son o como son

Intentar controlar las vidas de otras personas también trae tanta, o incluso más, infelicidad que intentar controlar la tuya. Puedes alegar e intentar justificar esto de la manera en que quieras, pero nunca, jamás, resulta bien. Simplemente no es tu responsabilidad ni tienes derecho de cambiar a otros.

Aquí hay algunos ejemplos de cómo intentamos cambiar a otros:

- Ayudar a otros cuando no quieren ayuda.
- Ayudar a otros para sentirte bien contigo mismo.
- Ayudar a otros a costa de tu propio bienestar (tener "ayuditis obsesiva").
- Necesitar algo de otros (perdón, reconocimiento o validación) para tener paz interior.
- Necesitar que otros se comporten de determinada manera para relajarte o ser feliz.

Si cualesquiera de estos casos te parece familiar, estás drenando tu propia energía. No puedes atravesarte en el camino de otro por ningún motivo. Si somos completamente honestos con nosotros mismos, solemos descubrir que los miedos provocan nuestra necesidad de controlar a otros. Y estos miedos evitan que avancemos. Quizá temamos que se equivoquen y entonces tengamos que corregir lo que arruinaron. Quizá temamos que si alguien no valida o se responsabiliza de habernos lastimado, significa que es nuestra culpa. Quizá temamos no obtener lo que necesitamos de otra persona y acabaremos siendo lastimados. Quizá temamos que otros acaben lastimándose a sí mismos de una forma innecesaria. Todas estas cosas son comprensibles, pero no son sanas.

Cuando la gente te ame, lo hará de la manera que sepa hacerlo. Puedes concentrarte en lo que no hacen o en cómo no están siendo, lo cual hace que tu vida sea incómoda. Quizá sientas que no te dan suficiente apoyo o que no son suficientemente compasivos o siempre dicen lo que no deben. Pero el hecho es que tú no decides eso. Todos tenemos la capacidad de amar, pero nuestra capacidad y voluntad de hacerlo es única. Para liberarte verdaderamente, necesitas dejar de exigir que la gente se comporte de la manera en que crees que podrían o deberían. Definitivamente puedes y debes alejarte de cualquier relación que no sea saludable para ti, pero intentar cambiar a otra persona es una mala estrategia.

De niña, había en casa de mis padres una silla antigua color rojo que rechinaba, del tamaño de una muñeca. La pintura estaba levantada, y se podía ver la madera vieja y desgastada. A mi mamá le encantaba todo aquello que tuviera la apariencia de haber quedado fuera de uso desde hacía años, y a pesar de que la molestábamos mucho por la silla, la llevaba con nosotros en cada mudanza, incluso después de haber crecido.

Un día, mientras luchaba no sólo por mi débil salud sino a causa de una difícil relación personal, mi papá acercó la vieja silla adonde yo estaba sentada. Ya era una mujer adulta. Puso la silla frente a mí y preguntó: "¿Qué es esto?"

"Una tonta silla roja", respondí.

Asintió. "Ahora intenta convertirla en una silla grande y azul."

"¡Papá!", rogué. "Eso no es posible."

"Inténtalo con más fuerza. Vuélvela azul."

"Papá, por favor…"

Insistió. "Que te importe más. Haz más. Resuélvelo."

"¡No puedo! ¡No puedo!", grité al final.

Se sentó junto a la silla. "Exacto, cariño. No puedes. Es una pequeña silla roja. No importa cuánto desees que sea azul o grande y fuerte. Solamente tiene la capacidad de ser una pequeña silla roja, y nada de lo que hagas podrá cambiarlo."

La gente es como esa silla. Desde que recibí la lección de la silla roja, cada vez que me enfrento a una situación en mi vida que me frustra o me hace perder mi sentido de equilibrio, reviso si estoy intentando convertir una silla roja en azul. ¿Y qué crees? Siempre es así.

Debes permitir que las personas sean quienes son, no por ellas, sino por el bien de tu alma que no puede sostener la carga de controlar a otro ser. Quizá no sean quienes quieres que sean y tal vez incluso sean unos patanes. Pero la gente puede ser insoportable y aun así tú puedes estar bien con ello.

Comunícate con el yo superior de los demás

Cuando me siento frustrada por querer convertir la silla roja en azul, simplemente uso algo que mi amigo Scott me enseñó. Me siento en silencio y "envío" mi mensaje al yo superior de esa persona, el cual quizá esté más dispuesto a recibirlo. ¿Puedes pensar en alguien que simplemente no te escuche o con quien te sea imposible comunicarte? Siéntate en silencio con los ojos cerrados, imaginando a la persona y estableciendo la intención de que el ser superior de esa persona o su ser interior recibirá tu mensaje. Luego, simplemente di en voz alta lo que necesites decir.

Con esta práctica, suelo sentir alivio inmediato. Quizá sientas, como yo, que la energía se libera de ti y puedes avanzar, libre de "necesitar" llegarle a esa persona. La gente puede cambiar y lo hará, sin duda. Pero hay peligro cuando necesitamos o esperamos que lo hagan otras personas, simplemente por nuestra propia paz interior. Louise Hay dice algo que realmente explica este punto: *dejo ir toda expectativa. La gente, los lugares y las cosas son libres de ser ellos mismos, y yo soy libre de ser yo.*

Energías que debes considerar desobstruir

Por miedo a dejar que otros sean quienes son y como son, es importante analizar experiencias y creencias con las que hayas batallado debido a alguien más. Aquí tienes unos ejemplos.

Experiencias no procesadas:
- Cuando el comportamiento de otra persona te hizo sentir inseguro.
- Cuando otra persona, por ser quien es, te lastimó (sin querer).
- Cuando alguien más se rehusó a escuchar tu versión de las cosas y te sentiste rechazado.

Creencias dañinas:
- Solamente me siento seguro cuando estoy controlado por otros.
- Es mi responsabilidad hacer que otros se sientan necesitados.
- Tengo que cambiar a otros para sentirme seguro.

Miedo al dolor y al sufrimiento

A nadie le gusta experimentar dolor y sufrimiento. De hecho, pasamos gran parte de nuestras vidas intentando evitarlo. Pero creer que el sufrimiento es malo, causará muchos más estragos en tu vida, que experimentarlo. El sufrimiento se *siente* mal mientras sucede, y debido a ello luchamos contra él como si fuera una plaga. Pero el sufrimiento también tiene un punto positivo que nunca recibe el crédito que merece: nos ayuda a crecer y a llegar a otro sitio en la vida. Seamos honestos, si no fuese por el sufrimiento, nunca haríamos una pausa en nuestras ajetreadas vidas para expandirnos en formas que nos hacen mejores personas.

Sufrir puede ser un escalón fenomenal para estar en un sitio mejor, física, emocional o espiritualmente. Las relaciones fallidas nos ayudan a conseguir relaciones exitosas; las enfermedades nos ayudan a examinar quiénes somos en realidad y qué importa, cuando quizá, si fuera distinto, no nos daríamos cuenta; la tristeza nos recuerda que somos humanos y *podemos* sobrevivir después de una pérdida inevitable, y la lista sigue. Evitar el sufrimiento no hace más que prolongar el sufrimiento.

Gran parte de la lucha innecesaria en nuestras vidas surge no sólo a partir de evitar nuestro propio dolor, sino al evitarlo o cargar el de otros. El dolor es parte de la vida, y está bien que así sea. Evitarlo o intentar solucionar el sufrimiento de otra persona, en lugar de simplemente estar presente para enfrentarlo, es un patrón emocional dañino.

Algunos ejemplos de cómo el miedo al sufrimiento se puede manifestar incluyen sentirte responsable por los sentimientos de otras personas, sentir que tienes la responsabilidad de asegurarte de que las vidas de otras personas están yendo bien, evitar emociones difíciles, permitirte distraerte de tu propio cuidado, pensar que sabes más que otros y sentir que tienes que salvar a las personas de su dolor y sus errores.

Es importante recordar que los otros son capaces de trabajar a través de su sufrimiento, igual que tú. Es una parte necesaria y benéfica de la vida. Cuando sobreprotegemos a otra persona, desgastamos nuestra energía y le robamos a esa persona todo el bien que le puede hacer vivir completamente su experiencia.

Tenemos una obligación en la vida no sólo de llamarnos hacia nuestra propia grandeza, sino también de llamar a otros. A veces eso sucede a partir de experiencias dolorosas que son una parte normal de la vida. Retener a nuestro verdadero yo es el mayor acto de traición que podemos provocar. Genera estrés en nuestros cuerpos físicos y no ayudamos a quienes intentamos salvar.

Este concepto me resultó evidente mientras vivía en Delhi. Cuando me encontraba demasiado enferma para salir del hospital, me sentaba frente a una puerta de cristal de piso a techo que había en el edificio. Durante semanas, observé a un hombre con una discapacidad en sus piernas que pasaba frente al hospital. Usaba sus brazos para moverse, empujándose con los puños apoyados en el piso, arrastrándose sobre el pavimento y la tierra. Sus pantalones estaban completamente desgarrados y sus manos hinchadas y cortadas.

Me hundí en mi silla preguntándome cómo había acabado en ese estado y hacia dónde iba. Finalmente pregunté a uno de los médicos por qué el hombre no tenía una silla de ruedas. "Porque cuesta mucho dinero, señora. Aproximadamente cuesta setenta y cinco dólares".

"Dios mío, ese hombre estaba sufriendo por algo que setenta y cinco dólares podían solucionar", pensé. Decidí que le compraría una silla de ruedas. Pedí al médico que saliera y le dijera sobre Operación Silla de Ruedas, pues yo estaba segura de que no hablaba inglés, mientras yo sabía poco hindi. El doctor bajó rápidamente las escaleras y se puso en cuclillas frente al hombre mientras yo observaba con ilusión.

Después de una rápida conversación, el doctor regresó al edificio y dijo: "Se lo agradece, pero rechaza tu ofrecimiento de una silla de ruedas". Me sentí sorprendida. Explicó que el hombre había preguntado qué estaba mal con su condición. "Está bien así, señora. Ésta es su vida y es feliz".

Se me hizo un hoyo en el estómago y sentí que todo mi ego occidental se desmoronaba y se caía en pedazos. Desde su punto de vista, no había nada de malo en el hombre, solamente lo había desde mi punto de vista.

Aunque la caridad es obviamente algo muy positivo, esta situación se dio a partir de mi propia necesidad de sentirme mejor respecto de la vida de ese hombre, la cual a él no le molestaba, según descubrí. A partir de ese día, redirigí mi enfoque de intentar salvar a otros y a mí misma del sufrimiento a sentirme cómoda con el sufrimiento como parte de la vida. Esto me ayudó mucho, y estoy segura de que esta historia también podría ayudarte.

Energías que debes considerar despejar

Nuestras creencias sobre el dolor y el sufrimiento surgen a partir de cómo se sienten nuestros padres respecto del mismo. También solemos entender el sufrimiento a partir de nuestra educación religiosa. Aquí unas ideas sobre lo que debes desobstruir en relación con los miedos y el sufrimiento.

Experiencias no procesadas:
- Ocasiones en que sentiste impotencia mientras alguien a quien amabas sufría.
- Ocasiones en que sufriste y te sentiste atrapado en el sufrimiento.

- Ocasiones en que alguien cercano a ti te hizo sentir que merecías sufrir.
- Ocasiones en que creíste que sufrir era un castigo de algo malo que hiciste.
- Ocasiones en que alguien a quien amabas (quizá un padre) evitó sus sentimientos difíciles o te distrajo de los tuyos.

Creencias dañinas:
- Es mi responsabilidad librar a otros.
- Los otros no pueden manejar el dolor como yo.
- Nadie debería sufrir.
- Alguien tiene que sufrir, así que quizá deba ser yo.
- El sufrimiento es malo.
- Moriré si sufro.

Miedo a no ser perfecto o suficientemente bueno

Mis clientes que experimentan síntomas emocionales y físicos más intensos son quienes más se reprochan a sí mismos, normalmente por no ser "perfectos" o suficientemente buenos (lo cual significa que han establecido un nivel de perfección con el que tienen que cumplir para ser suficientemente buenos). Es lo mismo. Normalmente la idea de ser perfecto (suficientemente bueno) es igual a ser amado. Percibimos que necesitamos ser perfectos para ser amados. Imagina el miedo a no ser perfecto como mamá de los patitos: el líder. Los miedos adicionales de ser juzgado y rechazado son como los pequeños patitos que van detrás. ¡Todos se pegan uno al otro como con pegamento!

El miedo a no ser perfecto puede surgir a partir de tus propias expectativas o porque internalizas las expectativas de otros. No importa dónde se originó ese patrón, pero sí importa que dediquemos tanto tiempo y energía como se requiera para cambiarlo. No podemos ser nosotros mismos, abrazarnos a nosotros mismos y amarnos a nosotros mismos cuando estamos dominados por este miedo. Estos dos sentimientos simplemente no pueden coexistir. Debemos aprender a ser menos severos con nosotros mismos para ser felices y estar sanos. Y esto es, en gran parte, nuestra meta.

¿Qué sucede si tememos a nuestras imperfecciones tanto que continuamente nos reprendemos por ellas? La investigación del doctor Masaru Emoto demuestra lo que le sucede a las moléculas de agua (como las que conforman gran porcentaje de tu cuerpo) cuando están expuestas a la negatividad por cierto tiempo. Incluso el simple ejercicio de escribir palabras negativas en un papel y pegarlas en botellas de agua tuvo un impacto negativo significativo en la estructura de las moléculas. ¿Qué pasa si esa energía de autocrítica está presente dentro de ti de manera constante? Si nuestras mentes son nuestros líderes, ¿cómo esperar que surja algo bueno del líder que constantemente se juzga a sí mismo por no ser perfecto? ¿O un líder que acepta las críticas de otros como una verdad? Exacto. No podemos. Debemos amarnos a nosotros mismos y asegurarnos de que nuestros cuerpos se sientan amados, a pesar de todas nuestras imperfecciones, con el fin de invocar un cambio positivo. No tenemos que ser perfectos en ello tampoco, pero sí ser mejor de lo que podemos ser.

Se cree que la frecuencia energética del amor es la más alta que existe. Practicar el amor a nosotros mismos, a pesar de nuestras "imperfecciones", tiene sentido para nuestro bienestar general. Y, hasta donde sé, es imposible recibir demasiado amor, así que es un enfoque bastante seguro.

Amarte a ti mismo es simplemente tratarte como ser humano: ser capaz de reírte de ti mismo, encogerte de hombros cuando te equivocas, darte un descanso y darte cuenta de que estás perfectamente bien siendo como eres. Pero para lograrlo, debes olvidarte de la gran suposición de que deberías, o incluso podrías, ser perfecto. Y debes olvidarte de la necesidad de que otros te vean como perfecto.

Amarnos surge desde dentro de nosotros de manera natural, aunque a veces sea lentamente, como una cacerola que parece que nunca hervirá. Al principio no hay nada, pero luego aparece la primera burbuja. Solamente se necesita de la primera burbuja. Y conforme nos sentimos mejor en ese sitio, nos hacemos menos temerosos de no alcanzar los ideales perfeccionistas a los que dimos tanto valor antes. Luchamos únicamente por ser nosotros mismos, incluso si nos da miedo que a otros no les guste.

Debemos permitirnos ser humanos, llenos de imperfecciones, y abrazarnos de esa manera. Despejar experiencias no procesadas y creencias dañinas nos ayudará a lograrlo con más facilidad.

Energías que debes considerar desobstruir

Explorar y despejar "evidencia" que alimenta este miedo de no ser perfecto es una muy buena manera de empezar. Aquí tienes unas ideas para reflexionar.

Experiencias no procesadas:
- Ocasiones en las que alguien te hizo enojar por cometer un error.
- Ocasiones en las que percibiste que tu valor estaba atado a ser una "buena chica" o un "buen chico".
- Ocasiones en las que alguien te castigó por no hacer algo a su manera.
- Ocasiones en las que te sentiste juzgado o rechazado por expresarte.

Creencias dañinas:
- Me pasarán cosas malas si no soy perfecto.
- A nadie le gustará mi verdadero yo.
- No tengo nada que ofrecer si soy imperfecto.
- Necesito ser perfecto o seré rechazado.
- Necesito ser un _____ (padre, esposo, empleado, etcétera) perfecto para ser amado/digno de ser amado.
- Perderé mi identidad si no soy la persona "perfecta" que la gente cree que soy.

Reacciones ambientales basadas en miedo

Así como puedes reaccionar a la comida y a otras sustancias (las alergias son un buen ejemplo), tu cuerpo puede tener una reacción basada en miedo a casi cualquier cosa en tu entorno. Esto incluye alimentos, sustancias, personas, lugares y cosas. Esta reacción surge a partir de que tu cuerpo padece un estado de miedo y se pone a la defensiva frente a algo con lo que entras en contacto. He visto a personas tener reacciones energéticas negativas hacia su madre, el dinero, un color en específico, ¡y más! Esta reacción solamente quiere decir que tu cuerpo ha decidido que esa persona, lugar o cosa es peligrosa para ti. Es muy común.

Las reacciones de miedo son un desequilibrio energético que provoca casi cualquier "síntoma" en el cuerpo. Algunos ejemplos de esto pueden incluir sentirse tembloroso y "confundido", tener dolores de cabeza, comezón, fatiga y ataques de pánico. Esto sucede porque en algún momento entraste en contacto con una persona, lugar o cosa *mientras* sentías una emoción fuerte o estrés, relacionado directamente o no con ello. Permíteme explicarlo.

Tomemos como ejemplo una reunión familiar, ya que es uno que he visto muchas veces. Todos están sentados tomando café y platicando en el Día de Acción de Gracias cuando tu hermano Billy empieza a hablar de su postura política. En ese momento, comes almendras cubiertas con chocolate, preguntándote cuándo empezará a atacar tus posturas, como siempre hace. Conforme crece el miedo, quizá se te esté disparando una creencia, como "no estoy segura cuando Billy no está feliz". O quizá recuerdes, de manera subconsciente, una vieja pelea que tuviste con él en el pasado (una experiencia no procesada). A lo largo de este tiempo tu cuerpo se estresa cada vez más.

Mientras que la amenaza de un problema familiar es lo que realmente te afecta, tu cuerpo decide culpar a las almendras cubiertas con chocolate que comías porque estás en contacto con ellas todo el tiempo. Tu sistema de energía crea un programa para "reaccionar" al chocolate y las almendras y protegerte de ese estrés en otra ocasión. O quizá no relacione el chocolate o las almendras, pero "culpe" al perro mal portado de tu hermano que corre por toda la casa, así que te vuelves reactivo a los perros. Otro ejemplo: hace poco cuando un nuevo gatito llegó a nuestra casa, inmediatamente me empecé a sentir fatigada o con pesadez. Después de darme cuenta de que era una reacción a nuestro pequeño y esponjoso Stanley, trabajé para despejarlo. Liberé miedo sobre la responsabilidad de tener una nueva mascota y también despejé un par de experiencias no procesadas relacionadas con mascotas previas. En unas horas, los síntomas casi habían desaparecido por completo. Si tu sistema percibe que algo representa un peligro para ti, puede crear esta reacción negativa en un esfuerzo por mantenerte alejado de ello en el futuro. Simplemente es un mecanismo de protección mal dirigido.

Tu cuerpo puede volverse temeroso o reactivo a cualquier cosa con la que estés en contacto en momentos de gran estrés si la energía emocional no se reconoce y se procesa de manera saludable. Todas estas reacciones negativas se despejarán si trabajas en experiencias no procesadas y creencias dañinas. No obstante, también puedes trabajarlas de manera directa.

Cómo liberarte del miedo

Liberarte de este tipo de reacciones puede ser algo complejo, pero me gustaría ofrecerte una técnica básica que puedes usar, ya que suele funcionar bien. Aunque no hay una fórmula clara para saber qué está detrás de estas reacciones, te puede servir adivinar posibilidades y hacer test musculares.

Utilizando el test muscular, pregunta: "¿Acaso _____ (persona, lugar o cosa) está causando una reacción negativa en mi cuerpo?" Luego, como hemos hecho con anterioridad, utiliza el test muscular para preguntar si necesitas saber más antes de despejar esa reacción negativa.

Si recibes un "sí", tal vez necesites manejarlo de una de las siguientes maneras:

- Descubre y despeja una experiencia no procesada relacionada con ello utilizando el test y golpeteo del timo y/o la Técnica de Liberación Emocional.
- Encuentra una creencia dañina causada por el miedo, tal como "las almendras son peligrosas para mí", y libérala utilizando el golpeteo de chakras.

Si recibes un "no", quiere decir que no necesitas saber más sobre por qué se da esta reacción, antes de despejarla con éxito. Puedes usar este guion para la Técnica de Liberación Emocional que utilizo con mucho éxito para despejar reacciones basadas en el miedo. Puedes alterar las palabras siempre y cuando estés abordando el mismo tema, pues al cuerpo no le gusta estar a la defensiva frente a y sentirse inseguro con la sustancia o el asunto frente al que estás reaccionando. Si el elemento al que reaccionas es algo tangible (como un tipo de comida o tela), es útil colocarlo sobre tu regazo mientras usas este guion.

Punto de golpe de karate. *Aunque tengo esta reacción a _____, elijo cambiar este patrón.* Repítelo tres veces mientras golpeteas el punto de golpe de karate de forma continua.

El resto de los puntos:

Parte superior de la cabeza. *A mi cuerpo no le gusta _____.*

Ceja. *Mi cuerpo tiene miedo de ____.*

Costado del ojo. *Por alguna razón, a mi cuerpo no le gusta ____.*

Debajo del ojo. *Me siento muy a la defensiva estando cerca de _____.*

Debajo de la nariz. *¡A mi cuerpo se le ocurrió que esto da miedo!*

Barbilla. *Este _____ es peligroso para mí.*

Clavícula. *Mi cuerpo no soporta ____.*

Debajo del brazo/costado del cuerpo. *Esta fuerte reacción a____.*

Dorso de la mano. Haz lo siguiente mientras sigues golpeteando:

    Cierra los ojos, abre los ojos, mira hacia abajo y hacia la derecha (sin mover la cabeza), mira hacia abajo y hacia la izquierda (sin mover la cabeza), da vuelta a tus ojos formando un gran círculo frente a ti, luego hazlo en la dirección opuesta, murmura durante unos segundos una canción (¡cualquiera!) cuenta hasta cinco rápidamente en voz alta (1,2,3,4,5), luego canta unos segundos más.

Punta de los dedos. *A mi cuerpo no le gusta ____.*

   Mi cuerpo realmente le teme a _____.

   Por alguna razón, a mi cuerpo no le gusta ____.

   Estoy listo para hacerme amigo de ___ahora.

   Puedo estar perfectamente bien con _____.

Vuelve al punto de golpe de karate. *Mi cuerpo puede relajarse al estar cerca de _____ ahora.* (Conviene seguir golpeteando el punto de golpe de karate de forma continua mientras repites esto varias veces).

Conviene repetir el proceso varias rondas completas.

Cuando acabes de desobstruir la energía, es importante ver si realmente está despejada. La mejor manera de confirmar que tu trabajo está hecho es volver a hacer el test muscular. Normalmente lo hago con una afirmación *Este _____ es ciento por ciento seguro ahora para mí*. Una vez que recibas un "sí" como respuesta de tu cuerpo, la persona, lugar o cosa ya no debe provocar una reacción negativa en ti. Si es posible, conviene esperar veinticuatro horas antes de entrar en contacto con esa energía reactiva.

Asimismo, la próxima vez que entres en contacto con esa energía reactiva, te sugiero usar tus puntos de golpeteo de la Técnica de Liberación Emocional y golpetear durante más o menos un minuto antes y después del contacto. NO necesitas decir nada; más bien, golpetea los puntos estando en presencia de la energía, con el fin de reforzar el estado de calma y equilibrio. Solamente necesitas hacerlo en tu primer contacto después de la desobstrucción.

También puedes usar los puntos de golpeteo de la Técnica de Liberación Emocional para reducir una reacción repentina que tengas a algo, como un alimento o sustancia. He ayudado a muchas personas a ya no tener la lengua hinchada, comezón en la cara y sarpullido, simplemente con el hecho de golpetear en estos puntos a lo largo de varias rondas (no es necesario decir nada en voz alta mientras lo haces). Estos golpeteos pueden hacer maravillas para calmar el sistema, en especial mientras determinas qué ayuda médica requieres, en caso de necesitarla.

Aunque he trabajado con muchos clientes que han desobstruido reacciones graves con éxito, no te recomiendo confiar solamente en este proceso si hay algo a lo que eres altamente reactivo. Las reacciones alérgicas se consideran un problema médico y pueden ser bastante severas, así que lo ideal es ser muy cauteloso.

Tip: no debes temer crear miedos ambientales negativos cada vez que te sientas estresado. Ése es el punto del trabajo que estamos haciendo: cambiar nuestra relación interna con el estrés y con el caos, de tal manera que nuestro sistema pueda lidiar mejor con las cosas para estar bien.

A través de la exploración de todas estas maneras en las que el miedo puede aparecer en tu vida, quizá ahora veas al miedo de diferentes maneras. Ya te di algunas ideas de experiencias no procesadas y creencias dañinas con las que puedes trabajar, lo cual te ayudará a disolver el miedo.

Ahora, profundizaremos en el proceso de desobstrucción.

Cómo enfrentar el miedo por completo

Las experiencias no procesadas y las creencias dañinas se resguardan en el cuerpo como punto de referencia del miedo. En otras palabras, las experiencias y las creencias que vienen a partir de ellas son la "prueba" que tiene el cuerpo de que hay algo a lo cual temer, aunque la situación original del miedo haya pasado hace mucho tiempo. Las creencias y experiencias son esencialmente "desencadenantes de miedo". Liberar experiencias y creencias que actúan como desencadenantes de miedo es una parte del proceso de liberación total del miedo. El cuerpo también tiene una respuesta fisiológica al miedo (la respuesta de pelear, huir o quedarse helado), y eso puede ser un patrón muy arraigado. Necesita calmarse, reentrenarse y redirigirse a algo distinto de lo que ha estado haciendo durante, quizá, mucho tiempo. Cambiar esta respuesta fisiológica al miedo es la segunda parte de liberar el miedo por completo. He visto fracasar muchos planes de "conquistar el miedo" porque uno de estos aspectos no se llevó a cabo. Déjame decirte exactamente cómo logramos el éxito de liberación del miedo en dos partes.

Parte 1. *Despeja desencadenantes de miedo*

Ahora sabemos todas las cosas que pueden causar miedo. Recuerda, los miedos suelen surgir de una preocupación central de que no estarás seguro en alguna forma. Así que si piensas en términos de qué cosas te hacen sentir así, estarás en la ruta correcta. Despejar esas causas es una gran parte del proceso general de confrontación del miedo. Haremos esto utilizando las técnicas que ya aprendiste para liberar creencias dañinas y experiencias no procesadas.

Aquí desarrollo el proceso:

- **Libera experiencias no procesadas.** Identifica y despeja experiencias no procesadas de tu pasado en las que quizá hayas entrado en modo pelear, huir o quedarte helado. Éstas pueden incluir experiencias en las que sentiste miedo, pánico, humillación o algún tipo de inseguridad (emocional o física). Puedes volver al capítulo 7 para hacer esto. Asimismo, puedes usar el Método de 3 corazones que aprendiste en el capítulo 9. Éstas pueden incluir experiencias generacionales o de vidas pasadas, de las cuales hablamos antes.
- **Libera creencias dañinas.** Observa cada una de las maneras comunes en las que puede presentarse el miedo, que son las que acabamos de mencionar. Intenta identificar creencias dañinas que pudieran estar detrás de ellas. Puedes usar las sugerencias que te ofrecí, o quizá generar otras por tu cuenta. Puedes regresar al capítulo 8 para revisar ese proceso, o usar el Método de 3 corazones que aprendiste en el capítulo 9. Estas creencias pueden incluir experiencias generacionales o de vidas pasadas.

Tómate tu tiempo y trabaja en calma en la desobstrucción de energía utilizando los métodos aprendidos. Incluso encontrar un pequeño alivio de un miedo puede ayudar a catapultar tu cuerpo en dirección a la sanación. Ve a donde te diga tu corazón y avanzarás más lejos del miedo con cada paso.

Parte 2. Reprograma la respuesta de miedo en tu cuerpo

Aunque es importante despejar las causas raíz de la energía del miedo, también necesitas reentrenar en tu cuerpo tu respuesta de pelear, huir o quedarte helado. Te diré algunas maneras de hacerlo para que veas cuál te funciona mejor. Recuerda que podemos manipular y calmar la energía del meridiano de triple calentador (tu protector), la cual está íntimamente conectada con la respuesta de miedo. Al hacerlo una y otra vez, podemos generar un nuevo patrón.

Al utilizar estas sencillas técnicas cuando sientas miedo, esencialmente le dirás a tu cuerpo: "Oye, mejor hagamos esto que nos relaja". No necesitas usarlas todas, pero quiero ofrecerte varias opciones para encontrar algunas que sientas podrías utilizar. Debes recordar usarlas, y hacerlo de forma consistente, cuando entres en modo de miedo. Es la única manera en que funcionará este proceso de reprogramación.

Golpeteo del timo al ritmo del corazón. En el capítulo 4 hablamos de la importancia de la glándula timo y del golpeteo en esta zona. Luego lo exploramos más en el capítulo 7 cuando aprendimos el test y golpeteo del timo. Golpeteos suaves sobre la glándula timo a un ritmo específico de 1-2-3 para imitar el latido del corazón es una de mis técnicas favoritas para calmar el miedo. Estimula el sistema inmune y calma al cuerpo. Es una combinación perfecta.

Para hacerlo, uso la palma de mi mano sobre mi pecho y golpeteo sobre el timo con los dedos, dando el tercer golpeteo con un poco de más fuerza que el resto. Puedes hacerlo durante unos segundos o durante unos minutos.

Usa el punto de pánico. ¿Recuerdas el punto "dorso de la mano" o escala? Está en la hendidura entre el meñique y el anular, como a mitad del dorso de la mano. Simplemente usa tres o cuatro dedos de tu otra mano y golpetea o soba ese punto. Hazlo haciendo respiraciones profundas cuando necesites calmarte. Es fácil hacerlo bajo la mesa en un restaurante o escritorio. Como trabaja directamente sobre el meridiano de triple calentador o vía de energía, trabajar en él envía el mensaje a esa fuerza de energía que debe calmarse y "retroceder" de ese modo sobreprotector.

Respiración por la nariz. Cuando entramos en pánico, solemos respirar rápidamente a través de la boca. Si alguna vez has tenido un ataque de pánico, sabrás el tipo de respiración al que me refiero. Una de las maneras de dar la señal al cuerpo de que estamos a salvo es ajustar nuestra respiración para que coincida con el patrón de respiración natural de sentirnos a salvo. Para lograrlo, recomiendo concentrarte en respirar por la nariz. Respira profunda y lentamente, inhalando y exhalando a través de la nariz. Intenta inhalar en un periodo de tres segundos, luego exhala considerando ese mismo tiempo como meta. Es imposible respirar rápidamente con este método, lo cual te ayuda a regresar tu cuerpo a un estado de calma. Aunado a ello, desacelerar tus movimientos físicos en actividades como comer o caminar da la señal a tu sistema nervioso de calmarse y desacelerar.

Pose de pánico. Cruzar los brazos, lo cual imita el hecho de sostenerte o abrazarte, es bastante calmante y protector. De hecho, si haces un cuenco con cada mano para abrazar tu codo del brazo opuesto y te meces con suavidad, duplicarás su súper poder liberador de pánico. Al mecerte estás disparando la respuesta calmante que nos es familiar a nivel primario, desde que nos mecían de bebés.

TLE o golpeteo de chakras. Sin decir nada, golpetea los puntos de la Técnica de Liberación Emocional (TLE) o los puntos de golpeteo de chakras; esto te ayudará a calmar tu cuerpo cuando estés en un estado de miedo. Las palabras que usamos en los procesos de golpeteos vistos en los capítulos 7 y 8 nos ayudaron a desobstruir la energía. No obstante, si estás en un estado de miedo, no necesitas decir nada. Simplemente déjate estar donde te halles, y da golpecitos hasta que cambie la energía. Una vez que te hayas calmado, podrás ver qué disparó esa respuesta (¿una experiencia no procesada?) y volver a trabajar en ello.

Línea del meridiano de triple calentador. Como aprendiste en el capítulo 2, el meridiano de triple calentador o energía "protectora" interna es responsable de tu respuesta de pelear, huir o quedarse helado. Cuando este meridiano se sobrecarga, es probable que tu cuerpo se sienta lleno de adrenalina y pánico. Afortunadamente, hay una manera increíble de domar este meridiano. Puedes hacerlo trazando el meridiano de triple calentador en reversa. Esto liberará suavemente o extraerá el exceso de energía que no se requiera en ese momento. Puede ayudarte volver a la imagen del meridiano de triple calentador del capítulo 2 antes de comenzar.

Coloca las manos con las palmas extendidas a ambos lados de tu cara, de tal manera que las puntas de tus dedos descansen sobre tus sienes y las palmas sobre tus cachetes. Ahora, lenta y conscientemente mueve tus manos hacia arriba y alrededor de tus orejas (manteniendo el contacto con tu cabeza), como si estuvieras empujando hacia atrás el cabello de un niño para consolarlo si está triste. Una vez que hayas hecho este trazo hasta debajo de los lóbulos, continúa arrastrando las manos hacia abajo por los costados de tu cuello hasta llegar a tus hombros. Todo esto debe hacerse en un movimiento fluido. Ahora separa tus manos, cruza los brazos para que cada mano quede apoyada en el hombro opuesto y sigue deslizando cada mano por tus brazos hasta estar en una posición de abrazo, y acabar sosteniendo tus manos. Respira profundamente. Repítelo varias veces más.

Crea un lugar seguro. Tener un plan fácil de seguir o un espacio metafórico seguro puede hacer una gran diferencia, incluso en mitad del caos y la duda. Aquí tienes algunas sugerencias para crearte un espacio seguro, sin importar dónde estés.

- **Elige una frase o símbolo.** Es buena idea crear una frase código o símbolo para enviarnos instantáneamente un recordatorio de estar a salvo. Mis aseveraciones favoritas o mantras para esto son "Estoy a salvo" y "Todo está bien". Puedes elegir la que quieras, pero asegúrate de decir algo en lo que creas hasta cierto punto, incluso si es "Puedes superar este momento". Para usar símbolos que te den consuelo, asígnate una imagen calmante en la que puedas pensar cuando estés en apuros. Puede ser cualquier cosa, siempre y cuando tenga únicamente una connotación positiva para ti: un símbolo religioso, la playa o la sonrisa de un bebé que sea parte de tu vida. Si quieres "establecer" esta imagen como tu lugar seguro, simplemente atráela a tu mente y di: "A partir de ahora, cuando piense en esta imagen, me traerá paz, calma y consuelo". Ahora puedes pensarla en cualquier momento y atraer su energía positiva directamente a tu cuerpo y espacio.

- **Utiliza la música.** La música, al tener sus propias frecuencias energéticas, puede ser muy calmante y curativa. Se cree que cierto tipo de terapia curativa de sonido llamada *Frecuencias Solfeggio* proveniente de los antiguos cantos gregorianos contiene frecuencias especiales. Muchas personas que las usan han experimentado grandes beneficios. No obstante, creo que cualquier música con la que resuenes puede tener una inmensa capacidad curativa.

Aunque no soy una persona religiosa, me encantan los cantos de iglesia y la música góspel para sentirme en calma y centrada. Las escucho con frecuencia para elevar mi vibración. La música de Smokey Robinson es mi favorita para cambiar mi estado de ánimo. Cuando me siento vulnerable o con incertidumbre, escucho la canción de Sara Bareilles *Brave*. Me cambia todo. Tener varias canciones para crear un lugar seguro o cambiar tu vibración puede ser una gran herramienta.

Una vez que tu cuerpo esté "entrenado" para entrar en modo de relajación cuando uses las canciones de tu preferencia, éstas pueden ser un indicador calmante instantáneo para tu cuerpo.

* * * * * * * *

Ya tienes muchas herramientas para calmar el miedo. Úsalas en momentos en que lo sientas y con el tiempo tu cuerpo estará entrenado para sentirse en calma, en lugar de acudir a su usual respuesta de miedo. Aunque te he ofrecido muchas opciones, quizá resuenes solamente con algunas. Está bien utilizar las que te atraigan más en tu práctica e ignorar aquellas con las que no resuenes.

A continuación, aprenderás a crear un mapa único de tu propia sanación utilizando todo lo que aprendiste. Te ayudará a amarrar todo para tener un plan claro con el cual avanzar.

Sección III

Consideraciones finales y motivación

Capítulo 11

* * * * * * * * * * * * * * *

Crea tu propio mapa de sanación

*Da el primer paso como un acto de fe. No tienes que ver
la escalera entera, simplemente da el primer paso.*
—MARTIN LUTHER KING JR., *LET NOBODY TURN US AROUND*

Reconocerás este grande y hermoso árbol (¡tú!) de antes. Ahora que aprendiste cada punto de mi trabajo de sanación, te ofrezco esta ilustración de árbol de sanación como una herramienta increíble para visualizar todo el proceso. Es tu mapa para convertirte en quien realmente eres. En este capítulo aprenderás a usar esta ilustración, junto con las técnicas de la parte tres. Este sencillo proceso será tu nueva guía.

Al final de este capítulo aprenderás a establecer una nueva rutina utilizando técnicas ya aprendidas, para anclar todo este trabajo increíble que estás haciendo.

Uso de la ilustración del árbol de sanación

Ahora tienes el conocimiento y la conciencia para sanar. Al utilizar la ilustración del árbol de sanación, junto con el test muscular y tres preguntas sencillas, tendrás un nuevo mapa que te servirá de guía.

Si aún no te sientes cómodo con el test muscular, simplemente analiza la ilustración del árbol de sanación (en lugar de usar el test muscular que se describe en la siguiente sección) y deja que tu instinto te guíe. Confía en lo que te llama y no fallarás.

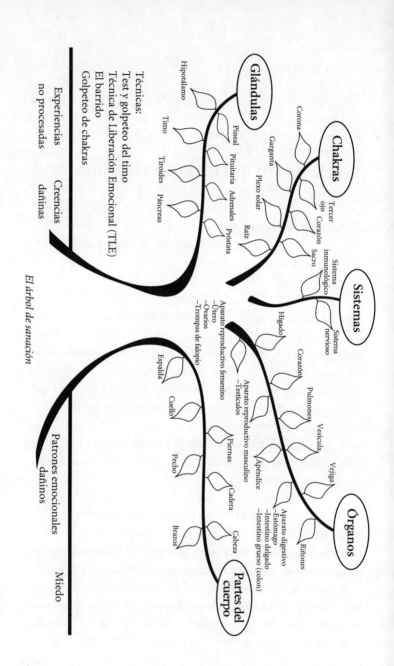

El árbol de sanación

Pregunta 1

Pregunta a través del test muscular: "¿Sería más benéfico que trabajara en _____?"

Llena la línea en blanco con algo de la sección superior o la sección de la tierra de la ilustración del árbol de sanación. Cualquiera está bien, pero necesitas empezar con uno o con otro. En un momento entenderás por qué.

Éstos son algunos ejemplos de cómo empezar (elige solamente uno):

"¿Sería más benéfico que trabajara en un órgano?" (Sección superior del árbol.)

Si recibes un "sí", empieza a preguntar por cada órgano. Por ejemplo: "¿Sería más benéfico que trabajara en mi hígado?"

"¿Sería más benéfico que trabajara en mi vejiga?" (Sección superior del árbol.)

¿Recibiste un "no"? Entonces inténtalo de nuevo.

"¿Sería más benéfico que trabajara en mi hígado?" (Sección superior del árbol.)

O BIEN

"¿Sería más benéfico que trabajara en una creencia?" (Sección de la tierra.)

O BIEN

"¿Sería más benéfico que trabajara en una experiencia pasada?" (Sección de la tierra.)

O BIEN

"¿Sería más benéfico que trabajara en una glándula?" (Sección superior del árbol.)

¿Comprendes cómo hacerlo? No tienes que ir en un orden específico. Si continuamente tienes infecciones de vejiga, quizá simplemente quieras empezar con la vejiga. Si trabajas en revertir un proceso autoinmune, tal vez decidas preguntar primero por tu sistema inmune. ¿Tienes problemas de tiroides? Prueba eso primero. ¿Tienes ataques de pánico? Pregunta primero por miedos, creencias dañinas y experiencias no procesadas. Puedes volver al capítulo 6 para encontrar más ideas.

Recuerda que con cualquier padecimiento o reto hay varios componentes que contribuyen a que exista un problema mayor. Por ejemplo, si quieres trabajar en algo como glándulas adrenales con mal funcionamiento, es probable que haya otros desequilibrios en tu cuerpo relacionados con ello, quizá sea estrés en el sistema nervioso y un mal funcionamiento de la tiroides, entre otras cosas. Tendrás más éxito si además de trabajar en el reto más importante, también piensas en las "cosas pequeñas" y trabajas a menor escala. Insisto, simplemente sigue lo que tu cuerpo te indique. ¿Recuerdas la historia de mi cliente con problemas digestivos que perdió su miedo a hablar por teléfono sin trabajar directamente en ese miedo? Que te sirva de recordatorio de que también vale la pena trabajar en las coas que aparentemente no se relacionan con tu problema más importante. Desobstruir energía relacionada con cualquier cosa que veas en la ilustración del árbol de sanación te ayudará a avanzar en la dirección adecuada. Y recuerda, no necesitarás desobstruir todo para sanar.

Una vez determinado por dónde empezar, estarás listo para dar el siguiente paso. Necesitas más claves para encontrar algo específico en lo que debas trabajar. El hecho de saber que quieres empezar con una creencia o con tu vejiga no es suficiente. Necesitas más detalles.

Si empezaste en la sección superior del árbol, ahora descubre qué de la sección de la tierra en la ilustración provoca un desequilibrio en esa área de tu cuerpo.

Si empezaste con la sección de la tierra en la ilustración, detente ahí. Por ahora no necesitas hacer más.

Pregunta 2

Si empezaste con la sección superior de la ilustración del árbol, haz un test muscular con esta pregunta: "¿Hay algún(a) _____ (menciona algo de la sección de la tierra) que esté provocando estrés a mi vejiga?"

Cuando descubras qué es —una creencia, una experiencia no procesada, un miedo o un patrón emocional dañino— debes hacer una pregunta más antes de empezar.

Pregunta 3

Siempre debemos dar al cuerpo la oportunidad de que nos diga por qué algo nos causa un problema. Recordarás haber hecho esto en los capítulos pasados. Haz esta pregunta de test muscular: "¿Necesito saber más sobre esto antes de desobstruirlo?"

Si recibes un "no", tu cuerpo te dice que está listo para despejar esto cuanto antes. Si recibes un "sí", simplemente considera que es parte del proceso de reconocimiento que requiere tu cuerpo para dejarlo ir. Esto requerirá un poco de trabajo de detective. Básicamente puedes hacerte preguntas, como harías con un amigo que tuviera este problema. Adivina cuál podría ser el problema relacionado.

Para obtener esa información, puedes hacer preguntas como: "¿Está relacionado con _____?" (También puedes usar palabras como "conectado con", "provocado por" o cualquier otra palabra que te parezca adecuada.) Aquí tienes algunas posibilidades con las que puedes llenar la línea en blanco:

- una persona (familiar, amigo, profesor, colega, vecino)
- carrera profesional
- colegio
- un lugar (casa, ciudad, etcétera)
- una cosa (un alimento, auto, etcétera)

Repite la pregunta para cada clave que descubras en el test muscular: "¿Necesito saber más sobre esto antes de desobstruirlo?"

Cuando tu cuerpo te diga "no", o no se te ocurran más claves de manera consciente, empieza utilizando esa información. Ahora ve al capítulo que necesites y desobstruye lo que hayas encontrado. Quizá puedas trabajar todo a la vez, o tal vez tengas que volver en diferentes ocasiones, trabajando lentamente conforme tu cuerpo sea capaz de hacerlo.

Recuerda, cuando acabes, revisa que ese problema se haya liberado de tu sistema. Pregunta algo como: "¿El _____ sigue causando estrés en mi cuerpo?"

Cuando acabes, regresa a la ilustración del árbol de sanación.
Respira.
Repite.

Tip: anteriormente mencioné que si te sientes cómodo con el test muscular, te recomiendo preguntar a tu cuerpo cuál de las cinco técnicas principales te sería más benéfica para desobstruir esa energía. Como recordatorio, las cinco técnicas son: test y golpeteo del timo, Técnica de Liberación Emocional, el barrido, golpeteo de chakras y el Método de 3 corazones.

Para descubrir qué técnica te funcionará mejor, puedes preguntar: "¿Sería más benéfico que desobstruyera este _____ (menciona el problema) con _____ (menciona la técnica)?" Continúa preguntando hasta obtener un "sí".

Quizá necesites usar varias técnicas para desobstruir la energía, así que mantente abierto a hacer de nuevo esta pregunta, en caso de ser necesario. Puedes modificar la técnica para que se ajuste a tu situación específica y explorar qué te funciona y cuándo. Así es exactamente como desarrollé mis propios protocolos efectivos. Simplemente seguí probando nuevas cosas y revisando los resultados.

Un ejemplo de árbol de sanación

Ésta es la forma en que utilizar el concepto de la ilustración del árbol de sanación me permitió ayudar a un cliente con migrañas severas y persistentes.

Cuando Janet vino a mí, no tenía idea de qué le provocaba los dolores de cabeza que padeció recientemente. Janet era una ejecutiva poderosa, y aunque los dolores de cabeza eran un síntoma nuevo, sus niveles de estrés eran algo con lo que había lidiado por mucho tiempo. Pensé que su cuerpo estaba ofreciendo ciertas claves (del capítulo 6). Identificamos que constantemente estaba "dando vueltas en su cabeza" a lo que otras personas pensaban de ella. Aunque dirigía una empresa grande, le preocupaba mucho cómo la juzgaban sus clientes, así como sus propios empleados.

Trabajando con esa idea plausible, para empezar elegí por intuición un elemento de la ilustración del árbol de sanación. Suelo usar el test muscular, pero a veces mi intuición toma las riendas y simplemente trabajo con eso primero. Nunca temas usar tu intuición, ya que será más acertada conforme estés más en sintonía con tu cuerpo. Pensé que quizá se trataba de una experiencia no procesada (de la sección de la tierra en la ilustración) y el test muscular lo confirmó: "¿Los dolores de cabeza están relacionados con una experiencia no procesada?" (Si no tienes idea de cuál elegir primero, simplemente pregunta de una en una). Su cuerpo respondió con un "sí". Entonces nos pensamos en la experiencia. Preguntamos si estaba relacionada con una edad específica. Recibimos un "no". Luego preguntamos si la experiencia se relacionaba con una persona. Recibimos un "sí". Después de preguntar más y de hacer más test musculares, descubrimos que la experiencia tenía que ver con su maestra de primero y segundo año de primaria. Esta profesora la había hecho pasar frente a la clase a leer una historia que había escrito y luego pidió a otros niños que dieran una calificación a la historia. Janet aún se sentía afectada cuando recordaba esto. Ya sabíamos que tenía una experiencia no procesada con la que había que trabajar. Despejamos eso usando el test y el golpeteo del timo y la Técnica de Liberación Emocional, y simplemente seguimos preguntando y desobstruyendo.

Preguntas adicionales para desatar tu sanación

Conforme practiques los conceptos y técnicas aprendidos en este libro, te sentirás más relajado y serás menos metódico. Verás que esto se desarrolla de forma muy orgánica y no requiere organización, ni orden. Todos los caminos llevan a tu sanación. Tu intuición surgirá con más frecuencia, y quizá no necesites usar la ilustración del árbol de sanación cada vez. Se te ocurrirán cosas (suele ser tu subconsciente enviándote ideas) y tendrás más pistas propias para seguir. Quizá uses algunas de las siguientes preguntas para encender tu intuición. Con el tiempo, descubrirás que tienes tu propia serie de preguntas que te ayudan a obtener las respuestas para sanar.

- "¿Tengo una creencia que provoca estrés en mi sistema inmune?" Puedes sustituir "sistema inmune" con "glándulas adrenales", "sistema nervioso", etcétera.
- "Hay una creencia que esté provocando disfunción en mi _____ (menciona un órgano, músculo o glándula de tu preferencia)?"
- "¿Hay una experiencia de mi pasado que esté haciendo que me cueste trabajo sanar?"
- "¿Hay una relación dañina en mi vida que provoque estrés en mi cuerpo?" Nota: Es importante saber que aunque una persona que esté en tu vida pueda ser el problema, lo más probable es que tu reacción a esa persona sea lo que provoque el problema. Por ejemplo, el hecho de que tu hermano se rehúse a escucharte sobre cómo debe educar a sus hijos, no quiere decir que tu hermano sea un problema. Puedes despejar creencias, experiencias no procesadas y patrones de miedo causados por ciertas personas usando las diversas técnicas que ya conoces.
- "¿Tengo una creencia que me hace sentir que necesito este _____ (menciona la enfermedad, problema o reto)?"
- "¿Mi dificultad para sanar se relaciona con un patrón emocional negativo?" Pregunta por cada patrón mencionado de manera individual.
- "¿Acaso mi _____ (menciona un órgano, músculo, glándula o parte del cuerpo que manifieste síntomas) está intentando darme un mensaje?"
- "¿Hay alguna experiencia específica que mi cuerpo esté guardando que me mantiene en modo de pelear, huir o quedarme helado?"
- "¿Necesito perdonarme por algo de mi pasado para sanar?"
- "¿Hay un beneficio en padecer este _____ (menciona la enfermedad, problema o reto) que dificulta mi sanación?"
- "¿Hay una experiencia que debo sanar para incrementar la vibración de mi cuerpo?"

- "¿Hay una frecuencia en mi cuerpo que sea correspondiente con _____ (parásitos, virus, bacterias, etc.)?" Nota: Esta pregunta se inserta en el concepto de la ley de la atracción. Liberar energía emocional que coincida energéticamente con el parásito, virus o bacteria te ayudará a sanar.
- "¿Llevo en mí energía generacional que afecta de forma negativa mi cuerpo?"
- "¿Llevo en mí energía de una vida pasada que impacta de manera negativa mi cuerpo?"
- "¿Sería benéfico que libere energía relacionada con _____?" Éstas son unas posibilidades con las que puedes llenar esta línea en blanco:
- una persona (familiar, amigo, profesor, colega, vecino)
- carrera profesional
- colegio
- un lugar (una casa en la que viviste, una ciudad o cualquier cosa que se te ocurra)
- una cosa (un alimento, un auto)

Al realizar el proceso mediante la ilustración del árbol de sanación, las preguntas adicionales que te sugerí y tu propia intuición en desarrollo, tienes una gran cantidad de ideas con las que puedes trabajar. Ahora debes aprender a promover un nuevo patrón positivo en tu cuerpo.

Crea una nueva rutina

Ahora sabes que una parte importante de sanar depende de liberar energía negativa de nuestros sistemas. Al generar un cambio en ese trabajo, lentamente nos reconstruimos para ser como debemos ser. Crear una rutina para a establecer un patrón positivo es tan importante como librarnos de uno negativo.

La rutina nunca ha sido un punto fuerte para mí. Soy más bien espontánea. Pero he descubierto que establecer cierta rutina puede ser muy benéfico para mantenernos en el camino correcto. Así como siempre me fue más fácil mantener mi peso que ganar kilos para luego perderlos, mi experiencia con la sanación ha sido similar. Es mucho más fácil para mí cuidar el equilibrio de mi energía que dejarme caer en malos hábitos y luego tener un montón de cosas que trabajar de nuevo.

He aprendido esta lección más veces de las que puedo contar con ambas manos. Es así. Llevo un ritmo. Me siento bien. Me ocupo. Creo que no necesito hacer nada para permanecer en este flujo de bienestar. Pero luego, poco a poco, empiezo a ignorar las cosas pequeñas, trabajo de más, en vez de permitirme tener el tiempo que necesito, dejo de hacer cosas que son importantes para mí, y así recaigo. Empiezo a sentirme un poco enfermiza, y luego un poco más. Finalmente, acabo pensando, "Vaya, eso hubiera sido mucho menos molesto si simplemente hubiera hecho lo que necesitaba hacer desde el principio". Ahora bien, esto no significa que ya sea perfecta en esto, incluso con estos recordatorios, y es improbable que tú logres serlo. No pasa nada. La vida a veces implica tropezar, desvelarnos, recordarnos que no somos completamente invencibles y pasarnos de copas, divertirnos mucho y comer un poco más chocolate del adecuado. Definitivamente, esto no nos hace daño, a menos que se convierta en una rutina. No te agobies. Simplemente di: "Bueno, ahí está de nuevo. ¡Es algo muy humano!" Y vuelve a empezar.

Si tienes prácticas que acostumbres, como yoga, meditación o respiración profunda, considera usarlas junto con cualquier técnica o parte de ella aprendida en este libro. De manera ideal, serán pequeños ajustes, en lugar de una versión completa de una técnica de desobstrucción. Muchas cosas se pueden hacer en la ducha, así que no hay excusa para no incluirlas en tu agenda. Simplemente cuando estés viendo televisión, intenta trabajar en una. Cuando vayas al baño, tárdate unos minutos de más para calmarte o sanar. Esto no tiene que ser una carga o un proyecto. Tu único error es no hacer nada. Puedes hacer algunas de estas cosas antes de levantarte de la cama por la mañana.

Propongo que integres estas técnicas en tu vida, en vez de añadirlas en tu lista de quehaceres. Puedes encontrar unas prácticas y hacerlas todas como ritual matutino, rutina previa para irte a la cama o repartidas a lo largo del día.

Aquí tienes algunas sugerencias de técnicas para integrar a tu día:

- Conexión con la tierra
- Trazo del contorno de los ojos
- Golpeteo del timo
- Golpeteo en los puntos de la Técnica de Liberación Emocional
- Unos minutos de canto

No importa en qué consista tu rutina; solamente importa que crees una con la cual tu cuerpo se sienta cómodo. Esta práctica de crear patrones de energía saludables utilizando una rutina es como un proceso de reentrenamiento de tu cuerpo. Te devolverá recompensas superiores al esfuerzo.

Capítulo 12

* * * * * * * * * * * * * * *

Sigue avanzando

Cuando nada parece ayudar, vuelvo y observo al picapedrero golpeando su piedra, quizá cien veces sin que aparezca ni una grieta en ella. Sin embargo, en el centésimo primer golpe se parte en dos, y sé que no fue ese golpe el que lo provocó, sino todos los que había dado antes.

—JACOB RIIS

Mientras mi propia travesía de sanación fue errática, con muchos sube y baja y puntos intermedios, la de cada persona será distinta. Sea como sea que resulte la tuya, está bien. Habrá momentos que se sientan como si navegaras en aguas tranquilas, y otros que se sientan como si los mares de la curación estuvieran tan revueltos que sientes mareo. Todo es parte de tu sanación total.

Normalmente es imposible saber qué pasa dentro de tu cuerpo durante el proceso de sanación, y resulta fácil sentir que no pasa nada. Ahora me río, a la vez que me estremezco, al recordar todos los momentos en que hubiera cambiado todos mis ahorros por ver qué estaba sucediendo dentro de mi cuerpo y de mi cerebro. Frecuentemente sentía que intentaba ver lo que había dentro de una pecera con agua turbia, aunque fuera un vistazo de mí y descifrar qué diablos estaba pasando. Y a veces tú también te sentirás como esa pecera de agua turbia.

Cuando atravieses esos momentos, sé consciente de los patrones y de la información que recibes para ver qué puede estar sucediendo que pueda resultarte inmensamente útil. Aquí te explicaré esos patrones.

Patrones de sanación

Aunque debemos aprender a estar bien con no siempre ser capaces de monitorear constantemente nuestro progreso, hay algunos patrones de sanación comunes que he notado a lo largo de los años y que te darán un poco de inspiración para seguir avanzando. Quizá reconozcas uno de ellos, o todos, como propios. Nuestros patrones de sanación no sólo pueden ser muy diferentes entre nosotros, sino también distintos para nosotros mismos en diferentes momentos de nuestras vidas. Recuerda, para cuando tu cuerpo llegue al punto de manifestar síntomas físicos, los desequilibrios energéticos ya habrán estado ahí por bastante tiempo. La misma idea aplica a la manifestación de la sanación física. El trabajo de reparación suele continuar por mucho tiempo antes de que tu cuerpo llegue a presentar cambios físicos. Hay muchas personas que dicen que de repente, y de forma milagrosa, sanaron. Mientras esa sanación puede *parecer* repentina, normalmente no lo es. Simplemente es la culminación de todo lo que ha sucedido y aparece todo a la vez.

Suelo asemejar el proceso de sanación con el crecimiento de un bebé. Imagina que una mujer embarazada, desesperada por ver a su bebé crecer, exigiera que su médico le hiciera un ultrasonido diario para comprobar el progreso del bebé. Sería imposible ver los diminutos cambios sucediendo en el crecimiento del bebé, pero al final de los nueve meses, el bebé tendrá piernas, brazos y órganos internos. Tu sanación sucede de la misma manera. Suele ser imposible ver o sentir estos diminutos cambios, pero eso no quiere decir que no están sucediendo.

Estás sanando. *Está* sucediendo, incluso si aún no puedes verlo.

Patrón A: Subidas, (abatimiento) bajadas e intermedios

Hay una clave infalible que indica que de manera casi segura estás sanando. Ésta equivale a sentir una mejora en tu estado *emocional*. Puede ser incluso del uno por ciento. Sentirte mejor o más fuerte emocionalmente es evidencia sólida de que estás en camino de tener más mejoras. La clave está en dejar que eso baste hasta que aparezcan las manifestaciones físicas.

Conforme avances en tu travesía de sanación, habrá momentos o quizá minutos o días en que sientas que estás volviendo a ti mismo o los síntomas están desapareciendo. Tendrás un profundo sentido de bienestar, sabiendo que de alguna manera, inevitablemente, estarás bien. Esta sensación puede ir y venir, durará solamente unos segundos al principio, pero la reconocerás. Es señal de lo que vendrá y será. Quizá al principio solamente haya señales ocasionales, pero con el tiempo, se darán con mayor frecuencia y quizá duren un poco más. Un día te darás cuenta de que aunque aún tienes muchos momentos poco deseables, es como si alguien estuviera cosiendo juntas las señales para formar la imagen de salud que deseas. Si logras disfrutar esos momentos cuando se presenten, sin que te aferres a ellos por miedo a que desaparezcan, te juro que reaparecerán. Piensa en ellos como tus ángeles diciendo: "Sigue. Vas bien. Te estamos ayudando a que esto sea permanente".

Como ejemplo, te compartiré la historia de una persona con la que trabajé durante unos meses. Cindy tenía fibromialgia. Al inicio de cada sesión, cuando la llamaba, no sabía qué tipo de reporte recibiría. Parecía que las cosas estaban en total caos para ella. Se sentía estable un día, pero al siguiente que el mundo se estaba desmoronando. Luego rebasaba el obstáculo y volvía a su punto base (que no era, por cierto, sentirse bien). Pero seguimos haciéndolo, sabiendo que el trabajo sería fructífero.

Un día, cuando estábamos hablando en una sesión, dijo: "Amy, tuve una experiencia muy extraña. Estaba paseando a mi perro el otro día y por unos minutos me pareció estar bien en el mundo. Tuve una profunda sensación de paz y bienestar. Luego la perdí".

"¡Genial!", exclamé. "Tuviste tu primera señal de lo que vendrá para ti". Luego Cindy recayó en el mismo patrón en el que había estado previo a esto, y ahí se quedó por cierto tiempo. Luego tuvo otra señal. Con el tiempo, recibió señales con más frecuencia y éstas se empezaron a presentar con apenas unos días de separación. Finalmente, pero no sin antes pasar por más recaídas, su cuerpo empezó a "mantenerse" o a estar alineado con estas señales, más y más. Unos meses después, su punto de referencia de estabilidad mejoró. Su "nuevo normal" era un normal de mayor bienestar que el que había tenido en el pasado, y las señales siguieron presentándose. Cuando dejamos de trabajar juntas, Cindy sabía que solamente tenía que seguir avanzando de la misma manera en que lo habíamos hecho juntas. Sus días buenos ahora eran más que los malos. ¿Y los días de abatimiento? Aún los tiene, pero trabaja para superarlos, imaginando que cada uno, en su experiencia, abre el campo para tener una "señal" más larga.

Es muy común avanzar y de repente sentir que vuelves a estar abajo, continuando en este mismo patrón a lo largo del proceso de sanación hasta la siguiente recaída. De hecho ¿acaso la vida no es así? Éste es el patrón de sanación con el que la mayoría de las personas resuenan: arriba, abatimiento, arriba, abatimiento, y así sucesivamente; pero eventualmente, el "arriba" se mantiene. Caer en ningún sentido significa que vuelves a empezar. Sanar puede ser como escalar una cima. Es probable que te tropieces algunas veces mientras subes, pero volverás a levantarte y seguirás. Te esperan grandes cosas.

Patrón B: Retracción física y emocional

La retracción es un concepto que realmente empecé a entender, aunque con cierta duda, en mi tiempo en India. Los quiroprácticos, homeópatas y naturópatas reconocen este concepto, pero los practicantes de medicina tradicional raramente lo hacen. Algunas personas dicen esto porque los enfoques médicos más populares raramente producen reacciones de retracción.

El proceso de retracción es, en esencia, aquel en que una enfermedad se revierte, y no siempre es divertido. Consiste en periodos de retracción del pasado (junto con los síntomas que los acompañaron) hasta que el individuo llega al punto a partir del cual empezaron.

Al sanar, es posible que "vuelvas sobre tus pasos" o experimentes síntomas que no habían estado presentes por meses o incluso años. Esto puede ser muy confuso, y puede hacerte sentir que estás empeorando o desarrollas un nuevo problema. Pero muchas veces estos síntomas son un proceso de retracción de las etapas a través de las cuales se manifestó la enfermedad. Para muchos médicos, estos síntomas de retracción son un indicador positivo de que el cuerpo está sanando y volviendo a su funcionamiento normal.

Las viejas heridas pueden "encenderse" o arder de nuevo y luego simplemente desaparecer. Con los estados emocionales pasa lo mismo: se encienden, recorren su curso y luego simplemente desparecen. Los síntomas de retracción se pueden relacionar con eliminar sustancias tóxicas, infecciones crónicas que están sanando, sanar viejos traumas emocionales, desequilibrios de energía o simples cambios metabólicos que se dan conforme el cuerpo sana y aumenta la vitalidad. Los síntomas de retracción pueden durar días o semanas, aunque normalmente no es más que eso.

Es muy difícil identificar la retracción, pero he descubierto algunos indicadores:

- ¿Te empezabas a sentir mejor antes de "desplomarte"? Cuando el cuerpo tiene más energía, es más probable que inicie un proceso de retracción.
- ¿Los síntomas de retracción se presentaron en el pasado y no volvieron por mucho tiempo, pero ahora resurgen? Estos "síntomas sorpresa" suelen regresar por una última ronda de sanación profunda.
- ¿Tu protocolo reequilibra la energía o la química del cuerpo a nivel holístico? Conforme mejora el equilibrio del cuerpo, los recuerdos viejos y la toxicidad suelen aparecer para ser liberados.

Mucho antes de mi diagnóstico de Lyme fui con un neurólogo que descubrió que mis capas de mielina, la cubierta exterior de los nervios, se estaban degenerando a paso rápido. Me dieron una terapia llamada IVIG, que significa inmunoglobulina intravenosa. La IVIG es una solución de anticuerpos concentrados extraídos de donadores sanos que se pasan a los receptores vía infusión para tratar desórdenes del sistema inmune o para mejorar la respuesta inmune. A lo largo del tratamiento, el dolor nervioso, casi intolerable que sentía, incrementó severamente. Mi neurólogo me aseguro que a veces la regeneración puede ser tan o más dolorosa que la degeneración. Me explicó que a pesar de que los nervios se estaban reparando, se estaban estimulando y agitando tanto como en el proceso de degeneración. Con el tiempo, definitivamente sentí que el IVIG ayudó, a pesar de sentir que en ese momento estaban empeorando las cosas.

A lo largo de mis aventuras de sanación de mis problemas menstruales, reconocí el mismo patrón. Creo que mi cuerpo, que finalmente tuvo varios meses buenos, estaba lo suficientemente fuerte para regresar y resolver algunos viejos desequilibrios profundos.

La retracción es una parte común de la sanación, pero también debes asegurarte de que no se está desarrollando algo nuevo. Solamente un profesional médico puede determinar esto. Siempre consulta con tu médico cuando surja un nuevo síntoma.

Patrón C: Pasos de bebé

Éste es el patrón de la constancia "pasito a pasito". Es el patrón con el que una persona lentamente mejora con el tiempo, siempre avanzando hacia la salud. No batalla con recaídas constantes; simplemente se mueve lentamente en la dirección correcta. Definitivamente éste no fue mi patrón de sanación a lo largo de la mayor parte de mi travesía, aunque sí suele aparecer en el "último jalón". Tenía suerte si a lo largo de un día o dos no me sentía confundida por cinco diferentes posibles escenarios o explicaciones para mi caos corporal. Pero hay personas con más suerte que yo.

Por ejemplo, empecé a trabajar con Alice después de que pasó lo peor de su experiencia con la enfermedad de Lyme, pero todavía le faltaba mucho para sentirse bien o funcionar como deseaba. Tomaba varias siestas al día, no podía trabajar por más de unas cuantas horas seguidas y no podía salir de vacaciones con su familia, aunque lo deseaba con desesperación. En nuestra sesión inicial despejamos tres creencias dañinas, un proceso sobre el cual aprendiste en el capítulo 8. A partir de ese día, Alice avanzó paso a pasito hasta conseguir su bienestar. Siguió mejorando de forma lenta pero constante, con muy pocos desplomes o recaídas. Después de un mes, dejó de tomar siestas. Tras unos meses más, pudo trabajar un día entero en el trabajo que le encantaba. Y el primer verano después de empezar a trabajar juntas, fue con su familia a un viaje de senderismo ¡y caminó más que varios atletas ávidos! Simplemente necesitaba un empujón, y liberar esos bloqueos de energía iniciales; definitivamente era lo que necesitaba.

Alivia la incomodidad a lo largo del proceso

Durante y después del trabajo de energía, recuerda que estás cambiando y reequilibrándote. Quizá recuerdes que, como dije antes, este periodo es el de procesar. Tu cuerpo y su "campo" de energía, que se extiende mucho más allá de tu ser físico, simplemente están pasando por un proceso de ajuste. No todos sienten que estos cambios les causan incomodidad. Sin embargo, si a ti sí te la causa, éstas son algunas cosas que te ayudarán a calmar el proceso:

- Bebe más agua, pues estar deshidratado hace difícil que las energías del cuerpo se ajusten.
- Descansa un día o más luego de realizar trabajo de desobstrucción, hasta que tu cuerpo se regule.
- Utiliza la Técnica de Liberación Emocional o el golpeteo de chakras junto con el siguiente escrito:
  Golpe de karate: *aunque ahora me siento peor, elijo dejar que esta energía fluya a través de mí.*
  Aunque siento _____ (explica cómo te sientes), puedo dejar que mi cuerpo se reequilibre ahora.
  Aunque no me siento bien, puedo estar bien.
  Luego, en el resto de los puntos, sea que utilices la Técnica de Liberación Emocional o el golpeteo de chakras, trabájalo y desahógate sobre cómo te sientes. Cuando estés listo para cerrar, haz una ronda final de todos los puntos, enfocándote en algunas frases positivas, tales como *Puedo estar bien, Todo está bien ahora*, u otras frases que te reconforten.
- Haz algo de conexión con la tierra (del capítulo 4).

Estas prácticas deben ayudarte a superar esos momentos difíciles y seguir adelante.

Recordatorios útiles

Recuerdo cuando la gente me decía: "Simplemente no sé cómo lo haces, Amy". Siempre les expliqué: "Despierto todos los días y ahí está para que lo haga". Y así es. Simplemente sigues haciéndolo. Sigues despertando. Aprendes más y, finalmente, con cada amanecer, encuentras la manera de que no te dé tanto miedo hacerlo.

Con el tiempo quizá te des cuenta de que has estado haciendo y sobreviviendo por mucho tiempo, más allá del que pensaste que podrías. El hecho de que sigues despertando, y encontrando nuevos días para probar nuevas maneras de vivir, dice que eres muy bueno en ello. Cuando empieces a verlo, te sentirás mejor y mejor. Empezarás a alejarte lentamente de la batalla hasta que un día despiertes y, sin siquiera intentarlo, ya no te costará *tanto* trabajo. No estarás haciéndolo. ¡Ya lo habrás hecho!

Dado que sé cómo es experimentar que la posibilidad de sentirte bien parece a años luz, te ofrezco algunas claves para sentirte más cómodo conforme avances en el proceso. Estás estableciendo un nuevo y más saludable patrón, que le sigue diciendo a tu cuerpo, a través del redireccionamiento de energía: *"Este camino es mejor"*. Así que practica las técnicas que aprendiste en este libro, despierta cada mañana, hazlo y repítelo. Con suerte, estos consejos finales te darán un empujón extra para el camino.

Aprende a confiar

No te aferres a cómo "debería ser" tu sanación, ni juzgues el proceso. Nuestros "debiera ser" crean un estrés más emocional y físico, que el suceso que debemos considerar. Estás donde estás y eso es todo. Está sucediendo como está sucediendo y eso es todo. Intenta relajarte ante la manera en que todo se está desarrollando y te juro que mucho más rápido estarás donde deseas.

Cada cosa que experimentes, en cada minuto, hora y día, sea que aparente funcionar a tu favor o en contra tuya, es parte de algo mayor. Todo es necesario. Velo como eso. Deja de evaluar cuánto vale y simplemente confía en que de alguna manera es necesario para tu camino, simplemente porque está sucediendo, incluso si son muchos los altibajos que hacen parecer tu meta perdida.

Hay una razón para todo lo que sucede en tu vida: te está llevando a algo bueno, te está alejando de algo no tan bueno o está pasando porque necesita tu atención. Confía en que el universo te está hablando y está intentando llevarte adonde necesitas estar. Todo es parte del juego.

En el viaje que hice a India en 2009, dos años después de mi primer viaje para el tratamiento con células madre, sucedió algo que fue superior a cualquier cosa que pudiera haber planeado. La noche antes de tomar el avión de vuelta a casa, me intoxiqué terriblemente (lo llaman la "pancita Delhi"). Espera, ¡no he llegado a la parte increíble! Estaba vomitando en una bolsa de plástico, desesperada por tener la comodidad de mi casa, pero sabía que por nada del mundo podía subirme a ese avión. Desesperada, llamé a la aerolínea y aceptaron reprogramar mi vuelo sin cobrarme comisión.

Días después, mientras me recuperaba en el hospital, una chica llamada Charlotte fue a visitar a su madre, quien también estaba hospitalizada. Mis ojos se cruzaron con los de Charlotte al otro lado de la sala de terapia física y, dando un giro total a la trama, nos enamoramos.

Años después de eso, cuando mis síntomas empezaron a resurgir en mi viaje a Londres, tuve que pasar por el doloroso proceso de sanación, creyendo que la enfermedad había quedado atrás. Pero esta vez, ya no tenía médicos de los cuales depender. Dependía de mí misma. Y al hacerlo, me encontré y encontré este hermoso trabajo que puedo compartir con tantas personas todos los días. Me siento más feliz y saludable que nunca.

En 2007 cuando tomé la difícil decisión de ir a India para el tratamiento con células madre, nunca imaginé que ese país resultaría ser algo tan importante en mi historia completa: que conocería a mi ahora esposa y miraría hacia dentro para sanar por completo. Ahora veo, en incontables ocasiones, que las cosas a veces se desploman para reconstruirse, pero de mejor manera; es como una mejora universal.

Mantente abierto a que cambie tu historia

Esto es tan importante que quiero gritártelo. Es fácil seguir contándonos la misma vieja historia: *No me siento bien. Aún siento mucho miedo. Me la paso llorando. Me duele el cuerpo.* Pero notar tus mejoras de sanación requiere tener ojos que las estén buscando. Asegúrate de que tus ojos estén abiertos.

Sanar puede ocurrir de manera sutil y puede notarse como en uno de estos ejemplos:

- Tuviste un colapso físico o emocional, pero te recuperaste al menos un poco más, o más rápido que la última vez.
- Después de salir a hacer algo divertido no te sentiste devastado por dos días, sino solamente uno.
- Normalmente te aferras al enojo por mucho tiempo cuando alguien te lastima. Esta vez te lastimaron, te enojaste como siempre, pero lo dejaste ir más rápido de lo usual.
- Te cansas con mucha facilidad, pero ahora caminas con más energía antes de agotarte del todo.
- Te agotas como antes, pero no te mortificas tanto por ello como antes.
- Simplemente te detuviste y descansaste. (Una gran señal de sanación emocional es ser menos duro contigo mismo, lo cual te ayuda a liberar energía para sanar físicamente.)

Date permiso de descubrir qué te funciona

Un apunte de diario, de dos días antes de mi viaje a India en 2007, decía: "Juro sanar en toda forma posible a lo largo de este viaje. Extenderé mis límites de sanación e intentaré todo lo que se me atraviese. Incluso las cosas raras".

Mi punto de arranque llegó cuando la doctora Shroff anunció que había contratado a un yogui para que diera clases en la sala de terapia física del hospital. A todos los que conocía y practicaron yoga les encantó. La clase se daba tres veces a la semana, de manera gratuita para pacientes y familiares.

Nuestro profesor, Rohit, fue fácil de leer de manera instantánea. Lo que le importaba era la práctica, y no la diversión. Semana tras semana, nos dirigió para hacer nuestro primer movimiento imposible y no esperó menos de mí, que al menos lo "¡intentara!", cuando insistí en voz alta que yo no tenía esa flexibilidad. "Sigue trabajando en tu respiración. La respiración hace milagros", dijo repetidamente.

Deseaba estar enamorada del yoga. Desesperadamente quería ser uno de esos estudiantes que se sentían transformados en el tapete, que no se perdían ni una clase y quería que mi maestro se sintiera orgulloso de mí. Estaba determinada a darme la oportunidad de renunciar sólo hasta descubrí la felicidad que los demás parecían sentir por esta práctica. Un día, cuando Rohit finalmente dejó de recordarme la técnica e insistir en mi respiración, me di cuenta de que lo había logrado. Al final de cada sesión, él exclamaba: "¡Ahora eres ligera y libre!" Y sorprendentemente, después de escucharlo por una hora entera en su fuerte acento indio, me sentía justamente así. Pero en la siguiente clase, de nuevo me encontré soñando con pasear por la ciudad y contar las gotitas de sudor que caían de mi frente. Fue entonces que decidí que era el momento de abandonar el yoga con elegancia.

La vida, como el yoga, depende de estar bien exactamente en el lugar en que estás. Basándome en esos parámetros, decidí que había dominado la práctica lo suficiente. Me escabullí al acabar la clase, orgullosa y en calma, pero me sentí aliviada porque el resto del viaje pude respirar como se me diera la gana. El yoga es increíble, lo sé. Rohit era dedicado, seguramente podía haberme ayudado a ser una persona más flexible y disciplinada. Pero el yoga no es para mí. Y cuando estuve de acuerdo con ello, me moví a cosas que me catapultaron más hacia la salud.

Caí en una trampa de presión interna similar cuando empecé a estudiar la terapia de energía; leí un número absurdo de libros sobre terapia de energía, trauma emocional y sanación mente-cuerpo-espíritu. Estudié cada programa y consumí toda la información que pude sobre el tema. De lo que me di cuenta, al estar agotada por llevar a cabo ese enfoque, fue que no siempre necesitamos *más*: más conocimiento, más entrenamiento, más investigación. Simplemente necesitamos encontrar qué se siente bien para nosotros y enfocarnos en ello.

Si resuenas profundamente con tres técnicas de las que se presentan en este libro, es suficiente para trabajar. Si resuenas solamente con una, tienes suficiente. Encontrarás la manera de usarla para todo y tener éxito en ello. No se trata de cantidad, sino de conexión.

Nunca sigas un camino, no te aferres a un plan o te convenzas de estar de acuerdo con algo, a menos que tu alma te lo esté indicando de manera afirmativa. Tu camino de sanación será único, así que mientras buscas, ábrete a todo, pero sólo dedica tu energía a algo que resuene; y debes saber que hay una razón más profunda por la que te llama la atención. O no.

Mantén un enfoque equilibrado

Con el tiempo alcanzarás un equilibrio aprendido, entre hacer que tu sanación sea importante y convertirla en tu único enfoque.

El hecho de saber una nueva técnica o metodología y haber descubierto tu propio poder no quiere decir que debe convertirse en tu vida (aunque entiendo completamente la tentación de hacerlo). El concepto de "demasiado de lo bueno" es cierto por un par de razones.

Primera, con el trabajo de energía, como mencionamos antes, hay una parte de procesamiento que sucede conforme la energía sale de nuestro campo. Hasta que eso suceda, quizá no sintamos un cambio o mejora total. Esto es similar a cuando comer no te hace sentir satisfecho de inmediato. Si simplemente sigues comiendo sin ver cómo te sienta la comida, harás más daño que bien. Quiero enfatizar la importancia de dar a tu cuerpo tiempo y espacio para que el proceso de sanación suceda. Recuerda, estás intentando crear una solución, no más problemas, que es precisamente lo que harás si te exiges demasiado.

Segunda, concentrarte demasiado en algo que *no* quieres no te ayuda, tal como aprendimos en el capítulo 4 en relación con la ley de la atracción. Aunque ser activo en tu proceso de sanación es benéfico, hacer que tu vida *gire en torno* a tu sanación definitivamente no lo es. Tu mundo (actividades, entretenimiento y personas) debe consistir en más que esta única meta o enfoque.

Todos tendrán una manera distinta de cambiar su enfoque para lograr este equilibrio. De manera personal, lo logré de maneras distintas. A veces bebía vino, aunque sabía que el jugo verde definitivamente era más saludable. Veía maratones de la serie *Golden Girls* y películas clasificación B durante horas, cuando podía estar meditando. Y comía *fettuccine* Alfredo de vez en cuando, aunque sabía que los lácteos podían incrementar la inflamación en mi cuerpo. Hacía cosas por el placer de hacerlas o por diversión, porque sabía que el placer y la diversión son curativos. Lo que quiero decir es esto: no limites tu lista de lectura a libros sobre sanar; conserva también las novelas que lees por placer. No temas a un poco de azúcar. No te restrinjas de la realidad de la vida y no te claves en un mundo del cual estás intentando separarte. Porque en un sentido más amplio, no te ayuda. En un sentido más amplio, darte más "no" por respuesta solamente provoca una cosa: hace que te enfoques en lo que no tienes. Y definitivamente, ningún tipo de sanación se da a partir de eso.

Ahí tienes, te di permiso de no negarte todo. Integra estas prácticas que aprendiste en tu vida. Abrázalas en su totalidad, pero no te obsesiones y te agotes. Encuentra un equilibrio.

Busca ayuda

A veces la travesía puede generar soledad. A veces simplemente queremos que alguien entienda, llore con nosotros o nos haga salir de un estado de desgano. A veces simplemente necesitamos ayuda para dar el siguiente paso. Hay una buena razón para pedir ayuda, sea de un amigo o un profesional, y no porque la autosanación no funcione. Quizá sea cierto que *sí puedes* sanarte, pero todo es más fácil cuando una pequeña tribu nos ayuda. Sí necesitas ser responsable de tu propia travesía, pero no tienes que hacerlo solo.

Si no estás trabajando con un profesional de forma regular, analiza si crees que podría beneficiarte hacerlo, al menos de vez en cuando. Ésta es la razón. Un profesional ha visto cientos y cientos de clientes, y tú solamente has tenido experiencia… bueno, contigo. La gente que hace esto todo el día ha visto diferentes patrones y situaciones, lo cual les da una ventaja: muchas veces pueden ver lo que tú no puedes. No sólo eso, sino que es una manera increíble de aprender cómo y qué aplicar para ti. Podrás ver cómo un profesional desenmaraña un problema y qué hace cuando se atora en algo. Quizá incluso escuches una historia de su propia travesía que te proporcione ideas para sanar.

Con frecuencia tengo clientes que se "gradúan" de trabajar conmigo en sesiones individuales constantes y luego me contactan para hacer una cita de seguimiento de vez en cuando. Me cuentan lo que ha estado pasando y comparten cualquier bloqueo con el que hayan tropezado. A partir de ahí, siempre logro darles nuevas ideas o indicaciones que pueden aplicar por cuenta propia para sanar y desobstruir más. Esto les da un gran punto de partida y un poco de confianza cuando necesitan confirmación de que hacen lo correcto. Rendir tu poder y pedir apoyo son dos cosas completamente distintas. Buscar más información, consejo, ideas y motivación te permitirá llevar tu sanación al siguiente nivel.

Si no puedes trabajar con un profesional o no te sientes cómodo haciéndolo, encuentra a alguien que te ayude a elevar tu vibración y a enfocarte en soluciones para sentirte mejor justo ahora. No pidas ayuda de quienes están luchando mucho por salir adelante y probablemente tengan una "energía de pánico contagiosa". Si no tienes a la tribu que deseas, quizá necesites ser creativo. Encuentra a personas que te animen. Si no tienes un sistema de apoyo fuerte entre tu familia y amigos, busca en otra parte. No implica estar horas al teléfono; a veces un conocido y la sonrisa de un vecino o de un vendedor puede hacer la diferencia.

También, piensa siempre que tienes el apoyo de los ángeles, de familiares finados, y más. Simplemente necesitas pedir su ayuda. Muchas veces yo lo hacía, y aún ahora pido ayuda de mi tribu invisible. Tal vez te rías si esta idea es nueva para ti, pero siempre brindan su apoyo.

Tu sistema de poyo es cualquier persona o cualquier cosa que te haga sentir más fuerte y rodeado de apoyo. Hay oportunidades en todas partes. Tu nueva labor es buscarlas.

Mi nota final para ti

No soy buena para los finales, ni las despedidas. Nunca me gusta escribir la última oración de un libro. Suelo sentirme triste al separarme de todo y, cuando llega el momento, siempre me pregunto: ¿qué otra cosa importante puedo decir que no haya dicho ya? Pero aún queda algo aquí: palabras que quiero que recuerdes en cada parte de tu ser.

Éste es el principio.

Éste es tu momento. A través de este trabajo podrás experimentar quién eres en realidad y podrás desterrarte de quien pensabas que debías ser.

Podrás, quizá por primera vez, notar quién eres una vez que te alejes del miedo, de este reto, de esta enfermedad. Podrás descubrir tu verdadero propósito, que no es el que creías que era. Cuando estaba en mi peor estado de salud en India, la doctora Shroff me dijo: "Necesitas encontrar un propósito. Sanarás cuando encuentres un propósito. Sanarás cuando sigas a tu corazón". Aunque no lo entendí en ese momento y estaba convencida de que mi corazón no tenía ni idea de en qué dirección guiarme, posteriormente descubrí exactamente a qué se refería. Quería que tuviera algo tan importante para mí que fuera más allá de lo que me mantenía "viviendo en corto". No era necesariamente la pasión o el propósito lo que importaba, sino la distracción de preocuparme por no ser suficientemente buena. Tenía trabajo que hacer. Tenía lugares a los que debía ir. Tenía que conocer personas. Tenía mi luz para brillar. La doctora Shroff quería que me conectara conmigo misma en un nivel más profundo, y tener un propósito te da eso. En mi estado tan delicado, no obstante haber amasado tal cantidad de presión interna contra mí misma, añadí un propósito a mi lista de quehaceres: encontrar un propósito.

Quisiera que alguien me hubiera dicho *esto* en ese momento.

Cuando finalmente te das cuenta de que tu propósito, y tu derecho natural al nacer, es simplemente ser feliz con quien realmente eres —un sanador o un comediante o alguien que sonría a las personas que no conoce—, disparas un proceso dentro de ti que es infinitamente más grande que cualquier cosa que se atraviesa en tu camino en ese momento. La felicidad es tu propósito. Y verás, al final de tu exhaustiva búsqueda, que tu propósito nunca ha sido externo. No ha sido asegurarte de que otros estén contentos contigo. No ha sido ser perfecto. Ha sido, desde el primer día aquí, el simple hecho de permitirte expresarte sin dudarlo y sin impedimentos. No importa dónde empieces, porque desde ese lugar de la persona que seas en tu interior naturalmente te expandirás hacia fuera hacia cualquier otra misión secundaria que tengas en esta vida. Todo está canalizado a través de ese primer propósito fundamental, que es encontrarte a ti mismo y quedarte ahí. Es la chispa, el ímpetu que pone todo lo demás en movimiento.

Aunque hemos cubierto un gran campo en este libro, todo lo que has aprendido puede resumirse en unas cuantas cosas que representan la fórmula para sanar de verdad.

Debes…

- Convertirte en quien realmente eres.
- Aprender a no ser duro contigo mismo, y a amarte.
- Confiar en que puedes estar bien, sin importar lo que pase.

Quizá parezca demasiado simplificado, pero estas cosas harán por ti lo que nadie más puede. Son cosas que te ayudarán a sanar en los rincones más profundos de tu ser.

Ya sea que hayas leído este libro y creas que tienes el poder de sanar, o que lo hayas leído y aún no estés tan seguro, no pasa nada. Sanar requiere de valor y actitud y un giro en dirección opuesta a mucho de lo que sabes. Pero también implica bastantes lágrimas y dudas. A lo largo de estos días, piensa que estás haciendo parte de tu trabajo más importante. Estás haciendo lo que debiste hacer todo el tiempo. Estás haciéndote a *ti*. Estás actuando desde tu verdadera autenticidad, libre de filtros o de agobios que aprendiste en algún punto de tu vida. En su libro, *Kafka en la orilla*, Haruki Murakami escribió: "Y una vez que pase la tormenta, no recordarás cómo lograste superarla, cómo conseguiste sobrevivir. De hecho, ni siquiera estarás seguro de si la tormenta verdaderamente ya pasó. Pero una cosa es cierta. Cuando salgas de la tormenta, no serás la misma persona que entró. De eso se trata la tormenta".

Así como se requiere de un gran esfuerzo para criar a un niño, se requiere de mucho amor para sanar. Pero la verdad es que el único amor que verdaderamente necesitas es el tuyo. Sanar a veces es difícil y da miedo, pero recuerda, naciste valiente. Estás listo.

* * * * * * * * * * * * * * * *

Preguntas para el círculo de lectura

1. ¿Cuáles son tus mayores miedos en torno a sanar?
2. Si pudieras definir tu travesía de sanación como un libro, ¿cuál sería el título?
3. ¿Cuál fue tu momento de descubrimiento en el libro? ¿Por qué?
4. ¿Hay algo con lo que no estés de acuerdo o con lo que no resuenes en el libro? ¿Por qué?
5. ¿Qué citas o líneas del libro quieres conservar en tu escritorio o junto a tu cama?
6. ¿El libro te motivó a cambiar tu perspectiva sobre tu sanación o simplemente confirmó lo que ya creías o sabías?
7. ¿En torno a qué partes del libro has pensado más?
8. ¿Qué técnicas te ayudan a sentirte más empoderado? ¿Por qué?
9. ¿Qué técnicas será menos probable que uses? ¿Por qué?
10. ¿Cuál es tu mayor aprendizaje del libro?
11. ¿Quién desearías que leyera este libro, pero sabes que no lo hará?
12. ¿Por qué crees que no lo haría y por qué crees que debiera hacerlo?
13. ¿Cómo describirías el libro a un amigo si solamente tuvieras un minuto para hacerlo (el tiempo que te tomara un viaje en elevador)?
14. ¿Qué partes o técnicas es más probable que compartas o enseñes a un ser querido? ¿Con quién quieres compartirlas y por qué?
15. ¿Cómo cambiará este libro tu manera futura de pensar/sanar/crecer? ¿Qué no volverás a ver de la misma manera?

16. ¿Qué parte de tu propia travesía de sanación te resulta más confusa o frustrante? ¿Hay alguna técnica en el libro que podrías usar para ayudarte a superarla? ¿Qué consejo darías a un amigo para ayudarlo a avanzar en su propia travesía de sanación?
17. ¿Qué patrón emocional dañino, descrito en el libro, sientes que es en el que más deberías trabajar? ¿Es algo que sabías antes de leer el libro?
18. Si pudieras hacerle una pregunta a Amy, ¿cuál sería?
19. Si hubieras leído antes este libro, ¿crees que hubiera cambiado tu camino?

* * * * * * * * * * * * * *

Fuentes adicionales

Libros

Brockman, Howard, lcsw. *Dynamic Energetic Healing: Integrating Core Shamanic Practices with Energy Psychology Applications and Processwork Principles.* Columbia Press, 2006.

Dillard, Sherrie. *Develop Your Medical Intuition: Activate Your Natural Wisdom for Optimum Health and Well-Being.* Woodbury, MN: Llewellyn Publications, 2015.

Eden, Donna, & David Feinstein. *Energy Medicine: Balancing Your Body´s Energies for Optimal Health, Joy, and Vitality.* New York: Jeremy P. Tarcher/Putnam, 1998.

Emoto, Masaru. *The Hidden Messages in Water.* New York: Atria Books, 2005.

Feinstein, David, Donna Eden & Gary Craig. *The Promise of Energy Psychology: Revolutionary Tools for Dramatic Personal Change.* Jeremy P. Tarcher/Penguin, 2005.

Grout, Pam. *E-Squared: Nine Do-It-Yourself Energy Experiments That Prove Your Thoughts Create Your Reality.* Carlsbad, CA: Hay House Insights, 2013.

Hay, Louise L. *You Can Heal Your Life.* Santa Monica, CA: Hay House, 1984.

Hicks, Esther & Jerry. *The Law of Attraction: The Basics of the Teachings of Abraham.* Carlsbad, CA: Hay House, 2006.

Lipton, Bruce H. *The Biology of Belief: Unleashing the Power of Consciousness, Matter, and Miracles.* Santa Rosa, CA: Mountain of Love/ Elite Books, 2005.

Myss, Caroline. *Anatomy of the Spirit: The Seven Stages of Power and Healing.* New York: Harmony Books, 1996.

Pert, Candance B. *Molecules of Emotion: The Science Behind Mind-Body Medicine.* New York; Simon & Schuster, 1999.

Schwartz, Gary E. *The Energy Healing Experiments: Science Reveals Our Natural Power to Heal.* New York: Atria Books, 2008.

Siegel, Bernie S. *Love, Medicine & Miracles: Lessons Learned about Self-Healing from a Surgeon's Experience with Exceptional Patients.* New York: William Morrow Paperbacks, 1998.

Sitios web

Association for Comprehensive Energy Psychology, <www.energypsych.org>.

Sitio *web* de Donna Eden, <www.innersource.net>.

EFT Universe, <www.eftuniverse.com>.

Sitio *web* de Gary Craig, <www.emofree.com>.

* Para saber más sobre la enfermedad de Lyme, por favor visita la Sociedad de Lyme y Enfermedades Asociadas, <www.ilads.org>, y considera la posibilidad de participar en el Reto de la Enfermedad de Lyme, <www.lymediseasechallenge.org>.

Esta obra se terminó de imprimir
en el mes de marzo de 2025,
en los talleres de Impresora Tauro, S.A. de C.V.
Ciudad de México.